全国中医药高等教育中医骨伤科学专业院校规划教材

中医骨伤康复学

（供中医骨伤科学等专业用）

主　编

关雪峰（辽宁中医药大学）

卢　敏（湖南中医药大学）

全国百佳图书出版单位

中国中医药出版社

·北　京·

图书在版编目（CIP）数据

中医骨伤康复学 / 关雪峰，卢敏主编 .—北京：中国中医药出版社，2023.7（2024.12 重印）

全国中医药高等教育中医骨伤科学专业院校规划教材

ISBN 978 – 7 – 5132 – 5236 – 2

Ⅰ.①中…　Ⅱ.①关…②卢…　Ⅲ.①中医伤科学—康复医学—中医学院—教材

Ⅳ.①R274

中国国家版本馆 CIP 数据核字（2023）第 029794 号

中国中医药出版社出版

北京经济技术开发区科创十三街 31 号院二区 8 号楼

邮政编码　100176

传真　010–64405721

河北品睿印刷有限公司印刷

各地新华书店经销

开本 889 × 1194　1/16　印张 17.5　字数 423 千字

2023 年 7 月第 1 版　2024 年12月第 2 次印刷

书号　ISBN 978 – 7 – 5132 – 5236 – 2

定价　68.00 元

网址　www.cptcm.com

服务热线　010–64405510

购书热线　010–89535836

维权打假　010–64405753

微信服务号　zgzyycbs

微商城网址　https://kdt.im/LIdUGr

官方微博　http://e.weibo.com/cptcm

天猫旗舰店网址　https://zgzyycbs.tmall.com

如有印装质量问题请与本社出版部联系（010–64405510）

编审委员会

《中医骨伤康复学》编委会

主　　编

关雪峰（辽宁中医药大学）

卢　敏（湖南中医药大学）

副 主 编（以姓氏笔画为序）

王尚全（北京中医药大学）

王培民（南京中医药大学）

张　杰（黑龙江中医药大学）

陈朝晖（安徽中医药大学）

寄　婧（甘肃中医药大学）

编　　委（以姓氏笔画为序）

丰　哲（广西中医药大学）

王林华（湖南中医药大学）

方志远（北京中医药大学）

刘钟华（长春中医药大学）

吴广文（福建中医药大学）

陈　静（浙江中医药大学）

陈贵全（西南医科大学）

赵王林（云南中医药大学）

胡晓丽（辽宁中医药大学）

郭现辉（河南中医药大学）

程少丹（上海中医药大学）

学术秘书

胡晓丽（辽宁中医药大学）

前 言

中医骨伤科学系列教材由中国中医药出版社组织全国中医药院校医疗、教学、科研各领域的专家、教授集体编写，供全国高等中医药院校中医骨伤科学专业本科生（包括“5+3”或“5+4”长学制或硕士研究生）使用。

中医骨伤科学是在中医理论指导下，研究人体运动系统损伤和疾病的预防、诊断、治疗及康复的一门学科，具有悠久历史和丰富的临床经验，对保障人民健康发挥着重要作用，在国内外产生了巨大影响。随着中医药教育事业的发展，中医骨伤科学逐渐发展壮大，建立了自己的专业，1958 年河南省平乐正骨学院成立，开创“中医骨伤科学”专业高等教育先河。1981 年福建中医学院（现福建中医药大学）创办中医骨伤科学专业，列入教育部新增本科专业目录，之后全国 10 余所中医药院校相继成立骨伤系或开办骨伤专业。1989 年国家中医药管理局组织全国 17 所高等中医药院校专家、教授编写了 14 门中医骨伤科学本科专业系列教材，1990 年由人民卫生出版社陆续出版发行。该教材受到各高等中医药院校骨伤专业师生及广大骨伤科医务人员的欢迎，第 1 版教材印刷多达 9 次；1998 年修订第 2 版，又多次印刷，共发行数十万册。20 世纪末，中医骨伤本科专业一度停办。根据中共中央、国务院《关于促进中医药传承创新发展的意见》精神，加强中医优势专科建设，做优做强骨伤等专科专病，2019 年教育部恢复中医骨伤科学本科专业。

2018 年 6 月召开的新时代全国高等学校本科教育工作会议提出“以本为本，四个回归”，要求以人才培养为本、以本科教育为根、以教材建设为粮，由此可见教材编写的重要性。根据教育部颁发的中医骨伤科学专业目录、培养目标与要求，中国中医药出版社组织全国中医骨伤界专家组成教材编审委员会及各门教材编委会，按照教学大纲要求，出版社与编审委员会要求各位编委必须具备责任意识、质量意识及精品意识，认真进行教材编写，力求使这套教材保持中医特色和中医理论的科学性、系统性、完整性；继续坚持“三基、五性、三特定”的教材编写原则，注重理论联系实际、保证点面结合、实现整体优化，以确保教材质量；正确处理继承与发展的关系，在教材内容的深广度方面注意教学的实际需要和本学科发展的新进展；同时尽量减少各学科内容的不必要重复和脱节，以保证中医骨伤科学专业教学计划顺利实施。

本系列教材供五年制本科生使用的有《中医骨伤科学基础》《骨伤解剖学》《骨伤影像学》《中医正骨学》《中医筋伤学》《中医骨病学》《创伤急救学》《骨伤手术学》8 门；供“5+3”或“5+4”长学制或硕士研究生使用的有《中医骨伤学发展史》《骨伤科古医籍选》《骨伤方药学》《骨伤科生物力学》《实验骨伤科学》《骨伤运动医学》《中医骨伤康复学》7 门，共 15 门。由于现代科学技术发展迅速，中医骨伤科学新理论、新技术、新疗法不断产生，为了适应形势发展的需要，新教材既要传承中医骨伤精粹，又要充分吸收西医学新成果，以期培养出高层次中医骨伤专业人才。

在新的历史时期，各位编委遵循中医药发展规律，守正创新，充分发挥中医骨伤科学防病治病的独特技术优势，不负众望，精益求精，认真编写好各门教材。由于本系列教材建设工程浩大，同时时间紧迫，编写过程中难免有疏漏之处，希望各院校中医骨伤科学专业师生在使用过程中及时提出宝贵意见，以便今后进一步修订提高。

《全国中医药高等教育中医骨伤科学专业院校规划教材》编审委员会

2020年9月

编写说明

为适应新形势下我国中医药高等教育中医骨伤科学专业人才培养的需要，切实加强中医骨伤科学专业院校规划教材建设，培养适应社会需求的中医骨伤科医师，结合中医骨伤科学专业的特点，中国中医药出版社组织全国高等中医药院校和专科医院的专家、教授编写了《中医骨伤康复学》。本教材是中医骨伤科学专业系列教材之一，也是目前唯一的一本以中医骨伤为关键词撰写的康复学教材，是中医骨伤在千百年历史文化沉淀下的一本具有划时代意义的教材。

本教材围绕中医骨伤科临床常见疾病的康复诊治，以尽可能改善或者最大限度地恢复肢体功能、提高患者生存质量、彰显中医药特色与优势为出发点，以正确引导临床康复思路、促进康复疗效为着眼点，为中医骨伤康复学的发展奠定基础。

本教材共分为六篇十七章，分别介绍了中医骨伤康复学的理论基础、骨折中医康复、脱位中医康复、筋伤中医康复、骨病中医康复及其他康复等内容。第一篇共三章，第一章绪论主要介绍中医骨伤康复学的概念、中医康复的渊源、中医骨伤康复发展简史及中医骨伤康复学的内容，第二章和第三章主要围绕骨伤疾病的康复评定及康复治疗方法进行详细阐述，共同构成全书的理论基础部分。第二篇至第五篇主要围绕骨折、脱位、筋伤及骨病的中医康复进行重点阐述，包括概述、康复要点、康复评定、康复治疗、注意事项等内容。概述部分主要围绕疾病的病因及发病机制等进行阐述；康复要点部分的编写重点体现康复思路，内容紧扣疾病的特点，与康复治疗首尾呼应；康复评定部分围绕疾病的症状、体征、中医辨证、常用现代骨伤疾病评定方法等内容进行全面系统的编写，既体现中医辨证思维，又与现代康复医学评定方法紧密结合，充分体现了中医骨伤康复学别具一格的康复评定特色；康复治疗部分紧紧围绕康复评定的相关结果，先评后复，专病专复，突出个体化康复治疗，以中医康复特色为优势展开康复治疗；注意事项部分融入预防与调护，同时强调康复后的相关运动康复细节等。第六篇主要介绍加速康复外科理念在骨科的应用及关节置换康复、截肢康复、断肢与断指再植康复等内容。

本教材具有以下特色：一是定位骨伤科疾病，通过查阅大量骨伤科经典论著，详细介绍中医骨伤康复学的发展历史、学术思想、发病规律、康复评定、中医康复特色等，内容详实，康复治疗定位准确。二是结合骨伤科相关疾病治疗后的特点，将各疾病划分至各篇章节，区别于其他康复学教材，并特设加速康复外科、关节置换康复、截肢康复、断肢与断指再植康复等章节，以增强本教材的针对性和临床实用性。三是深入挖掘中医养生康复手段及康复治疗方法在骨伤科临床中的特色应用。四是结合历代骨伤科名医名家康复治疗经验，总结提炼出骨伤科常用康复治疗技术。五是每章末附有复习思考题，以培养学生独立思考、综合分析能力，规范引导学生的康复诊疗思维。总之，本教材在编写过程中注重基础理论与临床实践相结合，注重传统应用与最新研究进展相结合，注重将学生实践能力培养与创新能力培养相结合，注重执业医师资格考试与住院医师规范化培训相结合，是一部宜教宜学、具有一定学术价值的高校教材与临床参考书。

本教材的编写分工如下：第一章绪论部分，中医骨伤康复学概述及中医骨伤康复学的内容由卢敏编写，中医骨伤康复学发展简史由关雪峰编写；第二、三章骨伤疾病的康复评定、康复治疗方法由寄婧、程少丹、刘钟华编写；第四章上肢骨折康复和第八章上肢关节脱位康复由张杰、赵王林、王林华编写；第五章下肢骨折康复和第九章下肢关节脱位康复由王培民、陈静、陈贵全编写；第六章躯干和骨盆骨折康复、第七章脊髓及外周神经损伤康复、第十二章躯干部筋伤康复、第十三章骨病康复、第十四章加速康复外科、第十五章关节置换康复、第十六章截肢康复及第十七章断肢与断指再植康复由王尚全、丰哲、吴广文编写；第十章上肢筋伤康复和第十一章下肢筋伤康复由陈朝晖、郭现辉、方志远编写。编委兼学术秘书胡晓丽和编委王林华做了整本教材的统稿及相关整理工作。最终由关雪峰、卢敏审定全部书稿。

由于编者水平有限，本教材难免有不足或疏漏之处，希望各院校师生和广大读者在使用过程中提出宝贵意见，以便再版时进一步修订完善。

《中医骨伤康复学》编委会

2022年9月

目 录

第一篇　中医骨伤康复学理论基础

第一章　绪论

第一节　中医骨伤康复学概述

中医骨伤康复学是在中医学理论的基础上，在整体观和辨证观的指导下，结合康复医学理论，对运动系统疾病恢复过程中出现的症状与体征进行评估、治疗及防复的一门临床学科。

在我国，中医学在疾病康复医疗方面历史悠久，源远流长，它不仅有着较为系统的养生康复医学理论，而且有诸如按摩、导引、针灸、药物、食疗等一整套行之有效、简便独特的康复医疗方法。“康复”一词原意为“复原”“重新获得能力”“恢复原来尊严、权利和资格”等。古代中医文献中“康复”一词，主要是指伤病的痊愈和健康恢复。如《尔雅·释诂》曰：“复，返也。”《旧唐书·则天皇后本纪》关于武则天疾病治愈的记载曰：“五月癸丑，上以所疾康复，大赦天下，改元为久视。”这些可能是“康复”一词用于医学上的最早记载，但对于中医骨伤康复的名词记录并未见古文有之。诸多古医籍中有针灸、按摩、热疗等中医康复治疗技术的记载。例如中医养生康复一词的含义最早见于马王堆汉墓出土书籍中的按摩疗法，其中按摩、导引多出自《五十二病方》《导引图》《养生方》《杂疗方》。《五十二病方》中记载了我国按摩史上最早的药摩与膏摩。《黄帝内经》在论述瘫痪、麻木、肌肉痉挛等疾患的治疗时，就非常重视导引术、按跻（按摩）、熨疗（热敷）等传统康复疗法的应用。东汉末名医华佗模仿虎、鹿、熊、猿、鸟五种动物的动作、神态而编绘成“五禽戏”，被认为是传统体育康复的代表性运动，对肢体功能障碍、慢性病患者及老年病患者具有很好的康复、保健作用。

中医骨伤疾病的康复应从临床治疗的早期开始，中医骨伤科医师、康复医师及治疗师共同参与临床诊疗计划。骨与关节损伤，无论是非手术治疗还是手术治疗，或多或少会遗留一些并发症，常见有肢体肿胀、伤口感染、骨折畸形愈合或不愈合、组织缺损、瘢痕粘连、肌肉萎缩、关节僵硬等。早期康复介入，可避免诸多并发症的发生，提高疗效，达到事半功倍的效果。

中医骨伤疾病的康复更多是通过中医的针灸、推拿、食疗、药物及太极拳、五禽戏、八段锦等方法，以患者“功能”为导向，在积极治疗患者疾病的同时，着重改善和恢复患者的身心功能，使患者骨骼肌肉系统的潜在功能得到最大程度的发挥，以保持最佳状态。

NOTE

第二节 中医骨伤康复发展简史

中医骨伤康复技术植根于历史悠远的中医学理论，经过不同时代背景下的社会政治、经济、科技、文化等影响，形成了如今具有浓厚中医特色的中医骨伤科康复理论技术体系。

一、远古时期

远古人类的生活中已经孕育了中医骨伤康复的思想萌芽。远古时期，由于生活环境恶劣，人们常患筋骨痹痛，于是便在伤处抚摸、按压，经过长期的认识与实践，人类从无意识的偶然动作中摸索出能够祛除病痛的按揉手法，这便是推拿按摩、理筋正骨康复手法的萌芽。

针术起源于砭石。《素问·宝命全形论》载："制砭石大小。"南朝齐梁间人全元起注云："砭石者，是古外治之法，有三名：一针石，二砭石，三镵石，其实一也。古来未能铸铁，故用石为针。"说明砭石作为一种治疗器具，为当时外治法的重要工具，也是当代针刺的雏形。灸法源于火的发现和使用，人工取火是远古人类最伟大的发明，在烘烤取暖过程中，人们发现病痛经火的烧灼、烘烤后有所缓解便形成了利用高温祛除病痛的疗法。

这一时期的康复思想处于萌芽阶段，是人们从日常的劳动、起居、娱乐中总结出来的朴素健康思想，重视运动及全面健康。

二、秦汉时期

秦汉时期康复医学的发展主要体现在以《黄帝内经》整体观思想为代表的康复理论总结，传统运动功法、药物康复等疗法的开展，在"天人相应""形神一体"整体观的指导下提出了较为系统的中医康复理论及方法，强调"治未病"的防治思想，制定了"杂合而治"的综合康复治疗原则。

《吕氏春秋·古乐》云："昔陶唐氏之始，阴多滞伏而湛积，水道壅塞，不行其原，民气郁阏而滞着，筋骨瑟缩不达，故作为舞以宣导之。"这反映古代人已采用舞蹈祛邪解郁、舒展筋骨，由此便逐渐产生导引法。1984 年出土于湖北省江陵县（今荆州市）张家山的《引书》与 1973 年湖南长沙马王堆出土的《导引图》，两者一文一图，珠联璧合，其内容反映了春秋战国时期的导引养生学成就，是我国最早的导引疗法专著和图谱，也是中国运动疗法的鼻祖。《引书》是中国古代第一部导引术专著，书中已经出现了一些治疗性的被动推拿手法，如治疗颞颌关节脱位的口内复位法，治疗颈项强痛的仰卧位拔伸法等。书中对仰卧位颈椎拔伸法治疗颈项疼痛的介绍尤为详细："项痛不可以雇（顾），引之……力拘，毋息，须臾之顷，汗出走（腠）理，极已。"此症类似落枕、颈椎病的颈项疼痛症状。大意是颈项疼痛不可以回顾，用导引法治疗。仰卧闭目，伸展手足……令人从前方托住患者下巴向上牵引患者头部，尽力保持这一姿势，就这样慢慢使歪斜的头伸直，然后放松，如此反复做十次而止。每次拔伸时，用力牵拉，不要呼吸，保持一段时间，至皮肤出汗，不能忍受为止。这是现存最早的整脊推拿文字记载。与《导引图》同时出土的《五十二病方》中除了药物疗法，尚记载有按摩、灸、砭、熨、熏、浴等

NOTE

多种外治法，甚至有关于用竹筒在脚底搓擦以帮助恢复下肢功能的记述，北宋之后广为运用的“搓擦舒筋法”或源于此。

这一时期中医骨伤康复理论得到系统总结，康复实践也逐渐丰富。《后汉书·方术列传·华佗传》记载东汉时期华佗发明“五禽戏”，通过模仿五种动物以达“血脉流通，病不得生，譬如户枢，终不朽也”的效果，至今仍是传统体育康复的重要疗法。

三、两晋南北朝时期

这一时期的医学发展逐渐兴盛，康复医学的内容日趋丰富，各种康复方法得到广泛应用和积累；突破了“自汉张仲景易针灸为汤液，百代宗之”的以药物为主导的局面，强调非药物康复疗法的重要地位，包括针灸、导引、按摩、外治、食疗等方法，奠定了康复疗法的重要地位。

西晋皇甫谧所撰《针灸甲乙经》在《黄帝内经》的基础上补充了大量腧穴的名称部位、取穴方法和刺灸法，介绍了穴位的适应证和禁忌证，对包括骨伤科在内各科病证的针灸治疗作了详细的论述，奠定了针刺在骨伤康复中的地位。

东晋葛洪所著《肘后备急方》首次记载了骨折后用竹片夹板固定的康复手法：“疗腕折、四肢骨破碎及筋伤蹉跌方：烂捣生地黄熬之，以裹折伤处，以竹片夹裹之。令遍病上，急缚，勿令转动。”书中还首创捏脊法和腹部抄举法，主要用于治疗小儿疾病和急性腰扭伤等腰部急性痛证的康复治疗。此书还对我国汉代以前已广泛应用的膏摩法作了系统的总结。“内则服之，外则摩之。”摩后还可配合外敷。摩法广泛用于四肢疾病、肢节麻痛、瘫缓不随等病证的治疗与康复。

南北朝陶弘景《养性延命录》记载：“平旦便转讫，以一长柱杖策腋，垂左脚于床前，徐峻尽势，掣左脚五七，右亦如之。疗脚气疼闷，腰肾间冷气冷痹，及膝冷脚冷并主之，日夕三掣弥佳；勿大饱及忍小便掣。如无杖，但遣所掣脚不著地，手扶一物亦得……”这是一种后世称为“洒腿”或“踢腿”的导引法，常用于中风偏瘫，髋、膝伤病患者的康复训练。

四、隋唐时期

隋唐时期是我国古代社会辉煌鼎盛的时代，医学也进入了全面发展的时期。这一时期中央集权的封建统治促进了南北各民族间的大融合，这种思想在医学方面体现在内容的“大”与“全”。

《诸病源候论·风病诸候上·偏风候》载有颈椎旋转法治疗颈椎病：“养生方导引法云：一手长舒，令仰掌；一手捉颏挽之向外，一时极势二七。左右亦然。手不动，两向侧极势，急挽之二七。去颈骨急强，头风脑旋，喉痹，髆内冷注，偏风。”这是继《引书》仰卧位颈椎拔伸法治疗颈项疼痛后，出现的又一种自我导引法治疗颈项疼痛。对于腕骨骨折等复杂性损伤，主张在合理包扎固定的同时，运用按摩导引以改善局部血液循环。“夫腕伤重者，为断皮肉、骨髓，伤筋脉，皆是卒然致损，故血气隔绝，不能周荣。所以须善系缚，按摩导引，令其血气复。”这种动静结合用于骨伤疾病功能康复的原则和方法，是中医骨伤康复的精华所在。

孙思邈在《备急千金要方》《千金翼方》中均记载了唐代以前很多有特色的推拿手法和操作法，包括很多从外传入中原的治法，其中完整地记载了两套按摩手法，“天竺国按摩法”和

“老子按摩法”，其特点是运动肢体的各个部位，使全身的肌肉、韧带和关节都在功能活动的范围内得到适度运动和锻炼，同时配合按摩手法起到防病治病的作用。且孙思邈已经认识到被动运动在急性腰扭伤治疗中的重要性，提出了双人牵引导引法治疗急性腰扭伤：“腰痛导引法：正东坐，收手抱心，一人于前据蹑其两膝，一人后捧其头，徐牵令偃卧，头到地，三起三卧，止便瘥。”

唐代中期蔺道人著《仙授理伤续断秘方》，今本《理伤续断方》为其残卷。此书是我国现存最早的骨伤科专著。该书首次将推拿手法系统应用于骨伤疾病治疗之中，对正骨手法和骨伤康复的发展有很大影响。蔺道人提出“治伤损方论”，对于伤损重者，制定了七步用药法，后载方20首，有内服、外敷、洗药、贴药，剂型有汤、散、丹、丸多种。骨碎，皮不破者，用药贴，用密夹缚，伤势严重者，先用药物煎汤洗之，然后缚药，如“乳香散治跌扑伤损，皮肉破绽，筋骨寸断，败血壅滞，结肿烂坏，疼痛至甚；或劳役所损，背肩四肢疼痛；损后中风，手足痿痹，不能举动，筋骨乖纵，挛缩不舒。大能续筋接骨，卓有奇验。常服活血止疼生力”。该书首次记载了髋关节脱臼，并分前、后脱臼两类，采用手牵足蹬整复手法治疗髋关节后脱位，利用杠杆原理，采用“椅背复位法”治疗肩关节脱位。还介绍了杉树皮夹板固定方法：“凡用杉皮，浸约如指大片，疏排令周匝，用小绳三度紧缚。”所载方50首，药139味，包括内服及煎洗、填疮、敷贴等外用方剂体现了中医骨伤科内外兼治的整体观。

五、宋元时期

宋元时期是中医迅速发展的“黄金时期”，在中医骨伤康复方面的发展，一是对既往的康复方法与实践进行整理、总结，内容逐渐丰富；二是官方重视医疗康复知识的普及和机构的建设。

宋代医官王怀隐领衔编著的《太平圣惠方》是一部具有理、法、方、药完整体系的医书，其中对“折伤”提出了“补筋骨，益精髓，通血脉”的治疗康复思想，用柳木夹板固定骨折，推广淋、熨、贴熁、膏摩等外治方法。对于折跌“骨碎筋伤”，主张“宜先须按摩排正筋骨”，再配合内服药物。

北宋末年徽宗赵佶敕纂《圣济总录》内容丰富，书中“折伤门”总结了宋代以前骨伤科的医疗经验，强调骨折、脱位复位的重要性，同时将“膏摩”作为关节脱位复位后的康复手段之一，还发明了“生铁熨斗子”这一摩顶工具，并记载了“大补益摩膏”等诸多膏摩方。

元代李仲南所撰《永类钤方》，记载了“悬吊牵引”复位法治疗颈椎骨折脱位、“过伸位牵引”复位法治疗脊柱屈曲型骨折等新经验，在骨伤康复的发展中起到了承前启后的作用。元代危亦林所著《世医得效方》首创将倒悬复位法用于背脊骨折，通过自重牵引，使自归窠。

六、明清时期

明代是针灸康复技能发展较为活跃的时期，创立了丰富的针刺手法，代表性的著作有杨继洲的《针灸大成》、徐凤的《针灸大全》等，为针灸康复技能在理论研究和临床实践方面的发展提供了重要参考文献。

朱棣等人考证古方并编汇而成的《普济方》中详细记载了骨折脱位的部位、整复方法、整复后的内外用药及固定技术。骨折脱位的复位固定方法较元代明显增多，“接骨手法”中共列

12 项，“用药汤使法”又列 15 项。

明代僧人异远真人创造的跌打点穴法是推拿在中医骨伤领域中新的运用，著有《跌损妙方》。他将经络学说的子午流注理论应用于骨伤科，创立了“血头行走穴道”学说。明代王肯堂《证治准绳·疡医准绳》对骨折亦有较精辟的论述，如对肱骨外科颈骨折采用不同体位固定：若向前成角畸形，用手巾悬吊腕部置于胸前；若向后成角，则应置于胸后。该书还把髌骨损伤分为脱位、骨折两类，骨折又分为分离移位或无移位两种，分离移位者，主张复位后用竹箍扎好，置膝于半伸屈位。该书对骨伤科的方药还进行了由博而约的归纳整理，深为后世所推崇。

《医宗金鉴》为清代太医院官方编订颁发的医书，该书详细阐述了人体不同部位的骨折脱位，治疗上强调药物和手法并重，将手法以“手法总论”专篇论述，并且总结前人手法，有“摸法”“接法”“端法”等八法；同时重视软组织损伤，提出“错骨缝”，对于脊柱错骨缝（后关节紊乱），主张先以手法放松软组织，再做按脊复位，并配合药物内服外敷。

清光绪年间沈子复所撰《养病庸言》是一部病后康复专著，书中序言“古者有文字时，即有治病书，其后有养生家言。今于两家外别出一途，命曰养病”，明确提出了康复与临床治疗及养生保健的不同。沈子复尊崇儒家中庸无为的思想，提出康复应遵守“六务”“六戒”原则，尤其重视心理康复和日常起居的调摄，列出康复措施近 20 条，包含起居、饮食、运动、导引等多方面内容，虽不能体现中医康复之全貌，但可窥中医病后康复之思想。

七、近现代时期

鸦片战争后，中医学在外来医药学的冲击下，不断变革汇通，创新内核。很多医家不断吸收西医学的内容，扩大了传统康复方法的应用。在西方医学的冲击下，中医学并未完全西化，而是在创新中不断发展，展现出了强大的生命力。中华人民共和国成立后，随着社会、政治与文化的发展，中医骨伤从分散的个体形式向集中的医院形式过渡，原来散在民间的一批著名中医骨伤科流派的代表人物先后进入中医学院任教，传统中医骨伤进入高等中医教育体系，中医骨伤科理论和方法得到系统总结和升华，专业队伍也迅速成长壮大，中医骨伤康复学已成为中医学中不可或缺的重要部分。各地名老中医的正骨经验普遍得到整理与继承，代表性著作有石筱山《正骨疗法》、郭春园《平乐郭氏正骨法》、郑怀贤《伤科疗法》等。

随着中医骨伤科学的发展，各中医药院校都招收骨伤科硕士研究生，并有部分中医院校招收博士研究生，全国大多数高等中医院校均相继开设了中医骨伤学和中医康复学等课程，使学生能较系统地学习、掌握中医骨伤康复的理论知识和临床常见疾病的辨证论治与内、外治法，为培养骨伤科专业康复人才打下了良好的基础。并通过举办在职医务人员短期培训，多层次、多渠道、多形式的办学，向学生和医务工作者普及骨伤康复医学知识，传达骨伤康复医学理论。1991 年，卫生部、民政部、中国残疾人联合会共同制定颁发了《康复医学事业“八五”规划要点》。1992 年，卫生部颁布了《康复医学教育方案》，明确了康复医师、康复治疗师等培养方案和教学计划，这对于中医骨伤康复医学的发展起到了非常积极的推动作用。

近年来，在“健康中国 2030”规划纲要的引领下，加快推进健康中国建设，努力全方位、全周期保障人民健康，普及健康生活、优化健康服务、完善健康保障，是每一位医务工作者的使命。国家持续支持发展中医特色康复治疗，提出了《中医药健康服务发展规划（2015—2020

NOTE

年）》，良好的外部环境为康复事业发展提供了大好机遇，创造了新的发展空间。目前中医骨伤康复治疗已在各级、各类医疗机构的临床实践中得到广泛应用，为保障人民群众的身心健康作出了巨大贡献。

第三节 中医骨伤康复学的内容

随着科技发展、时代变化，人们在追求健康的同时，对于疾病的快速康复也有着迫切的渴望。在现代康复理论的影响下，结合传统中医骨伤理论，中医骨伤康复学逐步兴起，这不仅仅是医疗新技术的发展，更是一种以医为主、医养结合的人性化理念的变革。

中医骨伤康复学是一门运用中医理论研究系统疾病病因、评定康复治疗方法及预防伤残的学科，内容涵盖了骨折、脱位、筋伤及骨病等疾病的康复治疗，在治疗慢性骨关节疾病、骨关节损伤及骨科术后康复等方面有着显著优势。其理论基础包括中医康复评定和康复治疗方法。中医康复评定主要包括四诊评定、肌力及肌张力评定、关节活动范围评定、疼痛感觉功能评定、步态分析及平衡与协调功能评定等方面；康复治疗方法是在中医正骨学、中医筋伤学、中医骨病学等疾病的治疗基础上，从中医骨伤专业的角度出发，进一步有针对性地让患者快速康复。

随着健康模式的转变，人口老龄化的进程及慢性患者群的增多，中医骨伤康复医疗的服务对象正向老年人、慢性患者群及亚健康人群转变。展望未来，中医骨伤康复学将会有更大的发展，必将在预防和减轻功能障碍，促进老年人、慢性病患者、残疾人等身心功能恢复，保障民众全面健康等方面发挥积极的作用。

复习思考题

1. 简述中医骨伤康复的发展历程。
2. 简述中医骨伤康复的内容。

第二章　骨伤疾病的康复评定

第一节　四诊评定

一、评定目的

中医骨伤康复的目的是以功能障碍患者为服务对象，分析功能障碍的病因、病位、病性、病势及机体抗病能力强弱等证候特点，明确康复治疗目的，选择中医康复治疗方案，检验康复治疗效果，拟定进一步的康复治疗方案，比较各种方案的优劣，以及对康复效果进行预后评估。

二、四诊评定与临床检查的区别

望、闻、问、切四诊本身就是中医骨伤科疾病重要的临床诊断及检查方法。临床检查是康复评定的基础，但临床检查多偏重于疾病本身的诊断需求，而四诊评定强调人的整体功能状态、日常生活活动状态和社会参与能力的评定，旨在对患者的功能障碍进行剖析，进行针对性康复治疗。

三、评定方法

1. 望诊

（1）整体望诊

1）望形体　观察患者身体高矮、形体强弱与胖瘦。如骨质疏松症患者大多有身高缩短，长期罹患类风湿关节炎患者多形体消瘦，膝骨关节炎患者多较胖。

2）望形态　指望患者的肢体形态变化。如胸腰椎骨质疏松症患者的驼背、下肢不等长患者的骨盆倾斜、强直性脊柱炎患者的脊柱强直、斜颈患者的斜颈等特征的望诊方法。

3）望步态　指望患者的步行姿态变化。步态不稳及跛行多属病变，可因疼痛、畸形、关节强直或不稳，肌肉瘫痪或痉挛等，引起各种异常步态。

①关节强直步态：a. 髋关节伸直位强直步态：可见患者行走时，常转动躯干，患肢向外摆出，迈步向前；b. 膝关节伸直位强直步态：患者行走时可见患侧骨盆上提或肢体向外绕弧形前行；c. 踝关节强直性步态：踝关节强直时，患者行走常借助身躯前倾或膝关节过伸来代偿。

②膝内、外翻畸形步态：正常膝关节有5°～10°外翻角，站立时两内踝及两膝内侧应能靠

拢。若膝外翻畸形严重时（即“X”形腿），走路两股骨内侧髁常碰擦。膝内翻严重时（即“O”形腿），走路时两内踝常碰撞。

③臀大肌瘫步态：髋关节后伸无力，患者步行时常用手扶持患侧臀部，上身后仰向前行走。

④臀中肌瘫步态：无力提起及外展大腿，只能靠躯体倾向对侧而升高骨盆，才能提腿跨步向前迈步。步行时每向前跨进一步，上身都要向前摆一下而呈摇摆步态。若双侧臀中肌无力或瘫痪时，则步行时上身将左右摇摆，呈“鸭行”步态。

⑤股四头肌瘫痪步态：表现为伸膝无力，患者不能支持体重站立，迈步时常用同侧手按压患膝以支持体重，使健侧向前迈步。

⑥垂足步态：为小腿伸肌群瘫痪，患肢在行走时常以高举步来避免足趾碰地，步行时前足着地，故呈跳舞式或跨门槛状步态。

⑦跟足步态：为小腿屈肌群瘫痪，足踝无力跖屈，在走路时只能用足跟着地，步态失稳。

（2）局部望诊

1）望肤色　对局部皮肤色泽的观察，可以了解和判定人体气血盛衰和损伤的轻重及发展变化。如局部皮肤颜色发白，可能为局部微循环障碍；局部皮肤瘀青，可能为外伤后局部有瘀血；局部关节发红，多为炎症，为热证；手术切口局部发红，可能为术后感染等。

2）望肿胀　肿胀是络脉受损，离经之血瘀滞于皮肉腠理之间的表现。从肿胀的情况来判断损伤的轻重。一般肿胀严重，损伤严重；肿胀轻者，损伤亦轻。如裂纹骨折、青枝骨折、疲劳骨折等，肿胀多轻微；外伤损伤，其肿胀严重；若为肌肉严重的挤压伤可有大面积弥漫性肿胀；某些特殊部位的损伤，虽有严重的骨折、脱位，但肿胀不甚明显，如股骨颈囊内骨折，虽有严重的错位其外表可无明显肿胀；又如脊柱骨折脱位患者，外部也不一定有严重的肿胀。因此望肿胀大多数要和其他诊断结合起来进行评定，比如影像学诊断。

3）望畸形　畸形是损伤轻重的外部表现。由于损伤部位和程度的不同，则可有不同的畸形。同样，损伤后期遗留不同的功能障碍，则可有不同的畸形。如肱骨髁上骨折，可遗留肘外翻畸形；髋关节疾病，则可出现下肢短缩畸形；膝关节退变，可出现膝关节内、外翻畸形；手指肌腱损伤后，可出现屈曲挛缩畸形。

4）望伤口　伤口经过处理后，一般愈合良好。瘢痕体质者，伤口愈合后可遗留大量瘢痕。伤口愈合过程中或愈合后突然有肿胀，肤色变红及分泌物排出，要高度怀疑感染可能。另外，不同部位的手术切口，可能对术后功能也有不同影响。

5）望排泄物　多指观察伤残者痰、呕吐物、大小便等状况的方法。

2. 闻诊

闻诊是通过听声音和嗅气味来诊察疾病的方法。骨伤科疾病闻诊包括一般闻诊（听声音），特殊闻诊（听骨擦音、骨传导音、弹响声）。

（1）一般闻诊　主要指听声音，是通过医者之耳，从患者的语言、呻吟、呼吸、咳嗽等的强弱变化，来了解疾病的轻重、虚实。

（2）特殊闻诊

1）听骨擦音　骨擦音是骨折两断端相互碰触而产生的摩擦声响，是骨折的特征之一，在查体及触诊时均可感觉到。听骨擦音可以帮助辨明伤处是否存在骨折、判断骨折复位时的方向、检查骨折愈合的情况。当评定中发现有骨擦音存在，则不能继续进行肌力及关节活动度等评定。

2）听骨传导音　用于检查某些不易发现的长骨骨折，如股骨颈骨折、股骨粗隆间骨折等。检查时将听诊器置于伤肢近端适当部位或放在伤肢近端的骨突起部位，或置于耻骨联合部，用手指或叩诊锤轻轻叩击远端骨突起部，可听到骨传导音。当骨传导音减弱或消失，说明骨的连续性遭到破坏，但应注意与健侧对比，要求伤肢应不附有外固定物，与健侧位置对称，叩诊时用力大小相等。同样，骨传导音消失，说明骨折存在或骨折未愈合，则不应做其他评定。

3）听摩擦音　在做膝关节主被动活动时，听到膝关节发出沙粒摩擦的声音，提示软骨磨损或有骨质增生存在。

4）听弹响音

①弹响声：在行关节检查时，一手放在关节上，另一手移动关节远端的肢体，可听到关节弹响声。如膝关节屈伸旋转活动时，听到较清脆的弹响声，多见于半月板损伤、盘状半月板和关节内游离体等；髋关节屈伸活动时，出现的弹响声，见于弹响髋；腓骨长短肌的支持带损伤后，踝关节屈伸活动时外踝部可出现弹响声，为肌腱在外踝部前后滑动所致；屈指肌腱腱鞘肥厚时，掌指关节屈伸活动时出现的声响，称为弹响指。

②入臼声：关节脱位复位时，常可听到“咯噔”的低钝入臼声，多是复位成功的标志。

3. 问诊

（1）疼痛　包括疼痛起始时间、部位、性质、程度。是剧痛、酸痛还是麻木，有无放射和传导；是持续性还是间歇性；痛点固定不移或是游走不定；各种不同的动作（负重、咳嗽、喷嚏等）对疼痛的影响，与气候变化有无关系，劳累、休息及昼夜对疼痛程度有无影响等。一般疼痛轻，损伤亦轻，疼痛剧烈，多损伤严重；慢性劳损多为酸痛，瘀血肿胀多为胀痛；肿胀跳痛者多腐脓，疼痛游走者多为痹证。

（2）头、身、胸腹　是指询问骨伤科患者除疼痛以外，头、身、胸腹的其他不适或异常。外伤后头晕，要排除颅脑损伤的可能。慢性筋骨劳损患者，伴有头晕，在除外椎动脉型颈椎病之外，要排除高血压。骨伤科患者康复治疗过程中，突然出现胸闷和胸痛，要当心气胸（尤其是形体较瘦者）或者心绞痛发生。受伤后腹胀，可能为胸腰椎骨折刺激腹膜。

（3）既往史、家族史和个人史　对某些骨伤科疾病的诊断，既往史、家族史和个人史具有特殊意义。如有些骨折患者，素有肢体疼痛，仅因轻度闪扭而致骨折，可能为病理性骨折，而损伤只是诱因；若患者伤情与肢体畸形不符时，应询问既往是否受过伤，若有既往损伤史，其畸形可能为原损伤的后遗症，而这次只是单纯的伤筋。骨关节的某些先天性病变，具有家族遗传性，如膝关节部位的多发性骨软骨瘤。个人史和职业情况，与某些骨与关节病有密切关系，如常低头工作者，易患颈椎病；常弯腰工作者，易患慢性腰痛等。

（4）受伤原因、体位及时间

1）受伤原因　有跌仆、闪、扭、坠堕、压砸、碰撞、碾压或机器绞轧等。

2）受伤体位、姿势　对了解损伤的性质、程度有帮助。如井下工人弯腰劳动时，突然冒顶塌方，易引起屈曲型胸腰椎椎体压缩性骨折；若由高处坠下足跟着地时，可引起跟骨和胸腰椎段椎体压缩性骨折，有时也可以传导到颅骨，导致颅骨骨折；平地跌倒，臀部着地时，可引起尾骨骨折或脱位；若为老人平地滑倒，一侧臀部着地时，可引起股骨颈骨折；跌倒时手掌撑地，多引起桡骨远端骨折。

3）受伤时间　是判断新鲜与陈旧损伤的重要依据。若为新鲜骨折和脱位，多易复位。陈旧

NOTE

性骨折与脱位，复位较困难；如无明显的受伤时间，而为逐渐发病者，多为慢性劳损或疲劳性骨折。

4. 切诊

切诊是医者用手对患者体表某些部位进行触、摸、按、压、叩等方法，以获得病情资料的诊察方法。最常见的切诊方法包括脉诊、按诊及压痛点检查。

（1）脉诊 骨伤科疾病的脉象和其他科疾病有许多共同之处，详见《中医诊断学》。

（2）按诊 按诊的手法主要有触、摸、按、叩四法。通过按诊可以了解损伤和病变的确切部位，病损处有无畸形、摩擦征，皮肤温度、软硬度有无改变，有无波动感等。

（3）压痛点检查 疼痛是骨伤科疾病最常见的症状，大多数疼痛通过问诊可以明确定位。但对一些定位不清楚的疼痛部位，则需要通过切诊寻找压痛点。压痛点，即阿是穴，寻找压痛点是对骨伤科疾病进行评定及康复治疗的前提。对压痛点治疗是"以痛为腧"取穴方法的应用。压痛点检查的方法为：术者拇指末节微屈，其近侧螺面抵按在微屈示指的远侧指间关节的桡侧面上，用拇指端螺面在体表做连续性滑动按压，出现疼痛的点即为压痛点。而压痛点即为骨伤科疼痛性疾病康复治疗的主要作用点。

第二节 肌力及肌张力评定

一、肌力评定

肌力是指肌肉收缩的力量。肌力检查在肌肉骨骼、神经系统，尤其是周围神经系统的病变评价中十分重要。肌力测定是测定受试者在主动运动时肌肉或肌群产生的力量，以评定肌肉的功能状态，是康复评定的一项重要内容。

（一）目的和意义

1. 检查肌肉本身的发育和营养状况，注意肌肉有无萎缩、痉挛或挛缩。
2. 判断有无肌力低下及肌力低下的程度与范围。
3. 发现导致肌力低下的原因。
4. 为制订治疗计划和训练计划提供依据。
5. 检验治疗和训练的效果。

（二）常用肌力测定方法

临床上常用的有3种：包括徒手肌力检查（MMT）、简单器械的肌力测试、等速肌力测试。

1. 徒手肌力检查方法

不需特殊的检查仪器，不受场所的限制。以自身各肢段的重量作为肌力的基准，能够表示出与个人体格相对应的力量，比用测力计等方法测得的肌力更具有使用价值。缺点：只能大概表明肌力的大小，不能表明肌耐力；分级标准较粗略；存在测试者主观评价的误差。

徒手肌力检查的特点：根据受检肌肉或肌群的功能，让患者处于不同的受检体位，嘱患者在减重、抗重力或抗阻力等不同状态下做一定的动作，并使动作达到最大活动范围，观察其完成动作的能力（详见各章节），按肌力分级标准来评价肌力级别。

徒手肌力检查时注意事项如下：

（1）采取正确的测试姿势和肢体位置。

（2）固定近侧关节，防止某些肌肉对受试无力肌肉替代动作的发生。

（3）徒手肌力检查前，先检查患者的被动关节活动范围和主动运动情况。

（4）4 级以上肌力测试时，抗阻力应施加在被测关节远端，并与患者主动运动的方向相反，不能应用于两个关节以上。

（5）测试时应做左右两侧对比。做好检查记录，包括姓名、年龄、日期、检查者等。

2. 器械肌力测试

应用简单器械的肌力测试如测力计等，可以获得较准确的定量资料。适用于 3 级以上肌力的检查。包括等长肌力测试、等张肌力测试。

3. 等速肌力测试

等速肌力检查是借助于特定的等速测试仪，对肌肉运动功能进行动态评定，并记录分析其各种力学参数。等速运动是在整个运动过程中运动速度（角速度）保持不变的一种肌肉收缩方式，预先可在等速测定系统上设置使运动的角速度保持恒定。被测者的用力程度只能改变阻力和力矩输出，不能改变角速度。该方法需特殊的测试仪器，且仪器价格昂贵，目前尚无广泛应用。

（三）肌力评定禁忌证

1. 局部炎症、急性渗出性滑膜炎、关节不稳、急性扭伤。
2. 局部严重的疼痛，重症骨质疏松。
3. 严重的心脏病或高血压。
4. 骨折未愈合又未做内固定处理。

（四）肌力分级标准

Lovett 的 6 级分级法将肌力分为 0、1、2、3、4、5 级（表 2–1、表 2–2）。

表 2–1　Lovett 肌力分级法

分级	标准
0	无测知的肌肉收缩
1	肌肉有收缩，但不能引起关节活动
2	在减重状态下能做关节全范围的活动
3	能抗重力做关节全范围运动，但不能抗阻力
4	能抗重力，抗一定阻力运动
5	（正常）能抗重力，抗充分阻力运动

NOTE

表 2-2 手法肌力检查补充分级法

分级	标准
0	没有可以测到的肌肉收缩
1	有轻微肌肉收缩，但不产生关节运动
1+	有较强肌肉收缩，没有关节运动
2-	不抗重力时关节能完成大部分活动范围（ROM > 50%）
2	不抗重力时关节能完成全范围活动
2+	抗重力时可完成小部分活动范围（ROM < 50%）
3-	抗重力时关节不能完成全活动范围（ROM > 50%，< 100%）
3	抗重力时关节能完成全范围活动
3+	抗较小阻力时关节能完成小部分范围活动（ROM < 50%）
4-	抗部分阻力时关节能完成大部分范围活动（ROM > 50%，< 100%）
4	抗部分阻力时关节能完成全范围活动
4+	抗充分阻力时关节能完成小部分范围活动（ROM < 50%）
5-	抗充分阻力时关节能完成大部分范围活动（ROM > 50%，< 100%）
5	抗充分阻力时关节能完成最大活动范围（ROM = 100%）

二、肌张力评定

肌张力是指人体在安静休息的情况下，肌肉保持一定紧张状态的能力。它是维持肢体位置、支撑体重，也是保证肢体运动控制能力、空间位置、进行各种复杂运动所必需的条件。包含身体的物理惯性、肌肉和结缔组织内在的机械弹性，肌肉与神经节段存在的反射联系等。神经肌肉反射弧上的任何病变都可能导致肌张力发生变化，表现为肌张力降低或增高，从而影响肢体运动功能。

（一）肌张力分类

1. 正常肌张力分类 根据身体所处的状态，肌张力可分为静止性肌张力、姿势性肌张力和运动性肌张力。

（1）静止性、姿势性肌张力 指人在静卧休息时，身体各部分肌肉所具有的张力，可在肢体静息状态下，维持某种姿势和身体平衡时肌肉保持的张力。通过观察肌肉外观，触摸肌肉的硬度，感觉被动牵伸运动时肢体活动受限的程度及其阻力来判断。

（2）运动性肌张力 指在运动过程中所保持的张力，是保证肌肉运动连续、平滑（无颤抖、抽搐及痉挛）的重要因素，可在患者完成某一动作的过程中，通过检查相应关节的被动运动阻力来判断。

2. 异常肌张力分类

（1）肌张力减低（迟缓） 肌张力低于正常静息水平（表 2-3）。

表 2-3　肌张力减低评定

程度	表现
轻度	肌张力降低；把肢体放在可下垂的位置上，检查者松手时，肢体只能短暂抗重力，随即下垂；同时有肌力下降，但有一定的功能活动
中度到重度	肌张力显著降低或消失；若把肢体放于可下垂的位置上，检查者松手时，肢体立即下垂；同时有肌力显著丧失，不能产生有功能的活动

（2）肌张力增高　肌张力高于正常静息水平。

采用上肢下落试验可初步评定上肢肌张力的高低。评定者通过上肢突然下落时“卡住”来评定患者自主本体感觉反应的强度。肌张力正常的上肢可表现为瞬间的下落，然后“卡住”并保持姿势。肌张力弛缓的上肢表现为下落迅速；肌张力过强的上肢表现为下落弛缓和抵抗。若存在肌张力低下，应进一步开展肌力测试，如徒手肌力测试等以确定力弱的程度。

（3）肌张力障碍　是一种以张力损害、持续同时伴有扭曲的不自主运动为特征的肌肉运动功能亢进性障碍。包括痉挛和僵硬。

1）痉挛　是一种由高兴奋性牵张反射所致的、速度依赖的紧张性牵张反射增加伴腱反射异常为特征的运动障碍。按对关节进行被动运动时所感受的阻力来进行分级评定的。常用的方法有神经科分级改良 Ashworth 分级（表 2-4），其他还有按自发性肌痉挛发作频度分级的 Penn 分级法和按踝阵挛持续时间分级的 Clonus（阵挛）分级法。

2）僵硬　是主动肌和拮抗肌张力同时增加，各个方向的关节被动活动阻力均有增加的现象。包括运动时交替地释放和增加阻力而产生的均匀顿挫感、齿轮样僵硬、持续地僵硬及铅管样强直。

表 2-4　改良 Ashworth 量表

级别	评定标准
0 级	无肌张力增加
1 级	肌张力略微增加，受累部分被动屈伸时，在关节活动范围之末时出现突然卡住，然后呈现最小的阻力或释放
1^{+} 级	肌张力轻度增加，表现为被动屈伸时，在关节活动度（ROM）后 50% 范围内出现突然卡住，然后均呈现最小的阻力
2 级	肌张力较明显的增加，通过关节活动范围的大部分时肌张力均较明显的增加，但受累部分仍较容易被移动
3 级	肌张力严重增高，被动活动困难
4 级	僵直，受累部分被动屈伸时呈现僵直状态，不能活动

（二）肌张力的影响因素

1. 体位的影响　不良姿势和肢体放置位置、局部肢体受压可使肌张力增高。

2. 精神因素的影响　紧张、焦虑情绪及不良的心理状态都可以使肌张力增高。

3. 并发症的影响　存在尿路结石、感染、膀胱充盈、便秘、压疮、静脉血栓、疼痛、关节挛缩等并发症时，肌张力可增高。

4. 神经状态的影响 中枢抑制系统和中枢易化系统的失衡，可使肌张力发生变化。

5. 疾病的影响 如骨折、脱位、异位骨化等外伤或疾病可使肌张力增高。

6. 药物的影响 如烟碱能明显增加脊髓损伤患者的痉挛程度；巴氯芬则有抑制脊髓损伤患者痉挛发生和降低频率、强度的作用。

7. 外界环境的影响 当气温发生剧烈变化时，肌张力可增高。

8. 主观因素的影响 患者对运动的主观控制作用，肌张力可发生变化。

第三节 关节活动范围评定

关节活动范围又称关节活动度（range of motion，ROM），是指关节运动时所通过的运动弧。正常关节有一定的活动方向和范围，同一关节的活动范围可因年龄、性别、职业等因素而有所差异。关节活动本身有主动和被动之分，前者是指作用于关节的肌肉随意收缩使关节产生的运动弧，称为主动的关节活动度（active range of motion，AROM）；后者指完全由外力作用使关节产生的运动弧，称为被动关节活动度（passive range of motion，PROM）。正常情况下，关节的被动活动范围较主动活动范围大，关节活动范围增大或缩小，尤其与健侧关节相对比存在差别时，均为不正常现象。

一、评定目的

1. 确定有无关节活动受限；受限的原因、程度。
2. 明确治疗目标，选择治疗方案。
3. 作为疗效评估指标。

二、关节活动度异常的常见原因

1. 关节本身的病变 如关节内损伤、关节内游离体、关节腔积液、关节炎症、关节畸形等。

2. 关节外的疾病 如稳定关节周围的肌腱、韧带、肌肉的损伤，手术或损伤后瘢痕粘连，肌肉痉挛等。

3. 个体因素 不同年龄、性别及生理因素均可影响关节活动度。

4. 其他因素 制动、长期的保护性肌肉痉挛、肌力不平衡、不良姿势等导致的软组织缩短与挛缩，以及各种神经源疾病所导致的肌肉瘫痪或无力等。

三、临床常见的关节活动度异常情况

1. 关节被动活动正常，主动活动不能者，可见于神经麻痹、肌肉或肌腱断裂。
2. 主动与被动关节活动均部分受限者为关节僵硬，多由关节内粘连、肌肉痉挛或挛缩及关节长时间固定所致。
3. 关节主动与被动活动均不能者为关节强直，由构成关节的骨骼间有骨性或牢固的纤维连接所致。

4. 关节活动超过正常范围，多见于周围神经损伤所致的肌肉弛缓性瘫痪、关节支持韧带松弛及关节骨质破坏等疾病。

四、关节活动度检查的测量工具及测量方法

（一）常用关节活动度检查的测量工具

常用的关节活动度检查测量工具有圆形量角器（图 2-1）、半圆形量角器（图 2-2）、脊柱量角器（图 2-3）、手指、脚趾关节量角器（2-4）。

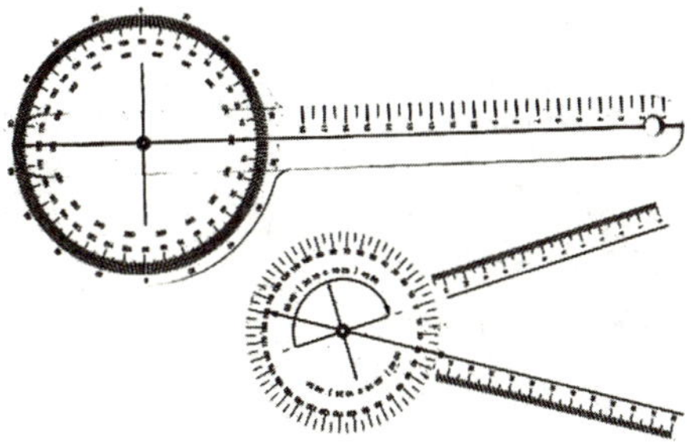

图 2-1　圆形量角器

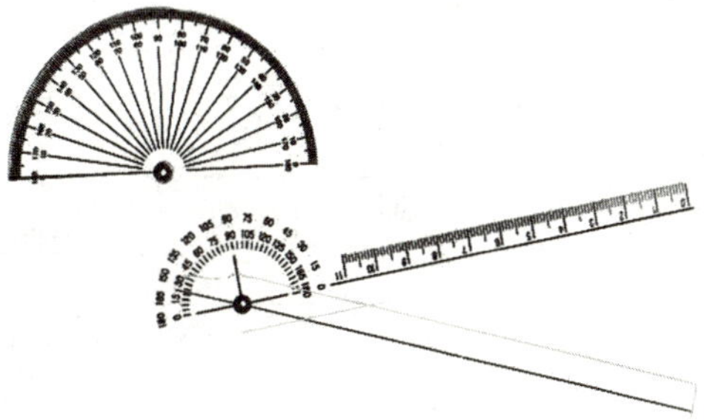

图 2-2　半圆形量角器

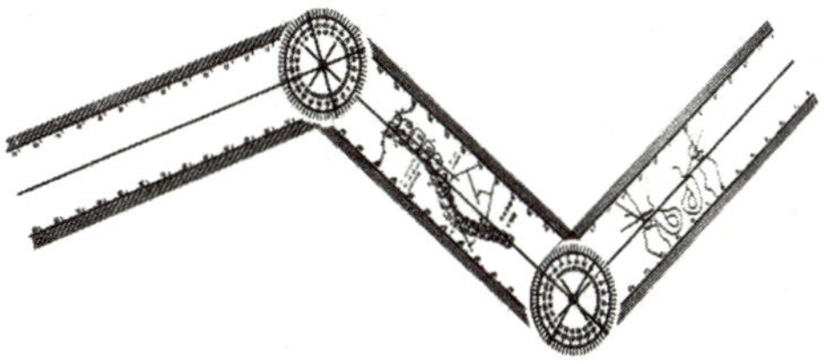

图 2-3　脊柱量角器

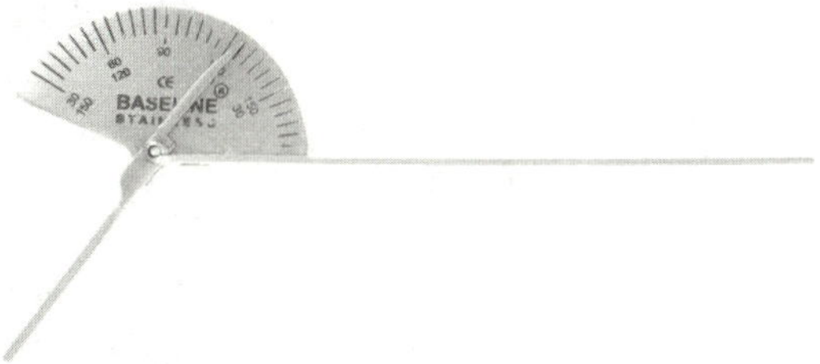

图 2-4　手指、脚趾关节量角器

通用量角器为临床上最常用的测量关节活动度的器械。由一个半圆形或全圆形量角器连接一条固定臂及一条移动臂构成，两臂以活动轴固定，轴为量角器中心。使用时，首先使身体处于标准的测量姿位下，使待测关节按待测方向运动到最大幅度，把量角器的轴心放置在代表关节旋转中心的骨性标志点上，将固定臂与关节近端骨的长轴平行，移动臂与关节远端骨的长轴平行并随之移动，移动臂所移动的弧度即为该关节的活动范围，然后在圆形量角器上读出关节所处角度。通常对所有关节来说，0°位是开始位置，所有关节运动均是从 0°开始并向 180°方向活动。

（二）测量步骤

1. 告知患者测量过程、测量的原因，并让患者处于舒适的位置（卧位或坐位或站位），以取得患者的配合。

2. 暴露要测量的关节，确定测量关节的骨性标志。

3. 稳定测量关节的近端关节，使关节处于起始位，量角器的轴心对准关节轴，固定臂与构成关节近端骨平行，活动臂与构成关节的远端骨平行，避免采用使角度针偏离角度计的运动方向。

4. 被动活动关节时应小心、轻柔地移动关节并注意观察患者有无疼痛或不适感，以确定完

全的被动 ROM。

5. 记录关节起始位的角度后移走量角器，让患者的肢体处于休息位。

6. 记录测量结果。

（三）主要关节的测量方法及活动范围（表 2–5、表 2–6）

表 2–5　上肢主要关节活动度测量

关节	运动	受检查体位	轴心	量角器放置方法 固定臂	移动臂	常活动度
肩	屈、伸	坐或立位，臂置于体侧，肘伸直	肩峰	与腋中线平行	与肱骨纵轴平行	屈 0°～ 180° 伸 0°～ 50°
	外展	坐或立位，臂置于体侧，肘伸直	肩峰	与身体中线平行	与肱骨纵轴平行	0°～ 180°
	内外旋	仰卧，肩外展 90°，肘屈 90°	鹰嘴	与腋中线平行	与前臂纵轴平行	各 0°～ 90°
肘	屈、伸	仰卧或坐或立位，臂取解剖位	肱骨外上髁	与肱骨纵轴平行	与桡骨纵轴平行	0°～ 150°
桡尺	旋前 旋后	坐或立位，臂置于体侧，肘屈 90°，前臂中立位	尺骨茎突	与地面垂直	腕关节背面或掌面	各 0°～ 90°
腕	屈、伸	坐或立位，前臂完全旋前	尺骨茎突	与前臂纵轴平行	与第 2 掌骨纵轴平行	屈 0°～ 25° 伸 0°～ 70°
	尺桡侧偏移	坐位，屈肘关节，前臂旋前，腕中立	腕背侧中点	前臂背侧中线	第 3 掌骨纵轴	桡偏 0°～ 25° 尺偏 0°～ 55°
手指掌指关节	屈、伸	坐位（前臂和腕中立位，且尺侧置于桌上）	掌指关节顶端中心	与掌骨平行	与近端指骨平行	屈曲 0°～ 90° 过伸 0°～ 15°～ 45°
	外展	坐位（前臂旋前，手掌放于桌上，手指伸直）				外展 0°～ 25°
手指近端指间关节	屈曲	坐位（前臂中立，与手尺侧置于桌上）	近端指间关节的背侧中心	与近端指骨平行	与中间指骨平行	0°～ 110°
手指远端指间关节	屈曲	坐位（前臂中立，与手尺侧置于桌上）	远端指间关节的背侧中心	与中间指骨平行	与远端指骨平行	0°～ 80°
拇指掌指关节	屈曲	坐位（前臂旋后 45°，腕中立位，前臂和手尺侧置于桌上）	掌指关节中心	与掌骨平行	与近端指骨平行	0°～ 50°
拇指腕掌关节	桡侧外展	坐位（前臂旋前，手掌放于桌面）	拇指掌骨根部	与桡骨平行	与拇指掌骨平行	0°～ 50°
	尺侧外展	坐位（前臂中立，与手尺侧置于桌上，拇指转至掌侧面）	拇指掌骨根部	与桡骨平行	与拇指掌骨平行	0°～ 50°
拇指指间关节	屈曲	坐位（前臂中立，与手尺侧置于桌上）	指间关节背侧	与近端指骨平行	与远端指骨平行	0°～ 80° -90°
拇指对指	拇指指腹至小指指腹的距离					

NOTE

表 2-6　下肢主要关节活动度测量法

关节	运动	受检者体位	量角器放置方法			正常活动度
			轴心	固定臂	移动臂	
髋	屈	俯卧或侧卧，对侧下肢伸展	股骨大转子	与身体纵轴平行	与股骨纵轴平行	0°～ 125°
	伸	侧弯，被测下肢在上	股骨大转子	与身体纵轴平行	与股骨纵轴平行	0°～ 15°
	内收、外展	仰卧	髂前上棘	左右髂前上棘连线的垂直线	髂前上棘至髌骨中点连线	各 0°～ 45°
	内、外旋	仰卧，两小腿于床缘外下垂	髌骨下端	与地面垂直	与胫骨纵轴平行	各 0°～ 45°
膝	屈、伸	俯卧、侧卧或坐在椅子边缘	股骨外髁	与股骨纵轴平行	与胫骨纵轴平行	屈 0°～ 150° 伸 0°
踝	背屈、趾屈	仰卧，踝处于中立位	腓骨纵轴线与足外缘交叉处	与腓骨纵轴平行	与第五趾骨纵轴平行	背屈 0°～ 20° 跖屈 0°～ 45°
	内翻、外翻	俯卧，足位于床缘外	踝后方两髁中心	小腿后纵轴	轴心与足跟中心连线	内翻 0°～ 35° 外翻 0°～ 25°

（四）测量注意事项及禁忌证

1. 检查者应熟悉各关节解剖位和正常活动范围，熟练掌握测量技术，以取得较精确的结果。

2. 同一测试对象应由专人测量，严格操作程序，提高准确性。检查前对患者说明目的及方法，以取得患者的合作。

3. 患者应充分暴露受检部位，保持舒适的体位，测定时不得移动，防止邻近关节的替代动作。

4. 应同时检查主动和被动两种关节活动度。先测量关节主动活动范围，后测量关节被动活动范围；关节活动度有个体差异，评价应与健侧（对侧）相应关节做对比检查。

5. 使用通用量角器时，注意轴心、固定臂和移动臂的放置。关节活动时，要防止量角器轴心和固定臂的移动。不同器械、不同方法测得的关节活动度值有差异，不宜互相比较。

6. 避免在按摩、运动及其他治疗后立即进行关节活动度检查。

7. 在关节脱位或骨折未愈合，刚刚经历肌腱、韧带、肌肉手术后，疑有骨化性肌炎或异位骨化时禁忌进行关节活动度检查。

（五）测量结果的记录

1992 年美国骨科医师协会推荐应用中立位零度法记录关节活动度，即将关节的中立位设置为 0°，以此记录各个关节的各个方向的活动度数。记录 ROM 测量结果。

1. 记录测量日期、测量时的体位、关节（名称、左右）、主动关节活动度（AROM）和被动关节活动度（PROM）。如右肩关节外展 AROM/PROM：30° /50°。

2. 记录关节活动的起始位和运动所能达到的最大角度的终末位度数时，一般从 0°开始逐渐增加至 180°，如果起始位不是 0°，说明存在有某种受限的因素。记录关节运动结束时的角度即是运动受限的位置。

3. 记录结果以度（°）为单位。

4. 当被测量者的某关节出现非正常过伸情况时，可用“–”，即负号表示。如“膝关节 –20°”，表示膝关节 20°过度伸展。

5. 每一关节的关节活动度测量后，要及时记录，对于活动受限关节要做进一步分析。结合其他检查的结果，做出诊断。

6. 应对疼痛、肌紧张、肌萎缩、皮肤状况、有无外伤及其他影响关节活动的情况在评定表中予以记载说明。

第四节 感觉功能和疼痛评定

感觉是人脑对直接作用于感受器的客观事物的个别属性的反应。感觉分为躯体感觉与内脏感觉两大类，其中躯体感觉是康复评定中最重要的部分。躯体感觉由脊髓神经及某些脑神经的皮肤、肌肉分支所传导的浅层感觉和深部感觉，根据感受器对于刺激的反应或感受器所在的部位不同，躯体感觉又分为浅感觉、深感觉和复合感觉。

“疼痛”是一种令人不快的感觉和情绪上的主观感受，是骨伤科疾病的主要症状之一。疼痛与其他感觉一样，是由一定的（伤害性）刺激作用于外周感受器，然后转变成神经冲动循相应的感觉传入通路进入中枢神经系统，经脊髓、脑干、间脑到大脑边缘系统和大脑皮质，通过各级中枢整合后产生疼痛感觉和疼痛反应。

一、感觉功能评定

1. 感觉障碍的分类 感觉障碍依其病变性质可分为刺激性症状和抑制性症状两类。

（1）刺激性症状 感觉径路刺激性病变可引起感觉过敏（量变），也可引起感觉障碍，如感觉倒错、感觉过度、感觉异常及疼痛等（质变）。

1）感觉过敏 系感觉敏感度增高，神经兴奋阈值下降，轻微刺激引起强烈感觉，大多由于外界的刺激（如检查时的刺激）和病理过程的刺激相加所导致。如痛觉过敏即对痛的感受增强，一个轻微的痛刺激可引起较强的疼痛感。

2）感觉倒错 指对刺激的认识完全倒错，如非疼痛性刺激（如触觉）却诱发疼痛感觉，将冷觉刺激误为热觉刺激等。

3）感觉过度 一般发生在感觉障碍的基础上，感觉刺激阈增高，不立即产生疼痛（潜伏期可长达 30 秒），达到阈值时可产生一种定位不明确的强烈不适感，持续一段时间才消失（后作用），单点刺激往往感受为多点刺激，见于丘脑和周围神经损害。

4）感觉异常 是在无外界刺激情况下出现异常自发性感觉，如烧灼感、麻木感、肿胀感、沉重感、痒感、蚁行感、针刺感、电击感、束带感和冷感觉等，通常与神经分布的方向有关，也具有定位价值。

5）感觉错位 指刺激一侧肢体时，产生对侧肢体相应部位刺激感受，本侧刺激部位无感觉，常见于右侧壳核及颈髓前外侧索损害，为该侧脊髓丘脑束未交叉到对侧所致。

6）疼痛　是一种不愉快的感觉和对实际或潜在的组织损伤刺激所引起的情绪反应。没有外界刺激而感到疼痛者，称为自发性疼痛。由于疼痛为骨伤科疾病的主要症状之一，后面有专门内容对疼痛进行评定。

（2）抑制性症状　抑制性症状指感觉通路受破坏时出现的感觉减退或缺失。

1）感觉缺失　是患者在意识清楚情况下对刺激不能感知。根据感受器种类的不同又分为痛觉丧失、触觉丧失、温度觉丧失和深感觉丧失等。同一部位各种感觉均缺失称为完全性感觉缺失；同一个部位仅某种感觉缺失而其他感觉保存称为分离性感觉障碍。

2）感觉减退　是神经兴奋阈值高，对较强刺激才能感知，感受到刺激的性质不变。

2. 感觉障碍的分型　根据病变部位的不同可分为周围神经型感觉障碍、脊髓型感觉障碍、脑干型感觉障碍、丘脑型感觉障碍、内囊型感觉障碍、皮质型感觉障碍。其中与骨伤科疾病关系最大的为前两种类型，在本节做详细介绍。后四种类型见于颅脑神经系统疾病中，可参考相关书籍，本节不做介绍。

（1）周围神经型感觉障碍　可表现某一周围神经支配区感觉障碍，如尺神经损伤累及前臂尺侧及 4、5 指；如一肢体多数周围神经各种感觉障碍，为神经干或神经丛损伤。

1）末梢型　为周围神经末梢受损害所致，出现对称性四肢远端的各种感觉障碍，越向远端越重，呈手套、袜筒型，伴相应区运动及自主神经功能障碍，见于多发性神经病。

2）神经干型　周围神经某一神经干受损害时，其支配区的各种感觉呈条、块状障碍，常见的有臀上皮神经炎、股外侧皮神经炎、腓骨颈骨折引起的腓总神经损伤、肱骨中段骨折引起的桡神经损害。

3）后根型　某一脊神经后根或后根神经节受损时，在其支配的节段范围皮肤出现带状分布的各种感觉减退或消失，并常伴有放射性疼痛，即神经根痛。如颈椎间盘突出或腰椎间盘突出所致的神经根受压，髓外肿瘤压迫脊神经根等。

（2）脊髓型感觉障碍　脊髓不同部位及不同程度的损害可产生不同的感觉障碍。

1）脊髓横贯性损害　因损害了上升的脊髓丘脑束和后索，产生受损节段平面以下的各种感觉缺失或减退。如横贯性脊髓外伤、急性脊髓炎、脊髓压迫症后期。

2）脊髓半切综合征　脊髓半侧损害时，受损平面以下同侧深感觉障碍，对侧痛、温度度障碍，如髓外肿瘤早期、脊髓外伤。

3）后侧型　后角损害时可出现分离感觉障碍，即节段性分布的痛觉、温度觉障碍，深感觉和触觉存在，如脊髓空洞症。

3. 评定目的　通过感觉检查，可以了解感觉缺失的程度，评估感觉恢复的情况，辅助临床诊断以确定损伤平面和功能受限程度，为制定康复治疗方案提供客观依据和方向。在康复治疗过程中，通过检查感觉恢复情况，决定开始感觉再教育的时间及在作业活动中是否需要给予预防受伤训练。

4. 评定的适应证与禁忌证

（1）适应证　中枢神经系统病变：如脑血管病变、脊髓损伤或病变；周围神经病变：如臂丛神经麻痹、坐骨神经损害等；外伤：如切割伤、撕裂伤、烧伤等；缺血或营养代谢障碍：糖尿病、雷诺现象（雷诺病）、多发性神经炎等。

（2）禁忌证　意识丧失者。

NOTE

二、疼痛评定

1. 疼痛的分类 对于疼痛的分类，目前尚无统一的标准。目前最为常用的分类方法如下。

（1）根据性质 刺痛、灼痛、酸痛、放射痛（指患者除感受患病部位的局部疼痛外还可出现远离病变部位体表或深部组织的疼痛）、牵涉痛（指某些内脏疼痛往往会引起远隔的体表部位感觉疼痛或痛觉过敏的现象）。

（2）根据部位 躯体性疼痛、内脏性疼痛。

（3）根据持续时间 短暂性疼痛、急性疼痛、慢性疼痛、亚急性疼痛、再发性急性疼痛。

（4）根据程度 微痛、轻痛、甚痛、剧痛。

（5）根据病因 生理性疼痛、病理性疼痛（灼性神经痛、幻肢痛、残肢痛、痛性麻木等）。

2. 评定目的 疼痛的评定目的是指在疼痛治疗前及治疗过程中利用一定的方法测定和评价患者的疼痛强度及性质等。目的主要是准确判断疼痛的部位、强度、特性、发展过程，明确疼痛的病因；确定疼痛对运动功能、日常生活能力的影响；为选择正确的治疗方法提供依据，疼痛的半定量评定有助于反映疼痛的变化情况，判断治疗效果和变化特点。

3. 评定方法

（1）强度量表法 强度量表法是目前临床使用最多的一类疼痛强度评价方法。包括视觉模拟量表（VAS）、语言评价量表（VRS）、数字评价量表（NRS）等。这些方法设计简单且较为实用，各种评价结果具有较高的相关性。但其缺陷在于，只有单一反映疼痛的强度，不能体现疼痛的性质和对人体的影响等，例如强度相等的牙痛与腹痛、头痛是完全不一样的。所以，单用强度对疼痛的评价，并不完善。

1）视觉模拟量表（visual analog scales，VAS） 是在白纸上画一条粗直线，通常为10cm，在线的两端分别附注文字，一端为“无痛”，另一端为“剧痛”。患者根据自己所感受的疼痛程度，在直线上某一点作一记号，以表示疼痛的强度及心理上的冲击，从起点至记号处的距离长度就是疼痛的量。VAS是一种简单、有效、疼痛强度最低限度参与的测量方法；对能改变疼痛过程中的药理学和非药理学的处置敏感，与疼痛测量的词语和数字定量的高度相关。VAS的主要优点是它的比率衡量性质，使它更适合于准确表达从多个时间点或从多个独立的个体样本获得的VAS测量间的百分率差异；缺点是它假设疼痛是一种单一方面的“强度”经历，而忽视了直观过程中的形式、颜色、质地和其他许多方面。国内临床上通常采用中华医学会监制的VAS卡，在卡中心刻有数字的10cm长线上有可滑动的游标，两点分别表示“无痛（0）”和“想象中最剧烈的疼痛（10）”。患者面对无刻度的一面，记录游标所示刻度（疼痛程度）。VAS具有敏感度高、结果可靠和使用方便的特点。

2）口述分级评分法（verbal rating scale，VRS） 口述分级评分法又称言语评定量表，是由一系列用于描述疼痛的形容词组成，这些形容词以疼痛从最轻到最强的顺序排列，最轻程度的描述常被评估为0分，以后每级加1分，因此每个形容疼痛的形容词都有相应的评分，用于评定疼痛的强度。VRS包括4级评分（无痛、轻微痛、中等疼痛、剧烈痛）、5级评分（无痛、轻微痛、中度痛、重度痛、极重度痛）、6级评分（无痛、轻微痛、中度痛、重度痛、极度疼痛、难以忍受痛）等。

NOTE

3）数字评价量表（numeric rating scales，NRS） NRS是临床上更为简单的评分法。NRS将疼痛程度用0～10这11个数字表示。0表示无痛，10表示最痛。其疼痛分为4级，0为无痛；1～3为轻度疼痛；4～6为中度疼痛；7～10为重度疼痛。初试者根据个人疼痛感受在其中某一数字标记。这种简易方法易于被患者理解，并且可以用口述或者书写的方式表示。VAS与NRS相关性较好，但多数学者认为VAS比NRS敏感性更高且效果更可靠。

（2）疼痛问卷调查表法

1）McGill疼痛问卷（McGill pain questionnaire，MPQ） MPQ是由Melzack和Torgerson在1971年提出的评定疼痛的方法，包括4类20组疼痛描述词，从感觉、情感、评价和其他相关类四个方面及现时疼痛强度进行较全面的评定。MPQ评分包括：①疼痛评定指数（pain rating index，PRI）：根据被测者所选出的词在组中的位置可以得出一个数值（序号数），所有这些选出的数值之和即是疼痛评定指数（PRI）。PRI可以求出四类的综合，也可以分数计算。②选出词的总数（number of words chosen，NWC）。③现实疼痛程度（PPI）：用6分NRS评定当时患者全身总的疼痛强度。已被证实是一种可靠的、有效的、有一致性测量手段，被广泛用于临床。由于MPQ包含内容多，检测时间长，较繁琐。

2）简化McGill疼痛问卷表（SF-MPQ） Melzack又提出内容简捷、效率高的简式McGill疼痛问卷（表2-7），SF-MPQ仅由11个感觉类和4个情感类对疼痛的描述词，以及PPI和VAS组成，所有描述词均用0～3表示“无痛”“轻度痛”“中度痛”“重度痛”。由此分类求出PPI或总的PPI。PPI仍用6分法评定。SF-MPQ适用于检测时间有限而同时又要获得其他疼痛强度信息如VAS评分结果时。同典型的NPQ一样，SF-MPQ同样也是一种敏感、可靠的疼痛评价方法，其评价结果与MPQ具有很高的相关性。SF-MPQ也能对不同的疼痛综合征进行分辨鉴别。

表2-7　简式的McGill疼痛问卷表

疼痛分级指数的评定（PRI）				
疼痛性质	疼痛程度			
（1）感觉项	无	轻	中	重
跳痛	0	1	2	3
刺痛	0	1	2	3
刀割痛	0	1	2	3
锐痛	0	1	2	3
痉挛牵扯痛	0	1	2	3
绞痛	0	1	2	3
热灼痛	0	1	2	3
持续固定痛	0	1	2	3
胀痛	0	1	2	3
触痛	0	1	2	3
撕裂痛	0	1	2	3

续表

疼痛性质	疼痛程度			
（2）情感项	无	轻	中	重
软弱无力	0	1	2	3
厌烦	0	1	2	3
害怕	0	1	2	3
受罪、惩罚感	0	1	2	3
感觉项总分　情感项总分				

注：
a. 视觉模拟定级（visual analogous scale，VAS）评定法
无痛（0mm）～剧痛（100mm）。
b. 现有疼痛度（present pain intensity，PPI）评定
0 代表无痛；1 代表轻度不适；2 代表不适；3 代表难受；4 代表可怕的痛；5 代表极为痛苦。

3）简明疼痛问卷表（brief pain questionnaire，BPQ）　BPQ 是一种快速多维的测痛与评价方法，它是将感觉、情感和评价 3 个因素分别量化。此表包括对疼痛的病因、疼痛的性质、对生活的影响、疼痛部位等描述词，以及上述 NRS（0 ～ 10 级）描述疼痛程度。

4. 疼痛的综合评估注意事项

认知功能明显障碍的患者不适合进行疼痛评定，不应采用可能导致患者疼痛加重的评定方法进行评定。对疼痛综合评估应包括病因、诱发因素、疼痛的部位、疼痛的性质、疼痛持续时间、伴随症状、精神状态、心理及社会因素等。临床中有许多疼痛评定方法，不同的评定方法各有侧重，并且与特定的治疗有着密切的联系。因此，在使用时需要比较各种评定方法的异同和优劣，没有一种工具能够适用于所有患者，也没有一种评定的方法能包罗万象，这就要求在选择评定方法时应遵循一定的原则，疼痛评估分析质量取决于数据的准确性和完整性的可信度。

第五节　步态分析

一、概述

步态（gait）是人类步行的行为特征，是牵涉到身体众多关节和肌群的一种协调、对称、均匀、稳定而复杂的周期性运动。步态分析（gait analysis，GA）是在康复治疗过程中，通过对人体步行功能进行客观的、定性和（或）定量的评定分析，以揭示步态异常的关键环节和影响因素。步态分析主要用来评定患者是否存在异常步态及步态异常的性质和程度，为分析异常步态的原因和矫正异常步态、制定康复治疗方案提供必要的依据，并可以用于评定步态矫治的效果。临床上主要应用于因患神经系统或骨骼肌肉系统疾病而影响到行走能力的患者。

NOTE

二、评定目的

分析神经系统及肌肉骨骼系统疾病的患者是否存在异常步态，分析异常步态中缺少的正常步态应该具备的因素，并指导患者进行步行功能训练，分析参与步行功能的主要肌肉是否发挥正常的生理功能，通过分析确定是否需要矫形器。根据步态的检查结果，评价步行障碍的程度，分析步态异常的原因，易于判断预后，为制定康复治疗目标和计划及评价康复治疗效果提供科学依据。

三、评定方法

（一）正常步态

正常步态是在身体没有疾病及异常心理因素影响情况下的步行状态，需要有合理的步长、步幅、步宽、步频、步速，上身姿势稳定，能量消耗最佳或最省力的步行姿态。

1 步行周期　行走时，从一侧足跟着地起到该侧足跟再次着地为止所用的时间，称为一个步行周期，通常用时间单位“s”表示。在一个步行周期中，每一侧下肢都要经历一个与地面接触并负重的支撑期和离地向前迈步的摆动期。

（1）*支撑期*　是指足接触地面和承受重力的时相，约占整个步行周期的 60%，包括早期、中期和末期。

1）早期　指支撑期的开始阶段，包括足的首次触地和承重反应。正常步速时占步行周期的 10% ～ 12%。

2）中期　指支撑期的中间阶段，此时支撑足全部着地，对侧足处于摆动相，是单足支撑全部重力的时相。正常步速时占步行周期的 38% ～ 40%。

3）末期　指下肢主动加速蹬离的时间，开始于足跟抬起，结束于足离地。正常步速时占步行周期的 10% ～ 12%。

（2）*摆动期*　是指下肢腾空向前摆动的时相，约占整个步行周期的 40%。包括早期、中期和末期。

1）早期　指足离开地面早期的活动，主要的动作为足廓清和屈髋带动屈膝，加速肢体向前摆动，占步行周期的 13% ～ 15%。

2）中期　指足在迈步中期的活动，主要的动作仍然是足廓清，约占步行周期的 10%。

3）末期　指足迈步即将结束，下肢向前摆动减速，足准备着地的姿势，约占步行周期的 15%。

步行周期分期有两种划分方法（表 2-8），即传统分期与美国加利福尼亚州医学中心提出的 RLA 分期。

NOTE

表 2–8 步行周期的传统分期与 RLA 分期

传统分期	RLA 分期
足跟着地（hell srtike，HS）	初始接触（initial contacl，IC）
足平放（foot flat，FF）	承重反应（load response，LR）
站立中期（midstance，MST）	站立中期（midstance，MST）
跟离地（hell off，HO）	站立末期（teminal stance，TST）
趾离地（toe off，TO）	迈步前期（preswing，PSW）
加速期（acceleration，ACC）	迈步初期（initial swing，ISW）
迈步中期（midswing，MSW）	迈步中期（midswing，MSW）
减速期（deceleration，DEC）	迈步末期（terminal swing，TSW）

2. 正常步态基本参数

（1）步长　又称步幅，指行走时左右足跟（或足尖）先后着地时两点之间的距离。正常人为 50 ～ 80cm。步长受身高的影响，身材愈高，步长愈大。

（2）跨步长　又称跨距，指行走时同侧足跟（或足尖）先后两次着地时两点之间的距离。正常为步长的两倍，为 100 ～ 160cm。

（3）步宽　在行走中左、右两足间的横向距离，通常以足跟中点为测量参考点。正常人为 5 ～ 11cm。

（4）足角　指足的长轴和纵线形成的夹角。正常值 6.75°左右。

（5）步频　又称步调，指单位时间内行走的步数（步数 / 分）。正常值 95 ～ 125 步 / 分。

（6）步速　即步行速度，指单位时间内行走的距离（m/min）。步行速度 = 距离 / 所需时间（m/s），正常值为 65 ～ 100m/min。

（二）步态分析的方法

1. 目测分析法　由医务人员通过目测，观察患者行走的过程。进行检查时，首先嘱患者尽可能少穿衣服，以自然、习惯的姿势和速度步行来回数次，检查者从前方、后方和侧方反复观察患者的步行状态，要注意运动的对称性、协调性、步幅大小、速度、重心的转换和上下肢的摆动等，同时观察患者头与肩的位置，骨盆的运动，髋、膝、踝关节的稳定等。其次嘱患者进行快速和慢速的步行，快速步行可使肌痉挛引起的异常步态表现得更为明显，慢速步行可使关节不稳、平衡失调及因疼痛而引起的异常步态表现得更为明显。再嘱患者进行上下坡或上下楼梯、上下台阶、绕过障碍物的步行、拐弯、转身、立停、坐下、站起及缓慢踏步等动作。然后根据所得印象或逐项评定的结果，做出步态分析的结论。

2. 定量分析法　本方法借助器械或专用设备来观察步态，得出可记录的计量资料进行分析。器械和设备既可以用卷尺、秒表、量角器等简单的测量工具及能留下足印的相应物品，也可以用肌电图、录像、高速摄影、电子量角器及测力台等复杂的设备。

（三）异常步态

1. 原因　造成步态异常的原因有很多，其中包括肌肉软弱无力、关节活动受限、活动或负重时疼痛、协调运动异常、感觉障碍及截肢后等。

2. 常见的异常步态

（1）短腿步态　患肢缩短达 2.5 ～ 3.75cm 或以上者，在患腿支撑期可见同侧骨盆下沉而导致肩部下降，对侧腿摆动时，髋膝关节过度屈曲，踝关节过度背屈，故又称为斜肩步。若缩短超过 3.75cm，患者常用踮足行走进行代偿。

（2）减痛步态　如患肢负重时有疼痛，患者为减少患肢的负重疼痛常缩短患肢支撑期，使得对侧下肢的摆动加速，步长缩短，导致左、右不对称，故又称为短促步。

（3）关节挛缩步态　下肢关节活动度缩小至一定程度时引起步态的改变，关节在畸形位挛缩时改变更为显著。

1）髋关节挛缩　髋关节屈曲挛缩者，常有代偿性的腰椎过伸及对侧步幅缩短。

2）膝关节挛缩　膝关节屈曲挛缩 30°以上时，可表现出短腿步态；膝伸直挛缩时，患者常在患肢摆动期通过下肢的外展或同侧骨盆的上提，以避免足部拖地。

3）踝关节挛缩　踝关节跖屈挛缩时，表现出马蹄足，致使足跟不能着地，患者在摆动期通过髋及膝的过度屈曲来代替踝背屈障碍，状如跨过门槛，故又称为跨槛步。

（4）肌肉无力步态　部分肌肉的选择性软弱可引起典型的异常步态。

1）胫前肌步态　因胫前肌无力致足下垂，表现为摆动期髋及膝屈曲度代偿性增大，形成跨槛步；轻度胫前肌无力时，足跟着地时不能控制足掌下落的速度，致使足掌拍地有声。

2）小腿三头肌步态　小腿三头肌软弱时，患肢足后蹬无力，身体向前推进困难，致使对侧步幅缩短，足跟离地时间延迟，支撑后期患侧髋下垂。

3）股四头肌步态　股四头肌无力时，支撑期不能保持稳定伸膝，致使患者常俯身用手压住大腿，以维持膝的被动伸直，故称为扶膝步态。

4）臀大肌步态　臀大肌（伸髋肌）无力时，患者常在支撑期用力后仰躯干，使得上体的重力线在髋关节后方通过，以维持被动伸髋，表现出仰胸挺腰腹的步态。

5）臀中肌步态　臀中、小肌（髋外展肌）无力时，支撑期不能维持髋关节的侧向稳定，患肢的躯干常弯向患侧，以维持髋关节的侧向稳定。如两侧臀中、小肌均受损，步行时上身大幅度左右摇摆，呈典型的鸭步。

（5）肌痉挛步态　上运动神经元的损害可使肌张力增高，常引起明显的步态变化，常见的变化如下。

1）偏瘫步态　多见于一侧肢体正常，而另一侧肢体因瘫痪而表现出异常步态。患者步行时，患侧下肢出现骨盆上提，髋关节外展、外旋，膝伸直，患足下垂、内翻，患肢经外侧划弧向前迈步的姿态，又称为划圈步态。与此同时，上体常弯向患侧，患侧肩下垂、内收，上肢及手掌屈曲，停止摆动。

2）剪刀步态　多见于脑瘫或高位截瘫患者。因髋内收肌痉挛，患者步行时下肢向前内侧迈出，两膝内侧互相摩擦，足尖着地，表现为交叉步或踮足剪刀步。

（6）其他中枢神经系统损害所致异常步态

1）共济失调步态　见于小脑或前庭功能损害时。患者两足间距增大，步幅、步速不规则，全身运动不协调，不能走直线，常呈曲线或折线行进，摇摆不稳，状如醉酒，故又称为酩酊步态。

2）帕金森步态　见于帕金森病或其他基底核病变时。患者步行启动困难，行走时双上肢僵

NOTE

硬，缺乏伴随运动，躯干前倾，髋膝关节轻度屈曲，踝关节于摆动期时无跖屈，步态短而急促，可有阵发性加速，不能随意立停或转向，故又称为前冲步态或慌张步态。

第六节 平衡与协调能力评定

一、概述

人体正常运动时，身体需要有良好的平衡和协调功能。平衡（balance）是指人体所处的一种姿势状态，以及不论处于何种位置，或是运动或受到外力作用时，能够自动地调整并维持身体所需姿势的能力，是人体保持姿势、完成步行等日常生活动作的基本保证。平衡分为静态平衡和动态平衡两大类。静态平衡又称为一级平衡，指人体处于并能够维持某种特定的姿势、保持其稳定状态的能力，需要肌肉的等长收缩，如坐、站等姿势保持稳定状态。动态平衡包括：①自我动态平衡：又称为二级平衡，指人体在进行各种自主姿势转换运动时，能够重新获得稳定状态的能力，需要肌肉的等张收缩，如由坐到站或由站到坐等各种姿势转换运动。②他人动态平衡：又称为三级平衡，是指人体在推拉等外力干扰的作用下，能够调整姿势并恢复稳定状态的能力，需要肌肉的等张收缩。协调（coordination）也称共济，是指人体产生平滑、准确、有控制的运动能力。包括按照一定的方向和节奏，采用适当的力量和速度，达到准确的目标等几个方面。中枢神经系统参与协调控制的部位主要有小脑、基底节、脊髓后索，平衡与协调功能密切相关，共同维持人体正常的活动。

二、评定目的

明确患者是否存在平衡与协调功能障碍，有无跌倒风险。确定平衡与协调功能障碍的原因、程度及类型，为指导临床康复治疗方案的制定提供依据，以及对康复治疗的效果进行评估，动态地观察平衡与协调功能障碍的发展变化、趋势、预后和结局。

三、评定方法

（一）平衡评定

1. 人体平衡维持机制 为了保持平衡，人体重心（center of gravity，COG）必须垂直落于支撑面的上方或范围内。支撑面（base of support）是指人体在各种体位下（卧、坐、站立、行走）所依靠的接触面。支撑面的大小和质地均影响身体的平衡。当身体的重心落在支撑面内时，人体就保持平衡；反之，当身体的重心落在支撑面外时，人体就失去平衡。一般认为，人体平衡的维持需要三个环节的参与：感觉输入、中枢整合、运动控制。

（1）*感觉输入* 包括视觉、躯体感觉及前庭觉的信息输入，适当的感觉输入对平衡的维持与调节具有前馈（feedforward）和反馈（feedback）的作用。

1）躯体感觉 与平衡有关的躯体感觉包括皮肤感觉（触、压觉）和本体感觉。在维持身体平衡和姿势的过程中，与支撑面相接触的皮肤的触觉、压觉感受器向大脑皮质传递有关体重分

NOTE

布情况和身体重心位置的信息；分布于肌肉、关节及肌腱等处的本体感受器则收集随支撑面变化（如面积、硬度、稳定性及表面平整度等）而出现的有关身体各部位的空间定位和运动方向变化的信息，经深感觉传导通路向上传递。正常人站立在固定的支撑面上时，足底皮肤的触觉、压觉和踝关节的本体感觉输入起主导作用，此时身体的姿势控制主要依赖于躯体感觉系统。当足底皮肤和下肢本体感觉输入完全消失时（如外周神经病变），人体失去了感受支撑面情况的能力，姿势的稳定性会立刻受到影响，需要其他感觉特别是视觉系统的输入。如果此时闭目站立，由于同时失去了躯体和视觉的感觉输入，身体出现倾斜、摇晃，并且容易摔倒。

2）视觉系统　通过视觉输入，平衡反应中所需要的身体与环境的时空信息得以向中枢传入。当躯体感觉受到干扰或破坏时，身体直立的平衡状态主要依靠视觉系统。视觉系统通过颈部肌肉的收缩使头部保持向上的直立位置和保持水平视线来使身体保持或恢复到原来的直立位置，从而获得新的平衡。如果除去或阻断视觉输入，如闭眼或戴眼罩，姿势的稳定性将较睁眼站立时显著下降。

3）前庭感觉　前庭中存在 5 个感受器，包括 3 个半规管感知人体角加速度运动的信息和椭圆囊、球囊（耳石器）感知瞬时直线加速运动及与直线重力加速相关的头部位置改变的信息。通过这 5 个传感器的前庭觉输入，大脑可以随时感知头部的位置及其运动，使身体各部随头部做适当的调整，从而保持身体的平衡。通常在躯体感觉和视觉系统正常的情况下，前庭觉输入在控制人体重心位置上的作用较小。只有当前二者输入异常时，前庭觉输入才在维持平衡中变得至关重要。

（2）*中枢整合*　是上述 3 种感觉信息在脊髓、脑干、小脑、大脑皮质等多级平衡觉神经中枢进行加工整合，并形成产生运动方案的过程。

（3）*运动控制*　中枢神经系统在对各种感觉信息进行分析整合后，下达运动指令，运动系统通过不同的协调运动模式控制姿势的变化，即骨骼肌系统能产生适宜的运动，使人体保持身体某些部位稳定的同时，有选择性地运动身体的其他部位，调整重心，建立新的平衡，完成大脑所制订的运动方案。

2. 平衡评定方法　评定的具体方法包括主观评定和客观评定两个方面。主观评定以观察和量表为主，客观评定以设备如平衡测试仪进行评定为主。

（1）*观察法*　主要是观察伤病残者能否保持坐位和站立位的平衡，以及活动状态下的平衡。观察法虽缺乏量化，但由于其操作简便，临床对平衡障碍患者筛选仍然应用。如坐位静止状态时，观察其在睁眼、闭眼的情况下能否保持身体的平衡；站立闭目直立检查（被检查者双足并拢直立），观察其在睁眼、闭眼的情况下身体摇摆的情况；单腿直立检查（被检查者单腿站立），观察其睁眼、闭眼的情况下维持身体平衡的时间长短等。

（2）*量表法*　即功能性评定，属主观评定，不需专门设备，评分简单，操作方便，临床仍普遍使用。信度和效度较好的量表主要为 Berg 平衡量表（berg balance scale），它既可以评定受试者静态和动态的平衡能力，也可以预测受试者正常情况下摔倒的可能性。Berg 平衡量表测试包括从坐到站、独立站立、独立走、从站到坐等 14 个项目，需要 20 分钟完成，满分 56 分，低于 40 分提示有摔倒的危险性。

（3）*平衡测试仪*　是近年来发展较快的定量评定平衡能力的一种测试方法。平衡测试仪包括静态平衡测试和动态平衡测试。主要由压力传感器、计算机及专用软件构成。平衡测试仪能精确地测量人体的重心位置、移动的面积和形态，评定平衡功能障碍或病变的部位及程度，不仅可以定量评定平衡功能，还可以明确平衡功能损害的程度与类型，有助于制定治疗和康复措施，评价治疗和康复效果。此外，平衡测试仪本身也可以用作平衡训练，因此，临床应用范围较为广泛。

（二）协调评定

1. 协调功能障碍　又称共济失调。根据中枢神经系统中不同的病变部位分为小脑性共济失调、基底节共济失调和脊髓后索共济失调三种。

2. 协调评定方法

（1）协调评定内容　①运动是否直接、精确、容易反向做。②完成动作的时间是否正常。③增加的速度是否影响运动质量。④闭眼时是否影响活动的质量。⑤进行活动时有无身体无关的运动。⑥是否有身体近侧、远侧或一侧更多地参与活动。⑦患者是否很快感到疲劳。

（2）临床常用评定方法　①指鼻试验：嘱被测试者肩关节外展90°，肘伸展，然后用自己的示指指自己的鼻尖。②指－指试验：检查者与被测试者相对而坐，检查者将示指举在被测试者面前，嘱其用示指接触检查者的示指。检查者可通过改变示指的位置，来判定被测试者对方向、距离改变时的应变能力。③对指试验：嘱被测试者用拇指尖依次触及该手其他各指的指尖，可逐渐加快速度。④轮替试验：嘱被测试者双手张开，一手掌朝上，一手掌朝下，交替翻转，也可一侧手在对侧手背上交替翻转。⑤跟－膝－胫试验：嘱被测试者仰卧位，抬起一侧下肢，先将足跟放置于对侧下肢的膝部，再沿胫骨向下滑动。

（3）其他评定方法　①示指对指试验：嘱被测试者先将双肩外展90°，伸肘，再向中线靠拢，双手示指相对。②交替指鼻和手指试验：嘱被测试者用示指交替指鼻尖和检查者的手指尖。检查者可通过变换位置来测试其对变换距离和方向的应变能力。③握拳试验：嘱被测试者交替地用力握拳和伸开，可逐渐加快速度。④旋转试验：嘱被测试者上肢紧靠躯干，屈肘90°，前臂交替旋前、旋后，可逐渐加快速度。⑤拍膝试验：嘱被测试者一侧用手掌，对侧握拳拍膝。⑥拍地试验：嘱被测试者坐位，用足掌在地板上拍打，膝不能抬起，足跟不能离开地面，可双足同时或依次测试。

（4）功能分级及评分　①正常（5分）：能准确顺利完成活动。②轻度障碍（4分）：能完成活动，但较正常的速度及技巧稍有差异。③中度障碍（3分）：能完成活动，但动作缓慢、笨拙、明显不稳定。④重度残障碍（2分）：仅能启动活动，但不能完成。⑤不能活动（1分）。各试验分别评分并记录。

第七节　骨折愈合评定

当肌肉骨骼所承受的应力超过其内在稳定性时候常会导致肌肉骨骼损伤，引起肌肉、骨骼、肌腱、韧带、软骨损伤或者多种组织结构的复合伤。由于损伤程度、解剖部位、患者的生理功能及治疗方式的不同，损伤后修复机制也是各有特点。对于损伤后的康复评定和康复治疗都是基于不同的修复特点而制定的。

一、骨的愈合生物学原理

骨折愈合是一个复杂而又连续的过程，这一过程受多种因素的调控。如物理机械因素、化学因素、生物因素等。其中生物因素（免疫因素、细胞外基质蛋白等）对骨折影响较大也最复杂。

骨折愈合过程分为一期骨折愈合及二期骨折愈合：①骨折后，骨折断端若对位对线良好，无明显移位，骨折愈合过程中无骨痂形成，这一过程为一期骨折愈合。②骨折愈合过程中，若骨折断端存在微小活动度，此时愈合过程为二期骨折愈合，该愈合方式为最常见的骨折愈合类型。二期骨折愈合过程中，软骨内成骨为主要骨缺损修复方式，在骨折断端的两侧，同时可见少量的膜内成骨。修复过程包括四个阶段：炎症期、软骨痂期、硬骨痂期和骨痂重塑期（表 2–9）。骨折愈合中的三期病机及中医辨证特点见表 2–10。

表 2–9　骨愈合各阶段临床特点和病理机制

阶段	临床特点	病理机制
炎症期	骨折发生后可引起迅速的炎症反应，通常发生在骨折后 1 ～ 7 天	最初始血肿形成，炎性物质从破裂的血管中漏出。骨断端有坏死细胞出现，出现血管扩张、血流量增加、炎性细胞浸润。同时血肿和血纤维蛋白凝块填充缺损区域。破骨细胞在此期间主要清除吞噬坏死细胞
软骨痂期	随着愈合进行，疼痛和肿胀减轻，软骨痂形成；这一期大概发生在骨折后 2 ～ 3 周	骨膜的生发层中的干细胞在刺激后向成骨细胞分化。成骨细胞在骨外膜形成一个套袖状的编织骨，毛细血管进入骨痂维持血液供给和提供营养。在靠近断端，间充质干细胞增生扩散分化成纤维组织和软骨组织，最终取代血肿
硬骨痂期	当骨折断端有软骨痂形成时，硬骨痂开始出现。一直持续到新生骨坚强愈合为止	骨折间隙的软组织慢慢开始软骨骨化，骨痂逐渐转变为坚硬的钙化组织。硬骨痂形成是由外周开始向骨折和骨折中心进展的，通过软骨内骨化，骨折间隙内的软组织由编织骨所取代，并最终和原来的骨皮质连在一起
骨痂重塑期	这一过程一般持续数月甚至数年	在应力的情况下遵循 Wolff 定律，编织骨通过表面侵蚀和骨单位重建慢慢转变为板层骨和骨小梁

表 2–10　骨折愈合中的三期病机及中医辨证特点

时间	早期	中期	后期
病机	发生骨折时，轻则震荡经脉，使经气逆乱，气结不散；重则损伤血脉，恶血留滞，壅塞脉道，气血不得畅流	肿胀逐步减轻或消退，筋骨断裂处初步连接，疼痛明显减轻，体温正常。损伤引起的气滞血瘀逐步消退，但筋骨酸软，时作痛，瘀血尚未化尽，脉道还未畅通，气血仍欠旺盛	瘀血去除，筋骨续接，已近愈合，但筋骨尚未坚强，并常有气血虚弱，筋肉萎缩，肢体乏力，关节僵凝
辨证	气滞血瘀证 局部肿胀明显，压痛，患肢外旋及短缩畸形，纵轴叩击痛，肢体活动受限，局部散在瘀斑。舌质紫暗或有瘀斑，苔黄，脉弦数或弦涩 瘀血内停证 肢体损伤，瘀血内蓄，气结不散，腹中满痛，痛有定处，大便不通。舌质紫暗或有瘀斑，脉弦涩	气虚血瘀证 肿胀较前消退，压痛及叩击痛减轻，局部仍可见散在瘀斑，肢软无力，功能丧失未恢复，动则有隐痛不适，肌肉瘦削，手足麻木不仁。舌暗淡或有瘀点，苔薄白，脉细涩	肝肾亏虚证 疼痛已消，关节屈伸不利，大肉渐脱，腰膝酸软，或伴眩晕耳鸣，舌咽干燥，遗精或遗尿，或妇女月经不调。舌红少苔，脉细缓 气血亏虚证 肢体颤动，痿软无力，面色皖白，表情淡漠，神疲乏力，动则气短，或伴心悸健忘，纳呆。舌苔薄白滑，脉沉濡或沉细弱

NOTE

二、骨折愈合的标准

1. 骨折的临床愈合标准 ①局部无压痛及纵向叩击痛。②局部无反常活动。③X线片显示骨折线模糊并且有连续骨痂形成。④去除外固定后，上肢能够向前平举1公斤重物达1分钟，或者下肢能够不拄拐在平地连续步行3分钟。⑤连续观察两周骨折处没有变形，达到综上标准说明骨折愈合良好。

2. 骨折的骨性愈合标准 ①具备临床愈合标准的条件。②X线片显示骨小梁通过骨折线。

3. 血供对于骨愈合的影响 骨痂的血供至关重要，关系到骨折的愈合。一旦缺乏充足的血液供给，骨痂生长的形态不能保证。骨折周围血管造影的研究表明骨痂大部分血供是周围软组织所提供的，这也是不能过度剥离软组织的原因之一。骨折部位的血供主要受以下因素影响：创伤机制、早期处理、低血容量和低氧血症纠正、手术入路和内固定物。

复习思考题

1. 骨伤疾病四诊评定的内容是什么？
2. 四诊评定和临床检查的区别是什么？
3. 肌张力评定的意义及影响因素有哪些？
4. 简述肌力检查的注意事项。
5. 关节活动度异常常见原因有哪些？
6. 如何进行疼痛评定？
7. 步态分析的意义是什么？
8. 平衡的评定方法包括哪些？
9. 影响骨折愈合的因素有哪些？
10. 试述骨痂形成期的病理特点及中医辨证要点。

NOTE

第三章　骨伤疾病的康复治疗方法

第一节　手法治疗

手法是指医者用手施行各种术式，直接作用于患者体表的特定部位，以进行诊断和治疗疾病的一种操作。手法是骨伤科四大治疗手段之一，在骨伤科疾病的诊疗中占有重要地位。

一、分类

根据骨伤科疾病的发展阶段及手法的治疗作用，手法可以分为以下三类。

1. 正骨手法　正骨手法是用来治疗骨折及脱位的手法。具体又可分为触摸、拔伸、旋转、屈伸、提按、端挤、摇摆、触碰、分骨、折顶、回旋、蹬顶及杠杆等具体手法。其主要作用是整复移位，使骨与关节恢复或接近正常位置。可详见《中医正骨学》。

2. 理筋手法　理筋手法俗称按摩推拿疗法，主要用于筋伤疾病的治疗及放松保健。归纳起来可以分为推揉、摩擦、拿、按、叩击、振动及摇动六大类。可详见《中医筋伤学》。

（1）推揉类　包括推法、揉法、㨰法。

（2）摩擦类　包括摩法、擦法、抹法。

（3）拿按类　包括拿法、捏法、按法。

（4）叩击类　包括拍捶法、击法。

（5）振动类　包括振法、搓法。

（6）摇动类　包括摇法、抖法、屈伸法、引伸法。

3. 关节松动手法（关节松动术）　关节松动手法又称为关节松动术，是治疗关节功能障碍，如僵硬、可逆的关节活动范围受限及关节疼痛的一种治疗技术。

（1）基本原理　是利用关节的生理运动和附属运动作为治疗手段，在关节活动允许范围内完成操作。

1）关节的生理运动　是指关节在自身生理允许范围内的运动，通常为主动运动。关节的生理运动范围体现关节特性和运动功能。用生理运动做关节松动治疗时，关节活动范围要达到正常的 60%才可以应用。

2）关节的附属运动　是关节在生理范围之外、解剖结构范围之内进行的运动，它不能主动完成，需通过他人或对侧肢体帮助完成。

（2）关节松动手法分级　临床常用的是澳大利亚麦特兰德分级，共分为四级。Ⅰ、Ⅱ级用于治疗因疼痛引起的关节活动受限；Ⅲ级用于治疗关节疼痛并伴有僵硬；Ⅳ级用于治疗因周围组织粘连、挛缩而引起的关节活动度受限。分级手法应随着关节可活动范围的大小与变化加以选择应用。具体如表 3–1 所示。

表 3–1　麦特兰德关节松动手法分级

分级	手法操作
Ⅰ级	治疗者在关节活动的起始端，小范围、节律性地来回推动关节
Ⅱ级	治疗者在关节活动允许范围内，大范围、节律性地来回推动关节，但不接触关节活动的起始端和终末端
Ⅲ级	治疗者在关节活动允许范围内，大范围、节律性地来回推动关节，每次均接触到关节活动的终末端，并能感觉到关节周围软组织的紧张
Ⅳ级	治疗者在关节活动的终末端，小范围、节律性地来回推动关节，每次均接触到关节活动的终末端，并能感觉到关节周围软组织的紧张

（3）操作程序和要点

1）治疗前评估　手法操作前对关节进行评估，分清具体关节，明确存在疼痛和僵硬的程度。根据问题主次，选择有针对性手法。当疼痛和僵硬同时存在时，一般先用小级别手法（Ⅰ、Ⅱ级）缓解疼痛后，再用大级别手法（Ⅲ、Ⅳ级）改善活动。治疗中要不断询问患者感受，根据患者的反馈来调节手法强度。

2）操作体位　操作时，患者和治疗者都应该处于一种正确的体位和相对关系。①患者体位：舒适、放松、无疼痛的体位，通常为卧位或坐位，尽量暴露所治疗的关节并使其放松，以利关节最大范围的松动。②治疗者体位：靠近所治疗的关节，一手固定关节的一端，一手松动另一端。

3）手法操作的强度　不同部位的关节，手法操作的强度不同。一般来说，活动范围大的关节如肩关节、髋关节、胸腰椎，手法的强度可以大一些，移动的幅度要大于活动范围小的关节，如手腕部关节和颈椎。

4）治疗时间　治疗时每一种手法可以重复 3 ～ 4 次，每次治疗的总时间在 15 ～ 20 分钟。根据患者对治疗的反应，可以每天或隔 1 ～ 2 天治疗 1 次。

5）手法操作要点　①手法操作的运动方向：操作时手法运动的方向可以平行于治疗平面，也可以垂直于治疗平面。治疗平面是指垂直于关节面中点旋转轴线的平面。一般来说，关节分离垂直于治疗平面，关节滑动和长轴牵引平行于治疗平面。②手法操作的程度：不论是附属运动还是生理运动，手法操作均应达到关节受限处。例如治疗疼痛时，手法应达到痛点，但不超过痛点；治疗僵硬时，手法应超过僵硬点。操作中，手法要平稳、有节奏，不同的松动速度产生的效应不同，小范围、快速度可抑制疼痛；大范围、慢速度可缓解紧张或痉挛。

（4）各部位关节松动术

1）肩关节

①分离牵引：患者仰卧，肩外展约 50°并内旋。治疗者外侧手托住上臂远端及肘部，内侧手四指放在腋窝下肱骨头内侧，拇指放在腋前，向外侧持续推肱骨，然后放松，整复 3 ～ 5 次。操作中要保持分离牵引力与关节盂的治疗平面垂直。

NOTE

②前屈向足侧滑动：患者仰卧，上肢前屈 90°，屈肘，前臂自然下垂。治疗者双手分别从内侧和外侧握住肱骨近端，同时向足的方向牵拉肱骨。

③外展向足侧滑动：患者仰卧，上肢外展，屈肘，前臂旋前放在治疗者前臂内侧。治疗者外侧手握住肘关节内侧，稍向外牵引，内侧手虎口放在肱骨近端外侧，四指向下，向足的方向推动肱骨。

④前后向滑动：患者仰卧，上肢休息位。治疗者下方手放在肱骨远端内侧，将肱骨托起并固定，上方手放在肱骨头上，将肱骨向后推动。如果关节疼痛明显，也可以双手拇指放在肱骨头上操作。患者也可以仰卧，上肢前屈 90°，屈肘，前臂自然下垂。治疗者下方手放在肱骨近端内侧，将肱骨头向外做分离牵引，下方手放在肘部，向下推动肱骨。

⑤后前向滑动：患者仰卧，上肢放在体侧，屈肘，前臂放在胸前。治疗者双手拇指放在肱骨头后方，其余四指放在肩部及肱骨前方，将肱骨头向前推动。患者也可以仰卧，上肢稍外展，屈肘，前臂放在治疗者肘窝处。治疗者站在患肩外侧，内侧手握住肱骨远端向足的方向做长轴牵引，外侧手握住肱骨近端，向前推动肱骨。如果患者不能仰卧，可以取俯卧，患肩放在治疗床的边缘，肩前方垫一毛巾，上肢外展，上臂放在治疗者内侧大腿上。治疗者外侧手放在肱骨远端后面固定，内侧手放在肱骨近端后面，向前推动肱骨。

⑥侧方滑动：患者仰卧，上肢屈曲 90°，屈肘，前臂自然下垂。治疗者外侧手握住肱骨远端及肘部固定，内侧手握住肱骨近端内侧并向外侧推动肱骨。如果关节僵硬明显，治疗者也可以用双手握住肱骨近端，颈肩部抵托住肱骨远端外侧，松动时，双手向外，肩部向内同时推动肱骨。

⑦后前向转动：患者取健侧卧位，患侧在上，肩稍内旋，稍屈肘，前臂放在身后。治疗者双手拇指放在肱骨头后面，其余四指放在肩部及肱骨近端前面，由后向前转动肱骨。

⑧前屈摆动：患者仰卧，上肢前屈至受限处，屈肘 90°，治疗者外侧下肢屈髋屈膝放在床上与患侧上臂接触，内侧手握住患者腕部，外侧手握住肘部，在活动受限处摆动。

⑨外展摆动：患者仰卧，肩外展至活动受限处，屈肘 90°，前臂旋前，治疗者内侧手从肩背部后方穿过，固定肩胛骨，手指放在肩上，以防耸肩代偿。外侧手托住肘部，并使肩稍外旋和后伸，将肱骨在外展终点范围内摆动。如果患者肩关节外旋没有困难，前臂能接触床面，治疗者也可以在此位置上将肱骨做外展摆动。

⑩水平内收摆动：患者取坐位，肩前屈 90°，屈肘，前臂旋前，手搭在对侧肩上。治疗者同侧手托住患侧肘部，对侧手握住患者手部，将患侧上肢水平内收摆动。

⑪内旋摆动：患者仰卧，肩外展 90°，屈肘 90°，前臂旋前。治疗者上方手握住肘窝部固定，下方手握住前臂远端及腕部，将前臂向床面运动，使肩内旋。患者也可以取坐位，肩外展 90°，屈肘 90°。治疗者内侧手握住肱骨远端固定，外侧手握住前臂远端及腕部，将前臂向下后摆动，使肩内旋。

⑫外展摆动：患者仰卧，肩外展，屈肘 90°。治疗者下方手放在肱骨前面固定肩部稍向下加压，上方手握住前臂远端及腕部，将前臂向床面运动，使肩外旋。

⑬松动肩胛骨：患者取健侧卧位，患侧在上，屈肘，前臂放在上腹部，治疗者上方手放在肩部，下方手从上臂下面穿过，拇指与四指分开，固定肩胛骨下角。双手同时向各个方向活动肩胛骨，使肩胛骨作上抬、下降、前伸（向外）、回缩（向内）运动，也可以把上述运动结合起

NOTE

来，做旋转运动。

2）肘关节

①分离牵引：患者仰卧，屈肘 90°，前臂旋后。治疗者下方手握前臂远端和腕部背面尺侧，上方手放在肘窝，手掌接触前臂近端，掌根靠近尺侧向足侧推动尺骨。

②侧方滑动：患者仰卧，肩外展，伸肘，前臂旋后。治疗者上方手放在肱骨远端外侧固定，下方手握住前臂远端尺侧向桡侧推动尺骨。

③屈肘摆动：患者仰卧，肩外展，屈肘，前臂旋前。治疗者上方手放在肘窝固定，下方手握住前臂远端稍做长轴牵引后再屈曲肘关节。

④伸肘摆动：患者仰卧，肩外展，前臂旋后。治疗者上方手放在肘窝，下方手握住前臂远端尺侧，在伸肘活动受限的终点摆动。

3）髋关节

①长轴牵引：患者仰卧，下肢中立位，双手抓住床头，以固定身体。治疗者双手握住大腿远端，将小腿夹在内侧上肢和躯干之间。双手同时用力，身体后倾，将股骨沿长轴向足部牵拉。

②分离牵引：患者仰卧，患侧屈髋 90°，屈膝，并将小腿放在治疗者的肩上，对侧下肢伸直。双手抓住床头，以固定身体。治疗者上身稍向前弯曲，肩部放在患腿的腘窝下，双手五指交叉抱住大腿近端，上身后倾，双手同时用力将股骨向足部方向牵拉。

③后前向滑动：患者取健侧卧位，患侧下肢屈髋、屈膝，两膝之间放一枕头，使上方下肢保持水平。治疗者站在患者身后，双手拇指放在大腿近端后外侧，相当于股骨大转子处，其余四指放在大腿前面用力将股骨向腹侧推动。

④屈曲摆动：患者仰卧，患侧下肢屈髋、屈膝，健侧下肢伸直。治疗者上方手放在膝关节上，下方手托住小腿，双手同时将大腿向腹侧摆动。

⑤旋转摆动：患者仰卧，患侧下肢分别屈髋、屈膝 90°，健侧下肢伸直。治疗者上方手放在髌骨上，下方手握住足跟。内旋时，上方手向内摆动大腿，下方手向外摆动小腿；外旋时，上方手向外摆动大腿，下方手向内摆动小腿。

⑥内收内旋摆动：患者仰卧，患侧下肢屈髋、屈膝，健侧下肢伸直。治疗者上方手放在患侧髋部，下方手放在患膝外侧将大腿向对侧髋部方向摆动。

⑦外展外旋摆动：患者仰卧，患侧下肢屈髋、屈膝，足放在对侧膝关节上，健侧下肢伸直。治疗者上方手放在对侧骨盆上，下方手放在患侧膝关节将膝关节向下摆动。

4）膝关节

①长轴牵引：患者坐在治疗床上，患肢屈膝垂于床沿，腘窝下可垫一毛巾卷，身体稍后倾，双手在床上支撑。治疗者双手握住小腿远端，身体下蹲，将小腿向足端牵拉。

②前后向滑动：患者仰卧，患侧下肢屈髋、屈膝。治疗者上方手放在大腿远端，下方手掌根部放在小腿近端大约胫骨结节处将胫骨向背侧推动。

③后前向滑动：患者仰卧，患侧下肢屈髋、屈膝，足平放在床上，健侧下肢伸直，治疗者坐在治疗床一侧，大腿压在患者足部，双手握住小腿近端，拇指放在髌骨下缘，四指放在腘窝后将胫骨向前推动。

④伸膝摆动：患者仰卧，患侧下肢稍外展，屈膝，治疗者将患侧下肢置于上方上肢与躯干之间，双手握住小腿远端稍将小腿向下牵引后上下摆动。

NOTE

⑤旋转摆动：患者取坐位，小腿垂直于治疗床沿，治疗者面向患者坐在一矮凳上，双手握住小腿近端稍向下牵引。内旋时，双手向内转动小腿；外旋时，向外转动小腿。

5）颈椎

①分离牵引：患者去枕仰卧，头部伸出治疗床外，治疗者右手托住患者头后部，左手放在下颌，双手将头部沿长轴向后牵拉，持续数秒后放松还原。如果是上段颈椎病变，可以在颈部中立位牵引，中下段病变，头前屈 10°～ 15°体位牵引。

②侧屈摆动：患者体位同上，向右侧屈时，治疗者右手放在枕后及颈部右侧，示指和中指放在拟发生侧屈运动的相邻椎体横突上，左手托起下颌，上身左转，使颈椎向右侧屈。向左侧屈时相反。

③旋转摆动：患者体位同上，向左侧旋时，治疗者右手放在枕骨上托住头部，左手放在下颌，双手同时使头部向左旋转。向右旋转时则相反。

④后伸摆动：患者体位同上，治疗者一侧大腿向前放在患者头后部支撑。双手放在颈部两侧向上提，使患者颈椎后伸。

⑤垂直按压棘突：患者去枕俯卧，双手五指交叉，掌心向上放在前额，下颌稍内收，以减轻颈椎的生理性屈曲。治疗者双手拇指并排放在同一椎体的棘突上，将棘突向腹侧垂直推动。松动上颈段时指背相对，松动下段颈椎时指尖相接触。

⑥垂直按压横突：患者体位同上，治疗者双手拇指放在同一椎体的一侧横突上，指背相接触，将横突垂直向腹侧推动。如果疼痛明显，外侧手的拇指靠近横突尖。这样，轻微的松动即可产生明显的力学效应；如果关节僵硬明显，外侧手的拇指靠近横突根部。

⑦垂直松动椎间关节：患者去枕俯卧，双手拇指交叉放在前额上，治疗者一手拇指放在棘突上，一手拇指放在同一椎体的横突上，然后让患者向患侧转动约 30°，治疗者双手拇指同时向中间靠拢，向腹侧推动。

6）胸腰椎

①垂直按压棘突：患者去枕俯卧，腹部垫一枕头，上肢放在体侧或垂于治疗床沿两侧，头转向一侧。治疗者下方手掌根部放在胸腰椎上，豌豆骨放在拟松动的棘突上，五指稍屈曲，上方手放在下方手腕背部将棘突垂直向腹侧按压。

②垂直按压横突：患者体位同上，治疗者双手拇指放在拟松动胸腰椎的一侧横突上，指背相接触或拇指重叠将横突向腹侧推动。

③旋转摆动胸椎：患者取健侧卧位，屈髋，屈膝。屈髋角度根据松动的腰椎节段而定。节段越偏上，屈髋角度越小；节段越偏下，屈髋角度越大。治疗者双手放在上方髂嵴上将髂骨向前推动。如果关节比较僵硬，治疗者可以一手放在髂嵴上，一手放在上方肩部内侧，双手同时反方向来回用力摆动，这一手法对中段腰椎病变的效果比较好。如果是下段胸腰椎病变，可以让患者将上方下肢垂于治疗床沿一侧，借助下肢的重力来增加摆动幅度。

二、作用

1. 整复移位　手法可使移位的组织回复到正常的位置，如骨折、脱位、肌腱滑脱的整复。

2. 消肿止痛　损伤后脉络破裂，积蓄成瘀，或积于筋肉之间，或蓄于关节骨缝之中，肌肉

NOTE

筋脉为肿为痛，施行手法可行气活血、消除瘀滞，以达到消肿止痛的目的。

3. 舒筋活络 筋骨肌肉损伤和病变，可导致局部气血凝滞，产生筋膜粘连硬结，关节活动受限。运用恰当的手法，可以消除瘀结、剥离粘连、舒筋活络，使关节功能得到恢复。

4. 保健强身 施行保健手法可行气血、健脾胃、强肝肾、坚筋骨，可调节脏腑功能，具有保健强身的作用。

三、应用原则

手法是治疗骨伤科疾病的主要手段，临床应用中要遵循以下原则。

1. 明确诊断 施行手法之前，医者对病情要有充分了解，根据病史、受伤机制和 X 线片等影像学检查结果做出明确诊断，选择有效的手法。

2. 辨证施治 手法施术和中医内治疗法一样，也应以中医基本理论为指导，遵循辨证论治的原则。辨证是治疗的前提和依据，只有明确病变的阴阳、表里、虚实、寒热等属性，才能从复杂多变的疾病现象中抓住病变的本质，采取适当的手法。

3. 因人、因病、因时、因地制宜 是指治疗疾病时要根据不同对象、不同病证及不同的时间、地理环境制定相应的治疗方法。

四、禁忌证

局部皮肤、软组织或关节有感染、烧伤，全身性疾病如急性传染性疾病、严重感染、恶性肿瘤、血液病或正在接受抗凝治疗的患者不宜施行手法治疗。此外，怀孕妇女的腹部、腰骶部不宜实施手法治疗。

第二节 固定疗法

损伤整复后的良好位置，为防止骨折、脱位再移位，保持损伤组织正常愈合，在复位后必须予以固定。固定是治疗损伤的一项重要措施。目前常用的固定方法有外固定和内固定两大类，在中医骨伤康复领域用的更多的是外固定。

一、支具分类

1. 按治疗部位分类 ①上肢支具。②下肢支具。③脊柱支具。

2. 按治疗目的分类 ①临时用支具。②保护用支具。③固定用支具。④免负荷支具。

3. 按主要制作材料分类 ①石膏支具。②夹板。③塑料支具。④皮革支具 。⑤金属支具。

二、各部位支具简介

1. 上肢支具 主要用于上肢骨关节病，其目的是固定和维持肢体于功能位，提供牵引力以防止肌肉和关节的挛缩、预防和矫正肢体畸形、补偿失去的肌力、帮助无力的肢体运动等。

NOTE

（1）手部支具　分为手指固定性支具、手指活动性支具和对掌支具。由低温热塑板材或铝合金、皮革制成。可以辅以弹簧圈和橡皮筋等。用于限制、固定或辅助手指活动，矫正或预防手部畸形。

1）手指固定性支具　利用三点力学原理，对指间关节过伸或过屈的手指进行矫正固定（图3–1），多用低温热塑板材制作，适用于类风湿关节炎所致的手指鹅颈样变、纽扣样变，外伤后指间关节的变形和肌腱损伤后的固定。

2）手指活动性支具　利用弹簧和橡皮筋的外力作用于指间关节，帮助手指的屈曲或伸展。如弹簧式指间关节助伸支具（图3–2）和指间关节助屈支具（图3–3），使用于外伤后指间关节屈曲或伸展受限及指伸韧带损伤等疾患。

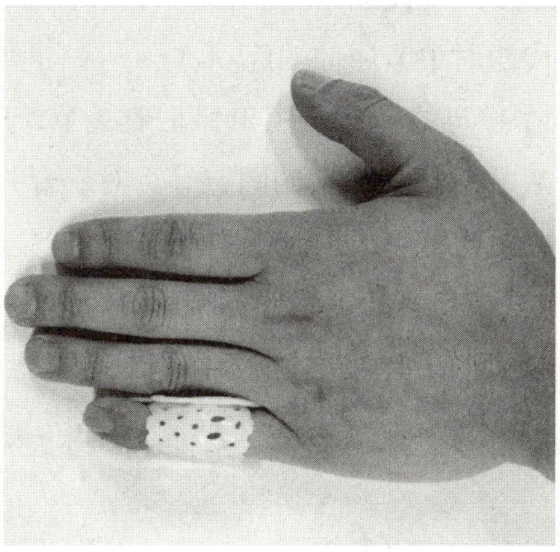

a

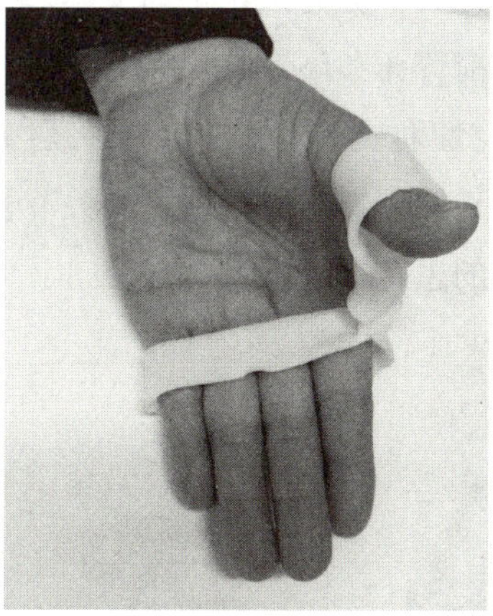

b

图3–1　手指固定性支具

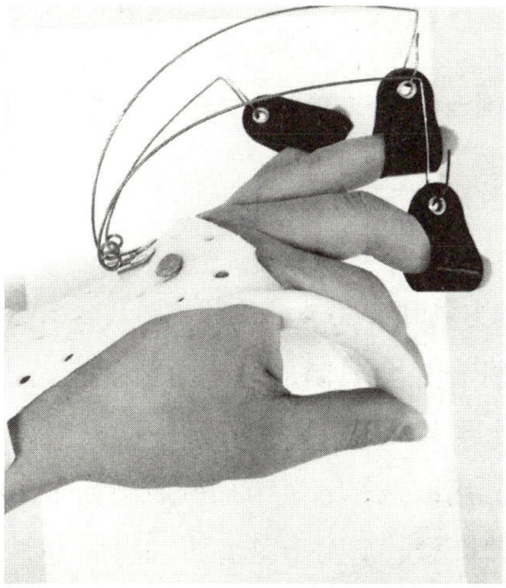

图3–2　指间关节助伸支具

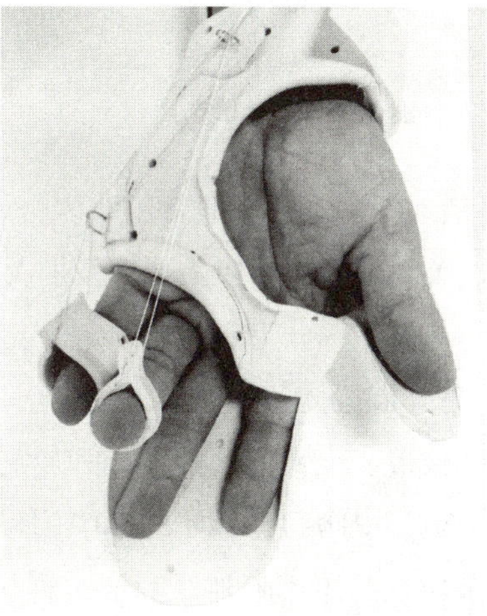

图3–3　指间关节助屈支具

3）对掌支具　用于保持拇指与示指和中指的对掌位，限制腕关节的背伸及内收，防止虎口挛缩畸形。腕关节能控制时采用短对掌支具，腕关节不能控制时采用长对掌支具（图3–4）。适用于预防或矫正烧伤、正中神经损伤后的虎口挛缩畸形等。

（2）腕手支具　腕手支具分为腕手固定性支具和腕手活动性支具。由低温热塑板材或铝合金、皮革等制成，可辅以皮条、弹簧圈和橡皮筋。用于固定或提高腕手关节的伸展和屈曲能力，预防或矫正手的关节挛缩畸形。

1）腕手固定性支具　用于固定和维持腕手关节于一定的功能位。如烧伤后的休息位支具、桡神经损伤后的腕伸支具（图 3–5）、腕部骨折后的固定性支具和中枢神经损伤后的腕手抗痉挛支具等。

2）腕手活动性支具　最大特点是利用外力帮助因神经麻痹引起的肌无力、肌萎缩的手指活动，提高屈伸能力，预防或矫正关节挛缩；或限制关节活动范围以保护肌肉和关节，如桡神经损伤后帮助伸腕伸指的托马斯支具。

（3）肘支具　分为固定性肘支具和活动性肘支具。通常由热塑板材和金属支条等制作，包括上臂托、前臂托和环带等。用于限制、保护和代偿肘关节屈伸功能。

1）固定性肘支具（图 3–6）　将肘关节固定在一定的体位，用于保护肘关节，限制肘关节的活动，矫正关节畸形。适用于肘关节骨折及术后、肘部烧伤后的固定等。对于合并有腕关节、手功能障碍的患者，可以将肘支具向下延长，制成肘腕支具或肘腕手支具。

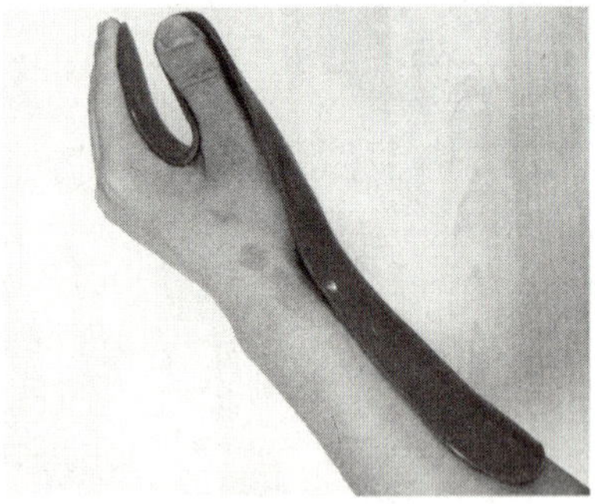

图 3–4　长对掌支具

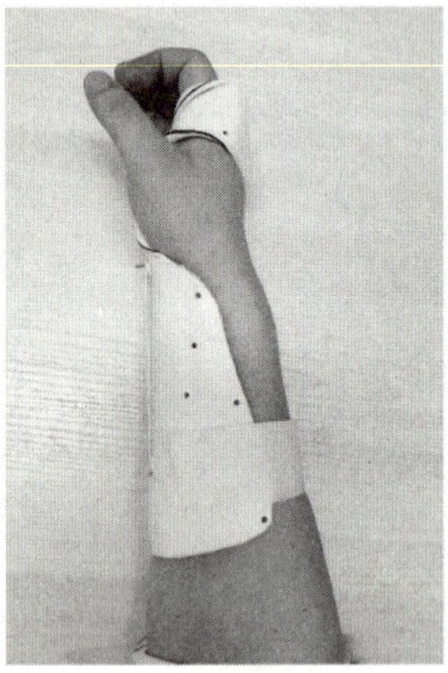

图 3–5　腕伸支具

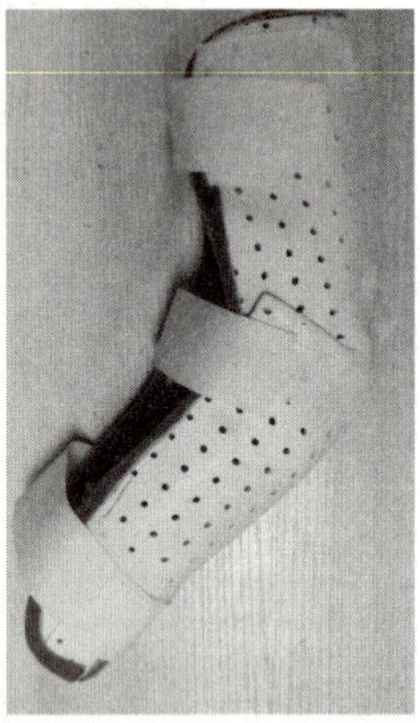

图 3–6　固定性肘支具

2）活动性肘支具　通常用双侧金属支条和肘关节铰链制成，必要时增加弹簧。适用于肘关节挛缩、关节不稳定、肌力低下及肘关节术后等。

（4）肩支具　分为肩外展固定性支具、功能性上肢支具和肩关节贴胸位支具。

1）肩外展固定性支具（图 3–7）　通常由热塑板材和轻金属制成，包括腋下三角支撑架、胸腰板、腰带、上臂托、前臂托和斜肩带等。肩关节外展支具固定肩关节于外展 45°～ 80°、前屈 15°～ 30°、内旋 15°、屈肘 90°、伸腕 30°的功能位，用以减轻肩关节周围肌肉韧带负荷，保护肩关节。主要用于腋神经麻痹、臂丛神经损伤、肩袖撕裂、肩关节处骨折和肩关节脱位整复术后等疾病。

2）功能性上肢支具（图 3–8）　制作材料与肩外展支具基本相同，通过牵引装置，利用健侧肩及躯干的活动，带动患侧肩关节和肘关节的屈曲及固定，前臂的回旋运动及手指的夹持功能。主要用于全臂丛神经麻痹及上肢重度肌无力的患者。

3）肩关节贴胸位支具　肩关节贴胸位支具又称为肩臂吊带（图 3–9），其主要由布带做成，大多配合自黏性贴面，通过固定，可以把肩关节固定于肘关节屈曲 90°、上臂贴胸、前臂置于胸前的功能位。该固定后，不影响患者活动指、掌指及肘关节，有利于早期运动，促进康复。

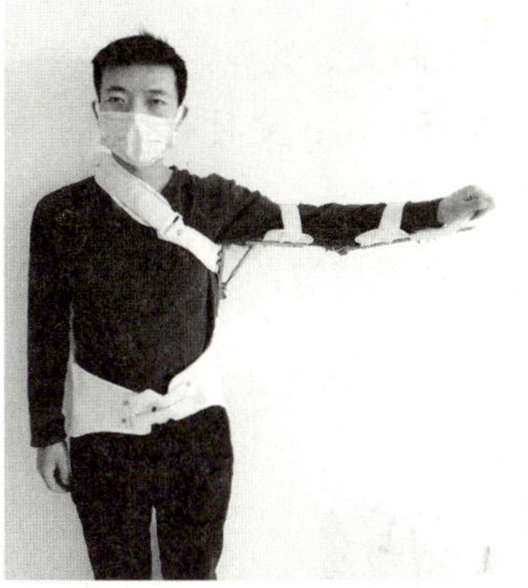

图 3-7 肩外展固定性支具

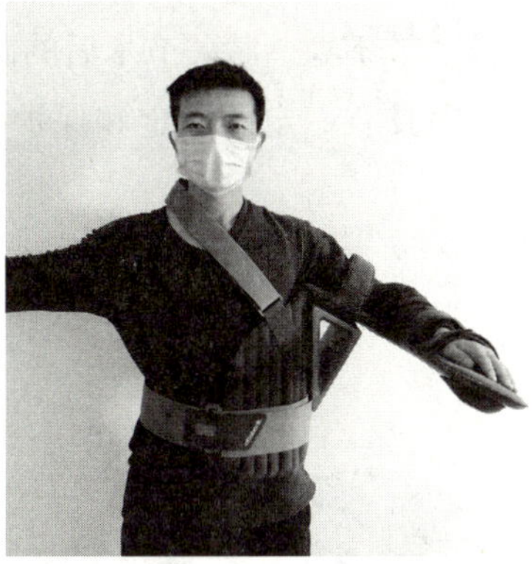

图 3-8 功能性上肢支具

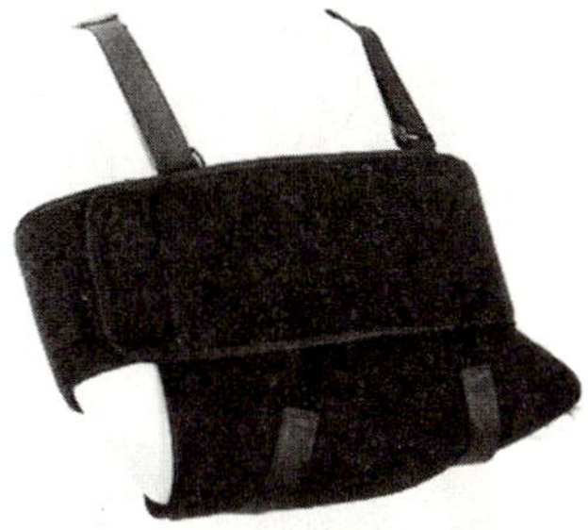

图 3-9 肩关节贴胸位支具（肩臂吊带）

2. 下肢支具 主要用于下肢骨关节病损，主要目的是保护和稳定下肢骨骼与关节、限制关节运动、减轻或完全免除下肢的承重负荷、改善下肢的运动功能和步态、促进病变愈合、预防和矫正畸形、减轻疼痛等。

（1）踝足支具 可分为塑料踝足支具、金属踝足支具和免荷式踝足支具。

1）塑料踝足支具（图 3-10） 通常由高强韧性的聚丙烯热塑板材在阳模上模塑而成，并根据热塑板包容和支撑小腿的情况分为后支条式、前支条式、侧支条式和螺旋式。该类踝足支具的特点为强度高、韧性好、使用轻便，通常可穿入鞋内使用。

2）金属踝足支具（图 3-11） 是由金属半月箍、不锈钢支条、踝铰链和足板等构成。两者均适用于稳定型胫腓骨远端骨折、足踝部骨折脱位、踝部扭伤、韧带损伤、足内翻或足下垂。

3）免荷式踝足支具 包括部分免荷和完全免荷两种。部分免荷是患肢承受部分体重；完全免荷是足部完全离开地面，体重从髌韧带通过两侧的金属支条传到足蹬，整个小腿和足不承受体重，适用于胫腓骨中段以下踝关节及足部的骨折。

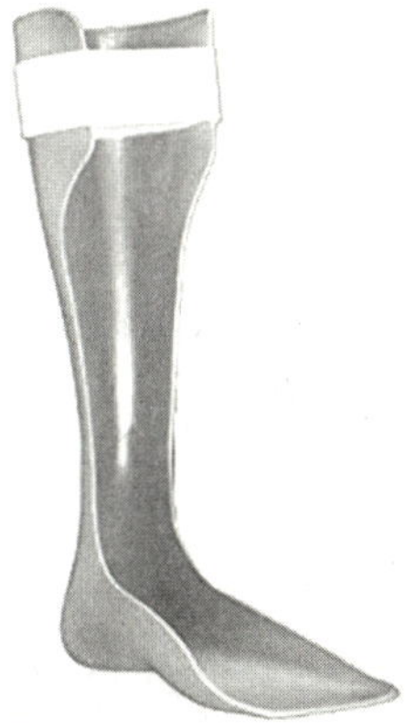

图 3-10 塑料踝足支具

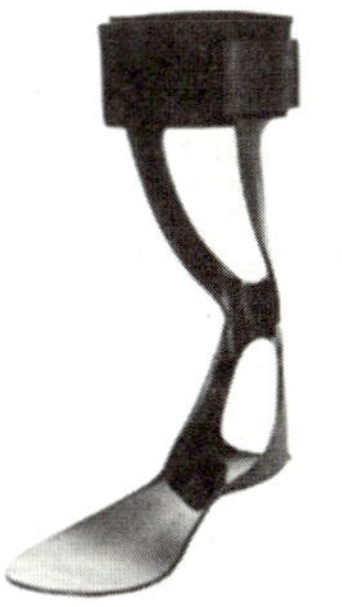

图 3-11 金属踝足支具

（2）膝支具 分为塑料膝支具、金属膝支具和布膝支具。

1）塑料膝支具 由聚丙烯塑板材在阳模上模塑而成，用弹性胶带或布带固定在腿上，将膝

NOTE

关节固定在一定的角度，限制膝关节的运动。适用于韧带和半月板损伤、膝关节反屈和侧副韧带松弛等。

2）金属膝支具　由金属铰链和关节两侧的支条制成，有大腿、小腿两个半月箍。附有膝垫，适用于膝关节损伤、膝反屈、膝关节不稳、膝关节术后的制动及膝关节炎等。

3）布膝支具　即常用的护膝，即具有一定的固定和保护、保暖作用，又具有弹性，使用方便。

（3）膝踝足支具（图 3-12）　是在踝足支具的基础上，增加了膝关节铰链、大腿支条和半月箍。膝铰链分为带锁膝铰链和不带锁膝铰链。

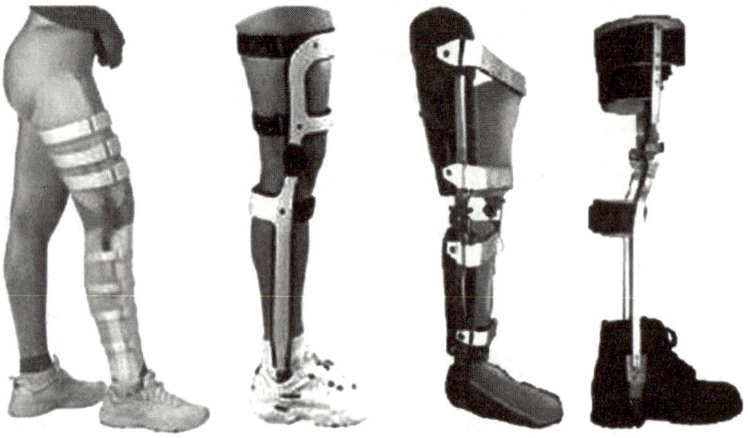

图 3-12　膝踝足支具

1）带锁膝铰链　在步行时可以锁住膝关节，坐下时打开，装上膝垫后起到矫正作用。适用于膝关节损伤后变形、关节不稳、肌肉无力及腰段脊髓损伤后截瘫等。

2）不带锁膝铰链　可以控制膝关节侧方运动，允许膝关节铰链自由屈伸，但不允许膝关节过伸和侧方运动。适用于膝关节侧副韧带损伤及预防和矫正膝关节过伸等。

3）免荷式膝踝足支具　在膝踝足支具基础上，增加了与双侧支条连接的足蹬或足托，实现了由足蹬、两侧支条、膝铰链到坐骨结节的承重，可分为部分免荷和完全免荷。完全免荷膝踝足支具在站立时锁住膝关节，下肢完全离开地面，髋关节、膝关节和大小腿骨骼完全不承重，适用于股骨骨折、胫骨中段以上的骨折、关节内韧带损伤、青少年或成人股骨头缺血性坏死等。

（4）髋支具　用于固定骨盆和部分大腿，以限制骨盆和髋关节的运动，矫正畸形。

1）髋术后外展支具　由患者石膏阳模定制的塑料骨盆座、髋外侧金属支条、大腿箍和腿套组成。用于控制髋关节于伸直位，限制髋关节的屈曲和内收活动。适用于髋部手术后。

2）髋内收、外展支具　由塑料骨盆座、双侧髋关节铰链、双侧大腿箍和环带组成，用于控制髋关节的内收和旋转活动。适用于痉挛型脑瘫引起的髋关节内收内旋的患者，以改善剪刀步态。

（5）截瘫行走支具　适用于脊髓损伤后截瘫患者，以帮助患者站立和行走。可分为往复式截瘫行走支具和互动式截瘫步行支具。

1）往复式截瘫行走支具（图 3-13）　由带锁定装置的髋关节和膝关节、带套管的钢索、合金铝板及丙烯塑料脚托组成，通过患者重心移动，钢索对力的传递和拐杖的帮助，达到向前迈步行走的目的，适用于损伤平面在胸 1 以下的截瘫。

2）互动式截瘫步行支具　由膝踝足支具或髋膝踝足支具和互动式铰链装置组成。适用于损伤平面在胸 5 以下的截瘫。使用者在行走时需使用支具或肘拐来支撑身体，当摆动一侧下肢离地时，因该腿的髋关节中心高于身体重心，继而由于重力和惯性的影响，被动产生一个向前的钟摆式运动，使患者达到向前行走的目的。

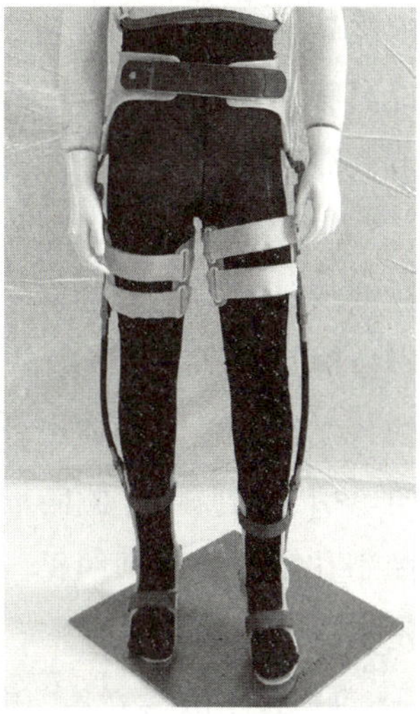

图 3-13　往复式截瘫行走支具

3. 脊柱支具　脊柱支具的作用主要为限制脊柱的运动，辅助稳定病变关节，减少椎体承重，减轻局部疼痛，促进病变的愈合，矫正和防止畸形发展。临床广泛用于颈腰部扭伤、颈腰椎椎间盘突出症、脊柱骨折、脊柱手术前后、脊柱关节炎及脊柱侧凸等。

（1）*颈椎支具*　根据制作材料、方法和使用目的不同，颈椎支具有多种类型。

1）围领　由聚氨酯泡沫塑料制成，外包棉布套，由尼龙搭扣调节松紧。这种围领限制颈部运动的作用有限，但穿戴舒适，有温暖感。适用于颈部的软组织损伤。

2）费城围领　由聚乙烯泡沫塑料板与硬塑料板增强条制成，分为前后两片。由尼龙搭扣调节松紧。这种围领可与颈部全面接触，能轻度限制颈椎的运动。适用于颈部软组织损伤、韧带损伤及颈椎的稳定性损伤。

3）钢丝颈托　根据对患者颈部的测量数据，由钢丝制作，外包海绵和绸布，能有效防止颈部的屈曲挛缩，适用于颈部烧伤、颈部瘢痕切除术后，防止颈部的屈曲挛缩。而且使用方便，穿戴舒适，透气性好。

4）模塑颈椎支具　由高温热塑板材在患者头颈部的石膏阳模上成形，后由低温热塑板材在患者颈部直接塑形而成。这种支具能较好地控制颈椎的屈伸运动。适用于颈椎和上胸椎的稳定性骨折及韧带损伤等。

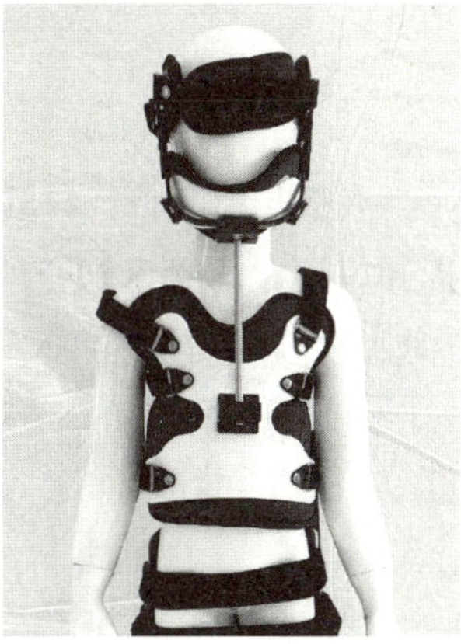

图 3-14　头颈胸椎支具

5）头颈胸椎支具（图 3-14）　由塑料板材和金属支撑杆构成，包括下颌托、胸托、枕托和背托。支撑杆可根据需要调节高度。这种支具能很好地控制颈椎屈伸、限制颈椎旋转和侧屈运动。适用于颈椎稳定性骨折、颈椎融合术后和钩椎关节炎等。

6）充气式颈托　为一种简易颈托，由不透气布做成。通过充气，形成适合颈椎的高度，通过尼龙搭扣固定，包裹颈椎。用于发生体位性眩晕的椎动脉型颈椎病等。

（2）*胸腰骶椎支具*　分为硬性和软性。

1）硬性胸腰骶椎支具（图 3-15）　多由高温热塑板材经加温软化后在石膏阳模上塑形，通过加工打磨而成。特点是轻便、与身体贴附好，可穿在外衣内，穿着感好，易清洗。这类支具限制或矫正脊柱的屈伸、侧屈和旋转活动。适用于胸腰椎术后、腰椎间盘突出症及术后、脊柱失稳及脊柱滑脱等。

2）软性腰骶椎支具　又称为腰围。用布料或软皮制成腰束，内加铝合金条增加强度，系在腰骶部，给骨和软组织增加压力，提高腹内压，限制腰椎活动，减轻椎体及肌肉承重，稳定病变关节，消除疼痛。适用于腰腿痛、腰肌劳损、腰椎间盘突出症等。

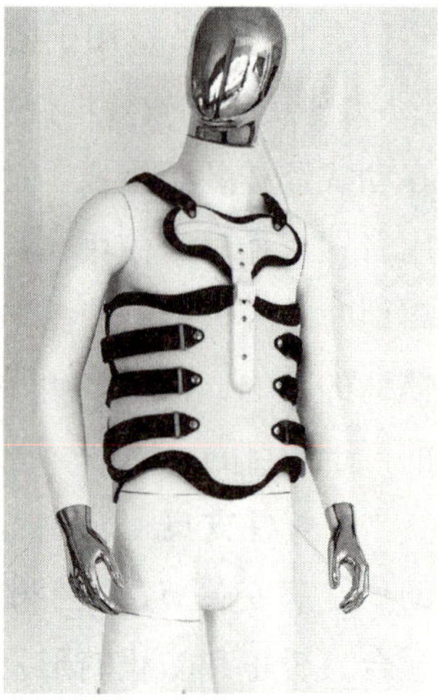

图 3-15　硬性胸腰骶椎支具

（3）脊柱侧凸症支具　脊柱侧凸症是青少年时期最常见的脊柱畸形，其中特发性脊柱侧凸症最常见，占发病率的 85% 以上。脊柱侧凸支具用于考伯角（Cobb 角）在 20°～ 45°，尚处于发育期的特发性脊柱侧凸症患者。脊柱侧凸症支具是利用三点加力及纵向牵引力的原理，侧向推动脊柱和上下牵引脊柱使脊柱侧凸得到控制和矫正，达到纠正、控制脊柱侧凸的目的。常用的支具包括密尔沃基支具、波士顿支具和色努支具。

1）密尔沃基支具　由骨盆托、一根前支条和两根后支条、胸椎和腰椎压力垫和带有枕骨托和喉部托的颈环等结构组成。主要适用于胸 6 以上颈胸段的脊柱侧凸。

2）波士顿支具　采用模塑成形的系列化预制产品，根据患儿的躯干尺寸和侧凸的类型，选择型号并剪切修整、粘贴压力垫。适用于下胸段和腰段的脊柱侧凸。

3）色努支具　由法国色努博士开发的脊柱侧凸支具，是目前国内应用较多的支具。制作上采用绷带取阴模，石膏阳模修型，由高温软化后的聚乙烯高温热塑板紧密贴敷于阳模上，经抽真空后冷却定型，然后打磨修饰，试穿后修整支具边缘，用尼龙搭扣固定，完成支具制作。这种支具的特点是具有系列的针对脊柱侧凸和椎体旋转的三维压力垫和释放空间，通过压力垫和释放空间引导患者的脊柱运动、呼吸运动和脊柱伸展，是一种主动式的抗脊柱侧凸和旋转的支具，适用于胸 6 以下胸腰段的脊柱侧凸。

三、夹板固定

夹板是中医骨伤科的特色支具，一般配合扎带、固定垫一起使用，以达到固定作用。由于拆卸方便，同时可配合外敷药一起使用，夹板固定在中医正骨复位后的固定中占有重要地位，详细内容见《中医正骨学》有关章节。

四、石膏固定

石膏由于具有塑形、凝固方便的特点，在骨伤科疾病的固定中具有重要作用。根据固定的需要，可采用石膏托、石膏管型、石膏背心、髋“人”字石膏等不同的石膏支具进行固定。详细内容见《中医正骨学》有关章节。

第三节　中药疗法

中医骨伤科学，既重视骨折的整复、固定和功能锻炼，同时还从整体出发，应用四诊八纲，综合全身和局部的症状，辨证论治，内外用药，不仅能够促进肿胀消退、软组织修复，而且能够促进骨折愈合和功能恢复。

一、中药疗法分类

中药疗法根据给药途径的不同，可分为内治法和外治法两大类。

1. 内治法　中药的内治法是指在中医基础理论指导下，运用内服药物预防和治疗骨伤科疾病的治疗方法。骨伤科的内治法是根据临床上外力致伤、邪毒浸淫、痰浊血瘀或脏腑功能紊乱而致正虚邪实所产生的各种骨伤科疾病，以及由此而引发的各种并发症的病机演变和转归为依据而确立的内治疗法。常用的中药内服剂型有汤剂、酒剂、丹剂、丸剂、散剂及近年来生产的颗粒剂、片剂、糖浆剂、胶囊、滴丸等不同剂型。

2. 外治法　中药的外治法是指用药物对伤病局部直接治疗的方法，在骨伤科治疗及康复中占有重要的地位。外治法的运用也同内治法一样，需进行辨证施治，选用具有某种康复治疗效果的中草药，经过炮制、加工后通过外用途径对患者局部部位、穴位实施敷、熏、洗、熨、贴等治疗的方法，适用于骨折、软组织损伤、老年病和痛证等慢性痼疾的不同阶段。

骨伤科疾病中药内治法种类繁多，各种治疗方法详见骨伤科其他教材。中药外治法在骨伤科疾病的康复中应用较多，以下将做重点介绍。

二、常用中药外治法

1. 中药热敷疗法　中药热敷疗法是联合热力与药力作用于体表，通过经络血脉输布全身，直达病所，以治疗疾病的一种传统方法。

（1）作用原理　中药热敷疗法具有温经通络、镇痛消肿、祛湿散寒、调整脏腑阴阳的作用。中药热敷疗法可以促进血液循环，增加局部药物浓度，并改善周围组织营养代谢，从而达到治疗疾病的目的。

（2）分类

1）药包热敷　将选好的药物在砂锅内或铝锅内煮热，用布包裹、贴敷患病部位或穴位。每次热敷时间不宜超过 30 分钟，每日 2 次。

2）药饼热敷　将药物研极细末，加入适量面粉做成饼状，或蒸或烙；或是用面粉蒸饼，将药物细末置放在热饼之上，贴敷患病部位或穴位，凉后即换。

3）药末热敷　将选定的药物共研细末，或将所选用的药物捣烂，直接置放在一定的部位或穴位进行贴敷。

4）药液热敷　将药物煮熬，用纱布吸取药液，直接贴敷于患病部位。

5）药渣热敷　将选好的药物熬煮，去汁存渣，将药渣敷于患处，并盖上纱布等物，或用热药汁滴沾，以防散热太快。

（3）操作要点　药包热敷可根据临床辨证选用一定的方药，水煮后制作成药包，在患病部位热敷烫熨，是热敷疗法中最常用的一种方法。

1）将选好的药物装入药包，并用绳子把药袋口扎紧（防止药渣外漏）放在水中或高浓度酒中完全浸泡半小时或根据情况延长时间，然后将药包放在锅中隔水蒸热15～20分钟或者放在微波炉中进行加热（使用微波炉以高温加热5～8分钟即可，避免长时间加热水分蒸发使药物干燥引起药材燃烧）。

2）根据治疗部位取患者舒适体位，充分暴露患处，取出药袋晾至60～70℃，治疗者用轻快的手法将药包放在患处来回揉按，当药袋温度降至患者能耐受的温度后，揉擦速度可适当减慢。

3）热敷过程中应询问患者温度是否合适，温度偏高可在患处周围快速来回熨烫，待药包温度降低至患者感觉适合的温度后，可将药包直接贴敷在患处。

4）观察皮肤情况，局部皮肤出现潮红即可，每次热敷时间不宜超过30分钟，每日2次。

5）痛温觉减退的患者（糖尿病、神经系统疾病等），热敷时用温度计探测药包温度，贴敷时药包内温度高于体表温度2～3℃即可。密切观察皮肤情况，避免药包温度过高或贴敷时间过长导致皮肤烫伤起疱而感染。

（4）注意事项　①严格掌握热敷的温度和手法力量的大小。热熨温度以患者能够耐受为宜，熨剂温度过高容易烫伤皮肤，过低则影响药效的渗透。熨烫手法有推、揉、擦、按等，力度应恰当，温度高时手法应轻快；温度低时，手法稍重。②操作过程中经常询问患者的感受，如果出现头晕、头痛、心悸、恶心等不适及皮肤烫伤、擦伤、过敏等现象，应及时停止治疗。③重点询问患者有无糖尿病或神经系统疾病，此类患者皮肤敏感性、耐受性差，要适当降低热敷温度；皮肤感染、皮损处不得施以本法，以防感染。④由于治疗时要充分暴露患处或治疗部位，寒冷季节应该有取暖设备，以免着凉感冒，热敷后应避风保暖，静卧休息。⑤年老体弱者在热敷后适当饮开水，孕妇腰骶部、腹部慎用中药热敷。⑥热敷如果患处出现水疱，小的水疱应避免刺破或挤压，待其自然吸收即可。若水疱较大，可于消毒后用无菌毫针在水疱底部刺破放水，保护创面，局部涂抹烧伤膏防止感染。

2. 熏蒸疗法　熏蒸疗法是利用药物加水煮沸后产生的蒸汽熏蒸患处，通过热疗、药疗的双重作用而取效。

（1）作用原理　热疗能疏松腠理、开发汗孔、活血通经，以及松弛痉挛的肌筋；药疗能对症治疗。两者配合使用，发挥散寒除湿、发汗祛风、温经通络、镇痛止痒的作用，可以加速血液、淋巴液的循环，促进新陈代谢，加快代谢产物的消除，同时利用热能的作用，促使皮肤、黏膜充血，有利于对药物的吸收，提高体内药物浓度。

（2）分类　①室内熏蒸法：密闭治疗室或者治疗舱，将药物加热煮沸。患者裸露或坐或卧，室温30～35℃，熏蒸15～30分钟，熏蒸后安静卧床休息，隔日治疗1次，5～10次为1个疗程。②简易熏蒸法：将加热煮沸的中药煎剂倒入适当大小的容器中，使药液占容器体积的1/2左右，患处置于容器中，距离药液一定距离，以感觉皮肤温热舒适为宜，也可以在容器上覆盖毛巾，不使热气外透，进行熏蒸。

（3）注意事项 ①冬季熏蒸时，应注意保暖，同时要避免吹风。②熏蒸时应注意与药液保持一定的距离，以感觉皮肤舒适为宜，避免被蒸汽烫伤。③熏蒸前不宜过饱、过饥。④全身熏蒸时间不宜超过20分钟。熏蒸过程中，如患者发生恶心、呕吐、胸闷、气促、头晕心跳加快及不适时，应立即停止熏蒸，让患者在通风处卧床休息，并给予对症处理。⑤熏蒸时若发现皮肤过敏，应立即停止熏蒸，并给予对症处理。⑥应用熏蒸疗法，如无效或病情加重者，应停止熏蒸治疗，改用其他治疗方法。⑦急性炎症、肺心病、恶性高血压不能控制者及孕妇等禁用全身熏蒸。⑧凡年老体弱、儿童、病情较重较急者，熏蒸时要有专人陪护，避免烫伤、着凉，或发生意外受伤。

3. 中药离子导入疗法 中药离子导入疗法指将药物中的主要有效成分提取出来，制成液体，再利用直流电将药物离子通过皮肤或黏膜导入体内，以治疗伤病的方法。

（1）作用原理 使用时在电极与皮肤之间放置浸湿药液的滤纸或纱布层，通以直流电，在电场作用下，药物离子即在同极电极的排斥下，主要经过皮肤汗腺导管的开口进入人体。它具有直流电和药物的双重作用，可使药物在局部保持较高的浓度，并使药物作用时间延长。

（2）分类 治疗骨伤科疾病时，常根据不同的部位分别采用衬垫法、穴位离子导入法、水浴法与体内电极法。

（3）药物选择 临床应用时可根据辨证结果选择红花、当归、茜草、生川乌、生草乌、独活、威灵仙、艾叶、透骨草、细辛、伸筋草等。

（4）注意事项 在应用本法时，应先了解中药的有效成分，并测定其能否电离，极性是正是负。对可能引起过敏反应的药物，应先做过敏试验，中药煎剂要加防腐剂，高热、恶病质、心力衰竭、湿疹、有出血性倾向及对直流电不耐受的患者禁用本法。

4. 敷贴疗法 敷贴疗法是将药物制成药膏与膏药，贴敷于损伤局部，使药力直达病所的一种中药外治法。常用的敷剂有药膏、膏药、药粉。

（1）药膏 又称为敷药或软膏，是将药物碾成细末，然后选加饴糖、蜜、油、水、鲜草药汁、酒、醋或医用凡士林等，调匀如厚糊状，涂敷伤处。近代伤科各家的药膏用饴糖较多，主要是取其硬结后药物本身的作用起固定、保护伤处的作用。饴糖与药物之比为3∶1，也有用饴糖与米醋之比为8∶2配制的。

1）分类 根据功效可分为消瘀退肿止痛类、舒筋活血类、接骨续筋类、温经通络类、清热解毒类、生肌拔毒长肉类。

2）应用注意事项 ①药膏在临床应用时，摊在棉垫或4～8层桑皮纸上，大小根据敷贴范围而定，还可以在敷药上加叠一张极薄的棉纸，然后敷于患处。棉纸极薄，药力可渗透，不影响药物疗效的发挥，又可减少对皮肤的刺激，也便于换药。擦涂时四周留边，以防药膏烊化弄脏衣服。②药膏的换药时间，根据伤情的变化、肿胀的消退程度及天气的冷热来决定，一般2～4天换一次，后期患者也可酌情延长。③药膏一般随调随用。④少数患者对药膏过敏而产生接触性皮炎，皮肤瘙痒，有丘疹、水疱出现时，应注意及时停药，外擦青黛膏或六一散，严重者可同时给予抗过敏治疗。

（2）膏药 古称薄贴，是将药物碾成细末配以香油、黄丹或蜂蜡等基质炼制而成。

1）分类 膏药按功用主要可分为治损伤与寒湿类、提腐拔毒生肌类等。

2）应用注意事项 ①膏药由较多的药物组成，适用于多种疾患。一般多应用于伤筋、骨折

NOTE

的后期，若新伤初期有明显肿胀者不宜使用。②对含有丹类药物的膏药，由于含四氧化三铅或一氧化铅，X线不能穿透，所以做X线片检查时应取下。

（3）药粉　即散剂，又称为掺药。药粉的配制是将药物碾成极细的粉末，收贮瓶内备用，使用时或将药粉直接掺于伤口处，或置于膏药上，将膏药烘热后贴患处。按其功能可分为止血收口类、祛腐拔毒类、生肌长肉类、温经散寒类、活血止痛类、取嚏通经类共六类。

5. 外用中成药　中成药是以中药材为原料，在中医药理论指导下，为了预防及治疗疾病的需要，按规定的处方和制剂工艺将其加工制成一定剂型的中药制品，是经国家药品监督管理部门批准的商品化的一类中药制剂。作为供临床使用的中成药不但要具备相应的药名、用法用量、规格和特定的质量标准和检验方法，而且要有确切的疗效，明确的适用范围、应用禁忌与注意事项。外用中成药的具体应用方法及注意事项见各药品使用说明书。

第四节　功能锻炼

功能锻炼是骨伤科治疗四大原则之一，又称练功，古称导引，属于康复医学运动疗法的内容，是通过运动防治疾病、增进健康、促进肢体功能恢复的一种方法。伤肢关节活动与全身功能锻炼对损伤部位有推动气血流通和加速祛瘀生新的作用，可以改善血液与淋巴循环，促进血肿、水肿的吸收和消散，加速骨折愈合，使关节、筋骨得到濡养，防止筋肉萎缩、关节僵硬、骨质疏松，有利于功能康复。

一、分类

功能锻炼的内容丰富，分类方法很多。

1. 根据特点分类

（1）传统运动疗法　传统运动疗法在我国有几千年的悠久历史，又称为传统体育疗法，是指具有我国优良传统的运动锻炼形式，通过练意、练息、练形，以调养患者的精、气、神，进而促使其身心康复的一类方法。传统运动疗法，在古代都包含在“导引按跻”之内。所谓“导引”，是肢体运动、呼吸吐纳相结合的养生康复方法，包括气功、武术内容的运动形式。所谓“按跻”即如今所说的按摩。在古代，按跻多指自我按摩，且将这些自我按摩的动作和导引结合在一起，所以并称为导引按跻。目前还在应用的传统运动疗法有太极拳、五禽戏、八段锦、易筋经等。

（2）现代运动疗法　现代运动疗法只有200年左右的历史，是指通过运动训练来治疗伤、病、残患者或改善功能障碍的方法，是康复物理疗法的主要部分。随着康复医学基础理论研究的深入和神经生理学的引入，现代运动疗法已经获得了极大丰富和发展，形成针对各种运动功能障碍性疾患（如偏瘫、脑瘫、截瘫等）的独具特色的治疗技术体系。

2. 根据动力来源分类

（1）主动运动　肌肉主动收缩产生的运动称为主动运动。根据运动时外力残余情况又分为随意运动、助力运动和抗阻力运动。

1）随意运动　运动时没有任何外力（包括手力或器械力）的参与，动作完全由肌肉的主动收缩来完成，例如自己活动四肢关节、行走、各种医疗体操、传统运动疗法中的太极拳训练、日常生活活动锻炼等。

2）助力运动 运动时部分由患者肌肉主动收缩，部分借助外力帮助完成的运动。外力可以来自器械（如滑轮、悬吊等），也可以来自健侧肢体或他人的帮助，例如四肢骨折患者利用悬吊带将骨折肢体托起，以去除重力的作用来完成肢体的活动；周围神经损伤患者借助滑轮的帮助，由健侧肢体拉动滑轮来帮助患侧肢体抗重力活动，以进行关节活动或肌肉力量训练；偏瘫患者用健侧手帮助患侧上肢活动或在他人的帮助下做患侧肢体的活动等。

3）抗阻力运动 运动时必须克服外部的阻力才能完成，又称为负重运动。阻力可以来自器械或手力，多用于肌肉的力量训练和耐力训练，例如四肢骨折或周围神经损伤后，利用哑铃或沙包训练肌肉力量，并用下肢训练椅训练股四头肌力，利用弹力带训练肢体肌力等。

（2）被动运动 运动时肌肉不收缩，肢体处于放松状态，完全不用力，动作的整个过程由外力来完成。外力可以来自器械或他人，如下肢关节术后早期利用持续性被动活动治疗仪、偏瘫患者的偏瘫肢体在健侧手或他人的帮助下活动，以及做各种手法治疗等。

3. 根据肌肉收缩的形式分类

（1）等长运动 肌肉收缩时肌肉的起止点无移位，关节不产生肉眼可见的运动（肌肉的长度没有变化），又称为等长收缩或静力性收缩。主要用于骨伤科疾患的康复治疗。例如，肢体被固定后或手术后的患侧肢体的肌肉收缩、腰背痛患者的肌肉力量训练等。实际上，由于人体骨骼肌纤维长短不一，即使是等长运动，肌纤维也会发生长度的改变。因此，没有绝对的等长运动。

（2）等张运动 肌肉收缩时张力基本保持不变，但肌纤维长度缩短或延长，由此导致关节发生肉眼可见的运动，又称动力性收缩。根据肌肉收缩时肌纤维长度变化的方向，等张运动又分为以下两种。

1）向心性等张运动 肌肉收缩时，肌肉的两端相互靠近，肌纤维的长度变短，又称为向心性缩短。如屈肘时的肱二头肌收缩，伸膝时的股四头肌收缩。

2）离心性等张运动 肌肉收缩时，肌肉的两端逐渐分开，肌纤维的长度被拉长，又称为离心性延伸，如伸肘时的肱二头肌收缩，下蹲时的股四头肌收缩等。

（3）等速运动 利用专门设备，根据运动过程的肌力大小变化调节外加阻力，使整个运动过程依照预先设定的速度运动，而在运动过程中只有肌肉张力和力矩输出的增加。与等长运动和等张运动相比，等速运动的最大特点是运动中角速度（单位时间移动的角度度数）是固定的，而阻力是变化的，在整个运动过程中所产生的阻力与所作用的肌群力量呈正比，可以测定出肌的最大肌力及关节活动在不同角度时的阻力。

4. 根据能源消耗分类

（1）放松性运动 以放松肌肉和精神为主要目的的运动，如医疗步行、医疗体操、保健按摩、太极拳等。一般适合于心血管和呼吸系统疾病的患者、精神紧张者、老年人及体弱者。

（2）力量性运动 属于抗阻力运动，以增加肌肉力量为主要目的，如各种器械医疗体操，抗阻力训练（沙袋、实心球、哑铃、拉力器等）。一般适合于骨骼肌肉和外周神经损伤引起的肌肉力量减弱。

（3）耐力性运动 以增加心肺功能为主要目的，如医疗步行、骑自行车、游泳，适合于心

NOTE

肺疾患及需要增加耐力的体弱患者。

5. 根据作用部位分类

（1）*局部运动* 局部运动指以改善局部功能为主的运动，如四肢骨折患者的关节活动训练、周围神经损伤患者的肌肉力量训练、局部按摩、手法治疗等。

（2）*整体运动* 整体运动指以恢复体力、提高身体素质为主的运动治疗，如有氧运动、健身训练、医疗体操等。

6. 根据治疗时器械的使用情况

（1）*徒手运动* 徒手运动包括各种徒手医疗体操、关节活动训练、手法治疗、传统运动疗法中的太极拳等。

（2）*器械运动* 器械运动包括各种器械体操、肢体悬吊牵引、利用等速测试训练系统进行肌肉和关节活动度训练等。

二、作用

运动疗法治疗骨伤科疾病，对提高疗效、减少后遗症有重要的意义。临床经验证实，运动疗法是治疗骨折不可缺少的手段。骨伤科疾病各部位锻炼，既有加强局部肢体关节的活动功能，又有促进全身气血运行、增强体力的功效。其作用主要可归纳为以下几点。

1. 活血化瘀、消肿定痛 由于损伤后瘀血凝滞，经脉不通而导致疼痛肿胀。局部运动与全身运动有促进血液循环、活血化瘀的作用，通则不痛，可达到消肿定痛的目的。

2. 濡养患肢关节筋络 损伤后期及肌筋劳损，局部气血不充，筋失所养，酸痛麻木。锻炼后血行通畅、化瘀生新、舒筋活络，筋络得到濡养，关节滑利，伸屈自如。

3. 促进骨折愈合 运动后既能活血化瘀，又能生新；既能改善气血之道不得宣通的状态，又有利于续骨。在夹板固定下进行功能锻炼，不仅能保持良好的骨折对位，又可以使骨折的轻微残余移位逐渐得到矫正，使骨折愈合与功能康复同时进行，缩短疗程。

4. 防治筋肉萎缩 骨折或者较严重的伤筋可导致肢体废用，所以对骨折、扭伤、劳损及韧带不完全断裂，都应该积极进行运动锻炼，使筋伤修复快，愈合坚，功能好，减轻或防止筋肉萎缩。

5. 避免关节粘连和骨质疏松 关节粘连、僵硬强直及骨质疏松的原因是多方面的，但其主要原因是患肢长期的固定和缺乏活动锻炼。所以积极、合理地进行功能锻炼，可以促使气血通畅，避免关节粘连、僵硬强直和骨质疏松，是保护关节功能的有效措施。

6. 扶正祛邪 局部损伤可致全身气血虚损、营卫不固和脏腑不和，风寒湿外邪乘虚而入。通过锻炼能调节机体功能，促进气血充盈，肝血肾精旺盛，筋骨劲强，关节滑利，扶正祛邪，有利于损伤和整个机体的全面恢复。

三、应用原则

1. 因人而异 评估病情，确定运动内容和强度，制定运动计划。应辨明病情，估计预后，应因人而异，因病而异，根据伤病的病例特点，在医护人员指导下选择适宜于各个时期的锻炼方法，尤其对骨折患者更应分期、分部位对待。

2. 动作要领　上肢锻炼的主要目的是恢复手的功能。凡上肢各部位损伤，均应注意手部各指间关节、掌指关节的早期活动，特别是保护各关节的灵活性，以防关节发生功能障碍。下肢锻炼的主要目的是恢复负重和行走功能，保持各关节的稳定性。在下肢的活动中，尤其需要依靠强大而有力的臀大肌、股四头肌和小腿三头肌，才能保持正常的行走。

3. 循序渐进　严格掌握循序渐进的原则，是防止加重损伤和出现偏差的重要措施。锻炼时动作应逐渐增加，次数由少到多，动作幅度由小到大，锻炼时间由短到长。

4. 定期评估　定期评估不仅可以了解患者的病情和功能恢复的快慢，还可随时调整锻炼的内容和运动量，修订康复计划。

5. 注意事项

（1）锻炼时应思想集中，全神贯注，动作缓而慢。

（2）锻炼次数，一般每日 2 ～ 3 次。

（3）锻炼过程中，对骨折、筋伤患者，可配合热敷、熏洗、涂擦外用药及其他理疗等方法。

（4）锻炼过程中，要顺应四时气候的变化，注意保暖。

四、禁忌证

对需要进行功能锻炼的患者要注意进行身体评估，有如下禁忌证存在时，不宜施行功能锻炼。

1. 处于疾病的急性期或亚急性期，病情不稳定。

2. 有明确的急性炎症存在，如体温超过 38℃，白细胞计数明显升高等。

3. 全身情况不佳、脏器功能失代偿期，如：①脉搏加快，安静时脉搏大于 100 次 / 分。②血压明显升高，临床症状明显，舒张压高于 120mmHg 或出现低血压性休克。③有明显心力衰竭表现，呼吸困难、全身浮肿、胸腔积液、腹水等。④严重心律失常者。⑤安静时有心绞痛发作。

4. 休克、神志不清或有明显精神症状，不合作者。

5. 运动过程中有可能发生严重并发症，如动脉瘤破裂等。

6. 有大出血倾向者。

7. 运动器官损伤未做妥善处理。

8. 身体衰弱，难以承受训练。

9. 剧烈疼痛，运动后加重。

【人体各部位功能锻炼方法】

可详见《中医正骨学》。

NOTE

第五节 针灸疗法

针灸康复法是在中医基础理论和经络学说的指导下，利用刺法和灸法以达到治疗疾病、促进身心康复的方法。刺法，古称“砭刺”，由砭石刺病发展而来，后来又称“针法”。灸法，古称“灸焫”，又称“艾灸”。

一、治疗作用

以中医基础理论和经络学说为基础，通过针刺和灸法刺激一定腧穴部位，以激发经络气血运行、疏通经络、调整脏腑、调和气血、调和阴阳，从而达到治疗疾病、促进身心康复的目的。其中针刺疗法是通过提插捻转等补泻手法，利用不同的针具对经络腧穴予以适当的刺激，以调整脏腑、补虚泻实；而灸法是利用艾绒等对一定的腧穴部位进行温热刺激以起到培元固本、祛风散寒、温通经脉的作用。

二、治疗方法

1. 针刺疗法 是指使用不同的针具，通过一定的手法或方式刺激机体的一定部位或腧穴，以降低功能障碍、防治疾病的方法。

（1）体针 又称毫针疗法，是以毫针为针刺工具，通过在人体经络上的腧穴施以一定的操作方法，以通调营卫气血、调整经络脏腑功能来治疗相关疾病的一种方法。《灵枢・官针》曰：“九针之宜，各有所为，长短大小，各有所施也。”临床上可用于偏瘫、痿证、痹证、颈椎病、落枕、肩周炎、头痛、腰痛、扭挫伤等疾病的康复。

（2）头针 又称头皮针疗法、颅针疗法，是根据大脑皮层的功能定位理论，在头皮划分出皮层功能相应的刺激区，在有关刺激区进行持续快速捻针以治疗疾病的方法。头为诸阳之会，手足六阳经皆上循于头面。人体的经气通过经脉、经别、皮部等联系集中于头面部。主要用于脑源性疾病的康复。此外，头针还可用于腰腿痛、肩周炎、三叉神经痛及某些内脏疾患等疾病的康复。

（3）水针 又称穴位注射，是将中西药物或组织液等液体注入人体有关穴位或部位以治疗疾病的方法。水针既有针刺的机械作用，又有药物的药理作用。适用于体表各部位的疼痛，包括神经、肌肉、关节等各组织器官疾病所引起的疼痛，某些炎症和感染及其他原因引起的功能障碍，如头痛、急性腰扭伤、颈椎病等疾病的康复均可用水针疗法。

（4）电针 是指针刺得气后，在针柄上通以微量电流以加强刺激，从而达到治疗目的的一种疗法。对急性病可加强刺激以缓急；对慢性病可进行轻而持续时间长的刺激以提高疗效。临床上通常用于神经损伤、肩周炎及某些疼痛病证的康复治疗。

（5）磁针 是磁场疗法和针灸相结合的新方法，指用不同的针具将外磁场作用于穴位中的一种方法，使一定的磁场量通过穴位作用于经络来调整人体气血和脏腑功能。具有镇痛、消肿、消炎、降压、止泻等作用，可用于各种急慢性疼痛性疾病、关节炎、扭挫伤及各种运动系统疾

NOTE

病的康复治疗。

（6）三棱针　是通过三棱针刺络放血，达到通经活络、开窍泄热、消肿止痛目的的一种针刺方法。《灵枢·九针十二原》曰："锋针者，刃三隅，以发痼疾。"常用于痛证及实热证的治疗，如急性腰扭伤、痹证、痿证等病证的康复。

（7）埋针　是以特制的小型针具固定于腧穴的皮内或皮下，进行较长时间埋藏的一种方法。具有调整阴阳、疏通经络、行气活血的作用，可用于某些慢性疾病或顽固性疾病的康复，如面肌痉挛、慢性腰肌劳损等。

（8）皮肤针　指用针浅刺人体皮肤的一定部位以疏通经络、调节脏腑虚实达到治疗疾病目的的一种疗法。常用于头痛、偏瘫、痿证等患者的康复治疗。

（9）耳针　是用针或其他方法刺激耳穴来治疗疾病、促进康复的一种方法。多用于偏瘫、头痛、眩晕等疾病的康复治疗。

（10）火针　火针古称"燔针""烧针"等，火针法是用特制的针具经加热烧红后，采用一定手法，刺入身体的特定腧穴或部位，以治疗疾病的一种针刺方法。《针灸大成·火针》曰："灯上烧，令通红，用方有功。若不红，不能去病，反损于人。"多用于腱鞘囊肿、肩周炎、网球肘、膝关节骨性关节炎、颈椎病、腰痛及各种疑难痛证等。

此外，还有面针、眼针、鼻针、手针、腕踝针、舌针、足针、激光针、微波针、浮针等，在康复治疗当中起到一定的作用。

2. 灸法　借助灸火的热力及药物作用，通过经络传导给人体以温热刺激，达到温通经脉、理气活血、祛风散寒、回阳固脱的目的。《医学入门·针灸》曰："药之不及，针之不到，必须灸之。"灸法分为艾炷灸、艾卷灸和温针灸，常用的是温针灸。临床上多用于躯体冷痛、肢体麻木等虚寒性疾病的康复治疗。

3. 拔罐法　是以火罐为工具，利用燃烧排出其中空气造成负压，使火罐吸附在患部，产生温热刺激并造成瘀血现象的一种方法。其作用在于行气活血、疏通经络、消肿止痛、祛风散寒除湿，多用于疼痛性疾患及风湿痹痛等病证，如头痛、颈椎病、肩周炎、急性腰扭伤、类风湿关节炎、腰痛等疾病的康复治疗均可用拔罐法。

第六节　饮食疗法

《素问·平人气象论》指出："人以水谷为本，故人绝水谷则死。"饮食疗法，是指有目的性地选择食品的品种，调节饮食的质量，或将食物与药物配合制成药膳，以促进人体身心康复的方法。

一、治疗作用

"医食同源"，饮食应用于康复医疗可谓历史久远，源远流长。故《寿亲养老新书》曰："主身者神，养气者精，益精者气，资气者食。食者生民之天，活人之本也。"唐代孙思邈在《备急千金要方·食治》中说："夫为医者，当须先洞晓病源，知其所犯，以食治之，食疗不愈，然后命药。”饮食不仅可以提供人体生命活动所需要的精微物质，滋养机体，而且可以调和阴阳、通调脏腑、补养气血、扶正祛邪。

二、治疗原则

1. 平衡阴阳、协调整体 对于康复患者而言，需要补偏救弊，损有余而补不足，恢复整体阴阳的动态平衡。因此，饮食疗法必须围绕调整阴阳、协调整体平衡而合理配置膳食。如脾胃虚寒所致的脘腹隐痛可将糯米与大枣、核桃仁煮粥食用，以健脾和胃、散寒止痛；阴虚有热者可将冰糖、银耳、百合等煮汤服用以滋阴清热。

2. 协调脏腑、注重脾肾 脏腑功能失调则会产生疾病。因此饮食疗法要注重协调脏腑之间、整体与局部之间的关系，恢复机体的生理平衡。同时，脾主精微物质的吸收，肾之阴阳能滋养五脏六腑之阴阳，因此，饮食疗法要注重脾肾。

3. 辨证辨病、相互结合 辨证施食与辨病施食相结合，是中医饮食疗法的基本原则之一。辨病施食是以辨证施食为前提，根据病种的不同而选用不同的饮食。如心悸怔忡的患者，可选用猪心加补益气血之品一同烹饪服用；阳虚水泛者可将猪肾与核桃肉同炖食用，以理肾气、利膀胱。故古代就有“以形补形，以脏补脏”之说，即是这一原则的具体应用。

4. 三因制宜 即因人、因地、因时制宜。因人的性别、年龄、禀赋强弱及性格类型等差异，其饮食忌宜有所不同。不同体形的人，其饮食忌宜也有差异。体胖者多痰多湿，宜多食清利化痰之品；体瘦者多有阴虚、津亏血少，宜多吃滋阴生津的食品。我国地域辽阔，各地自然条件、饮食习惯亦有不同，在饮食疗法中，应采用相应的饮食。饮食疗法还应随四季气候的变化而相应改变。如春季为万物生发之始，阳气发越，不宜过食辛辣发散之物，以免助阳外泄；冬季万物收藏，天寒地冻，应多食温热御寒之品。

此外，饮食疗法中，不可偏嗜五味中某一味或某几味，日久，可导致脏腑功能失调，正气受损，不利于机体康复，甚至可导致病情加重。故《素问·脏气法时论》中曾提出：“五谷为养，五果为助，五畜为益，五菜为充，气味合而服之，以补精益气。”

三、治疗方法

1. 补益正气类 本类饮食方能补益人体气血阴阳之不足，有抗衰益寿的作用，适用于久病体虚，正气亏损者。补气的有黄芪粥、人参酒、茯苓酒等；补血的有当归羊肉汤、当归黄芪鸡等；补阴的有补肾鳖肉汤、清蒸甲鱼；补阳的有冬虫夏草鸭、苁蓉羊肉粥等。

2. 健脾和胃类 本类饮食方能充养后天之本，气血生化之源，适用于脾胃虚弱者。如白术猪肚粥、山药粥、鲫鱼羹、萝卜饼、益脾饼等。

3. 养心健脑类 本类饮食方有养心安神、健脑益智之效，适用于夜寐不安、健忘等。如甘麦大枣汤、桂圆莲子粥、玫瑰花烤羊心等。

4. 生津止渴类 本类饮食方有清热除烦、滋阴润燥、生津止渴之效，多适用于消渴患者的康复。如猪胰汤、苦瓜蚌肉汤、五汁饮、清蒸茶鲫鱼等。

5. 化湿利水、蠲痹止痛类 本类饮食方有化湿利水、通淋泄浊、祛湿行气止痛之效。其中化湿利水、通淋泄浊适用于水湿泛溢之证，如鲤鱼汤、泥鳅炖豆腐等；祛湿行气止痛主要适用

NOTE

于风寒湿痹、关节不利者，如防风粥、木瓜汤、五加皮酒、薏苡仁酒等。

6. 行气活血类　本类饮食方有行气活血、化瘀通络之效，适用于心血瘀阻之胸痹、中风后遗症及跌打损伤等的康复。如桃仁粥、红枣黑木耳汤、山楂粥、桃仁墨鱼、丹参酒、红花酒等。

7. 潜阳息风类　本类饮食方有平肝潜阳息风之效，适用于肝阳上亢者。如菊花粥、夏枯草煲猪肉、鲜芹菜汁、荷叶粥等。

8. 止咳、祛痰、平喘类　本类饮食方有宣肺止咳、祛痰、降气平喘之效。如川贝酿梨、杏仁猪肺粥、燕窝汤、银耳羹等。

9. 温肾固涩类　本类饮食方有温肾、收敛固涩之效，适用于肾虚失藏、精关不固的康复。如芡实粉粥、山茱萸粥、金樱子粥、炒黄面等。

10. 润燥通便、导滞除满类　本类饮食方有润肠通便、消食导滞、开郁除满之效。如菠菜粥、釜底抽薪蜜、五香槟榔、硝菔通结汤等。

11. 补肾健骨类　本类饮食方有补肾、强筋健骨之效。如桑葚牛骨汤、枸杞羊肾粥、参枣骨脂汤、羊脊骨粥等。

第七节　情志疗法

情志疗法又称为精神康复法，古称“意疗”“心疗”，是指康复工作者在整体观念的指导下，通过制订康复计划，运用语言、表情、姿势、行为等手段，影响心身功能障碍患者的感受、认识、情绪和行为，改善异常情志反应，消除致病的情志因素，达到形神调和，促使心身功能康复的一类方法。正如《素问·上古天真论》所言：“恬淡虚无，真气从之，精神内守，病安从来。”

中医学对心理现象的认识集中在情志学说之中。正如《景岳全书·郁证》中所述“凡五气之郁，则诸病皆有，此因病而郁也；至若情志之郁，则总由乎心，此因郁而病”。情志和疾病之间存在着“因病而郁”和“因郁而病”的相互关系。

一、治疗作用

1. 改善异常情志反应　当躯体遭遇功能障碍时，会产生相应的精神情绪改变，集中体现在对功能障碍的态度上，其反应的程度与功能障碍的性质和程度有关，也与患者的人格类型和行为特点相关，还与周围的环境和社会因素相关。异常情志反应一方面提示功能障碍所导致的后果，另一方面在体内的蓄积又会妨碍疾病的康复，甚至加重病情，导致新的功能障碍。因此，改善异常情志反应，不仅能够促进原有功能障碍的康复，而且能够预防新的功能障碍出现，是情志疗法的重要作用之一。

2. 消除致病精神因素　情志疗法通过制订具体可行的康复计划，运用语言、表情、姿势、行为等手段，累积对机体的良性刺激，提高患者的心理风险抵御能力，消除致病的精神因素，帮助患者真正从功能障碍的心理阴影中走出来。这也是情志疗法的重要作用之一。

NOTE

二、适应证

情志疗法主要包括情志相胜法、说理开导法、移精变气法、暗示疗法、娱乐疗法。它们在临床应用时各有侧重，但均针对异常的精神情绪变化。

1. 情志相胜法 是中医独特的情志康复方法。它是根据《内经》的五脏情志相胜理论，即悲胜怒、恐胜喜、怒胜思、喜胜忧、思胜恐，有目的地通过语言或非语言的多种手段，激起患者的某些情志活动，以达到纠正其异常的情志活动，减轻和消除某些躯体症状，或促使某些情志病证痊愈的目的。

2. 说理开导法 指通过劝说、指导、安慰、保证等手段来疏泄情感，主要适用于焦虑、紧张、恐惧等心理障碍的患者，可以为其提供精神支持。在临床实践过程中，医者除了要斟酌遣词造句，注重语气外，还要注意自己的表情、态度、姿势和动作，增加患者对医者的信任，加强与患者的沟通与交流。

3. 移精变气法 是我国古代一种祝由形式的情志疗法。《素问・移精变气论》曰："古之治病，惟其移精变气，可祝由而已。"王冰注曰："移谓易，变谓改变，皆使邪不伤正，精神复强而内守也。"祝由疗法可由一定权威性的人物，通过讲述患者发病的缘由，指导纠正不良的精神状态；亦可通过行为、舞蹈等形式来转移患者的注意力，以达到调畅气机、精神内守的目的。此法主要适用于因惊惧迷惑所致的精神障碍。

4. 暗示疗法 《素问・调经论》指出："刺微奈何？岐伯曰：按摩勿释，出针视之，曰我将深之，适人必革，精气自伏，邪气散乱，无所休息，气泄腠理，真气乃相得。"这是暗示疗法较早的记载。

根据性质分，有积极暗示和消极暗示。在医疗实践中实施的是积极暗示，以利于功能的改善和疾病的痊愈。按施行者言，分自我暗示和他暗示。在临床实践中，他暗示占据主要地位，包括医生之情和旁人之情。在面对患者时，医生施术要注意自己的语言、表情、姿势和行为，还要照顾到患者周围的人文环境和社会环境是否恰当，最大限度地为患者创造康复的条件，通过他人暗示调动患者的自我暗示来寻求内心的平衡。主要适用于消除癔症性躯体障碍，特别适用于急性起病的患者。

5. 娱乐疗法 是将心身功能康复置于人的正常活动中，充分利用人体的自我康复能力达到形神调和目的的治疗方法。主要适用于与心理因素有关的疾病，如高血压、冠心病、中风病等。所谓"七情之为病也，看花解闷，听曲消愁，有胜于服药者也"。选择娱乐疗法除了要适合病情需要外，还要重视个人的兴趣培养，才会取得较好的疗效。

三、注意事项

1. 选择正确的情志疗法 选择正确的情志疗法是进行精神康复的首要前提。其中，整体观念是选择正确方法的指导思想。人体是一个有机整体，人体与自然环境及社会环境有着密切的关系。只有顺应自然，适应社会，整体调治，才能"既治病，又见人"，达到形神统一。而辨证论治是选择正确的情志疗法的有力保证。制订康复计划，必须根据不同的病理阶段采取相应的手段和方法，才能使其与临床实际达到统一，取得满意的康复效果。

2. 注重建立良好的医患关系　良好的医患关系是进行情志康复成功与否的关键。如前面所述，情志疗法中的医患共参、以患为主的诊疗模式决定了在临床实践中必须以互信为基础，才能为康复计划的成功实施提供有利的环境。

第八节　现代康复治疗方法

现代康复治疗技术是康复医学的重要组成部分，也是骨伤科疾病治疗的基本手段之一。本节主要介绍与骨伤疾病康复相关的现代康复治疗技术，如物理疗法、作业疗法、康复工程等。现代康复技术的综合应用可最大限度地提高骨伤患者的功能水平，将残疾和残障降低到最低程度，从而改善和恢复患者的日常生活活动和社会参与能力，促进患者全面、整体的康复。

一、物理治疗技术

物理治疗是借助运动疗法和物理因子疗法（电、光、声、磁、冷、热、水、力等）预防和治疗疾病，从而恢复或重建躯体功能的一种治疗技术，是骨伤疾病康复治疗的主要技术之一。物理治疗包括运动疗法和物理因子疗法。

（一）运动疗法

运动治疗是指以生物力学和神经发育学为基础，借助治疗器械和（或）治疗者的手法操作，在患者的主动参与下，采用主动和（或）被动运动来改善人体局部或整体功能的一种治疗方法。根据患者的临床和功能状况的评估结果，以运动处方形式选择一定的运动治疗项目及适宜的运动量，并注明在运动疗法中的注意事项，为患者安排运动治疗方案。

运动治疗处方包括运动治疗项目和运动治疗量。

1. 运动治疗项目　根据患者的功能状况和治疗目的分为以下几类：①耐力性项目：以提高患者全身耐力、改善心肺功能为目的训练项目，如健身跑、游泳、登山、上下楼梯等。②力量性项目：以通过力量性训练项目来增加肌肉力量为目的，如各种抗阻力训练（沙袋、哑铃、拉力器等），主要适合于骨骼肌和外周神经损伤引起的肌肉力量减弱。③放松性项目：以放松肌肉和调节神经为主要目的，如医疗步行、医疗体操、气功等，多适合于心血管和呼吸系统疾患的患者、年老体弱者。④矫正性项目：以纠正躯体解剖结构或生理功能异常为目的，如脊柱畸形、扁平足的矫正体操等。

2. 运动治疗量　指运动治疗中的总负荷量，其大小取决于运动治疗的强度、频度和运动治疗的总时间。①运动治疗强度：确定运动治疗强度的指标有心率、机体耗氧量、代谢当量及运动者的主观感受等，是确定运动治疗量的重要因素。②治疗频度：指每周参与或接受运动治疗的次数。一般每周 3 ～ 5 次。③治疗持续时间：运动治疗过程应分为准备、训练、结束三个阶段，其中训练治疗应持续 20 ～ 30 分钟，准备、结束阶段通常采用小强度的活动。

3. 注意事项　运动治疗应掌握好适应证。对不同的疾病、不同的对象选择不同的运动治疗方法，运动处方实施后，还要根据患者的实施情况，定期评定，及时调整治疗方案。

NOTE

（二）物理因子疗法

利用电、光、声、磁、冷、热、水、力等物理因子来预防和治疗疾病。

1. 电疗法 利用不同电流频率产生的理化效应治疗疾病的方法称为电疗法。根据所采用电流频率的不同可分为低频、中频和高频电疗。

（1）低频电疗 低频电疗（频率 0 ～ 1000Hz）具有镇痛、促进局部血液循环、兴奋神经肌肉组织等作用。其特点：①电解作用弱，甚至没有明显的电解作用。②可强烈刺激感觉和运动神经。③不同类型的神经纤维对电刺激的阈值（刺激阈）不同，当电刺激强度过低时并不会产生神经冲动或仅有局部反应，当电刺激超过阈值时才会产生神经冲动。④没有明显热作用。

（2）中频电疗 中频电疗（频率 1000 ～ 100000Hz）的特点：①中频电流较低频电流容易通过皮肤的电阻，因此可作用在较深的人体组织。②同时发挥低频与中频电流的双重治疗作用。③电流在设定频率范围内无间断调整，还可以影响不同的神经组织。

（3）高频电疗 电流频率在 100kHz 至 300GHz 之间，按波长频率分：长波、中波、短波、超短波、微波五个波段。高频电的治疗作用：①改善血液循环：使局部血管扩张、血流加速。②镇痛：对神经痛、肌肉痉挛痛、肿胀疼痛、缺血性痛、炎症痛均有良好的止痛效果。③消炎。④降低肌张力。⑤加速组织生长修复。⑥提高免疫力。

2. 光疗法 应用人工光源或日光辐射治疗疾病的方法称为光疗法。根据光波波长的不同，分为红外线疗法、蓝紫光疗法、紫外线疗法，临床常用的还有激光疗法。

3. 超声波疗法 是频率在 20kHZ 以上的机械振动波，作用于人体时产生温热效应、微细按摩效应、空化效应及多种理化效应。主要作用包括减少疼痛和肌肉痉挛、促进组织愈合、增加组织伸展性、改善关节僵硬、软化瘢痕等。

4. 磁疗法 应用磁场治疗疾病的方法称磁疗法。磁场可改变组织细胞的生理、生化过程，产生消肿、镇痛、促进血液及淋巴循环等作用。

5. 水疗法 应用水的温度、机械和所含化学成分，以不同方式作用于人体来治疗疾病。如利用水浮力的减重进行水下训练等。

6. 石蜡疗法 用加热后的石蜡治疗疾病的方法为石蜡疗法。石蜡具有温热作用、机械压迫作用和润滑作用，具有消肿、止痛、减轻瘢痕及粘连等治疗作用。

7. 体外冲击波疗法 冲击波是一种通过振动、高速运动等导致介质极度压缩而聚集产生能量的具有力学特性的声波，会引起介质的压强、温度、密度等物理特性发生跳跃式改变，它的物理特性包括机械效应和空化效应。具有镇痛、促进骨修复等作用。

8. 生物反馈疗法 人体有一套精确的调节系统，来自无数复杂的反馈回路的相互作用，对各种生理功能和环境作出反应。生物反馈疗法是应用电子技术将生物信息转换为声、光、图像等信号，激励患者的主动意识和意念的参与，使人能对自己体内异常的不随意生理活动进行自我调节、控制以治疗疾病的方法。常用的有肌电生物反馈、手指温度生物反馈、血压生物反馈、心率生物反馈、脑电生物反馈和皮肤电生物反馈等。

（三）物理治疗的特点

1. 预防与治疗结合，以恢复功能为目的。
2. 局部运动与全身运动结合。
3. 必须按照正确的运动处方进行运动。

4. 简便易行，患者须主动参与，积极配合治疗。

5. 遵循持之以恒、循序渐进、因人而异、密切观察的应用原则。

（四）运动性治疗介入类型

1. 有氧训练和功能恢复性训练。

2. 肌肉表现性运动如肌力、肌肉爆发力、肌肉耐力训练。

3. 牵拉技巧，包括肌肉延长操作程序、关节松动和徒手操作技巧。

4. 神经肌肉控制、抑制与促进技巧及运动感觉认知性训练。

5. 姿势控制、身体力学与稳定运动、放松运动。

6. 平衡性运动与灵敏度训练。

7. 呼吸运动与呼吸肌训练。

8. 特定任务性功能训练。

（五）物理治疗作用

1. 修复和预防损伤。

2. 改善、恢复和增进身体功能。

3. 预防和降低健康相关危险因子。

4. 优化整体健康状态、整体适能和健全感。

5. 提高神经系统的调节功能。

6. 增强心肺功能、增强内分泌系统的代谢功能。

（六）常用物理治疗技术与方法

1. 改善关节活动度的技术与方法　主要用于改善和维持关节的活动度。根据是否借助外力分为主动运动、主动助力运动和被动运动；根据是否使用器械分为徒手运动和器械运动。（适应证及具体方法详见本章第四节）

2. 增加肌肉力量的技术与方法　肌力下降是骨伤疾病患者常见的问题。通过肌肉的主动收缩来改善或增强肌肉的力量。根据肌肉的收缩方式可分为等长运动和等张运动；重复性等长收缩在改善等长肌力上更为有效。离心训练，是肌肉骨骼损伤或手术后必要的组成部分，可降低在高强度减速、快速变向、重复离心肌肉收缩活动时发生损伤或再次损伤的风险。根据是否施加阻力可分为非抗阻力运动和抗阻力运动。①主动助力运动、主动运动、抗阻力运动（详见本章第四节）。②开链运动与闭链运动：运动链分为开链运动（open kinetic chain，OKC）和闭链运动（closed kinetic chain，CKC）。开链运动指肢体近端固定而远端关节活动的运动。开链运动测试及训练更能找出个别肌肉或肌群的肌力缺失，并改善肌肉表现。开链运动可以增加肌肉爆发力和肌力。开链的运动特点是各关节链有其特定的运动范围，远端的运动范围大于近端，速度也快于近端。开链阻力运动中单一动作关节能产生较大程度的动作控制。以膝关节 OKC 训练（股四头肌）为例，足部并不固定，膝关节的运动独立于同侧踝关节进行屈伸腿动作。闭链运动指肢体远端固定而近端关节活动的运动。闭链实际上是将开链的旋转运动转换成线性运动，因此运动时不增加关节的切力，可以增加保护作用，更接近于功能性康复，尤其适合于膝关节韧带重建术后的早期康复训练。闭链运动可刺激关节与肌肉的机械接收器，诱发主动肌与拮抗肌的共同活化，促进了动态稳定度。闭链训练比开链训练提供更多的本体感觉及运动觉回馈。闭链运动可以改善运动的协调控制，增加肌肉的耐力。

NOTE

3. 软组织牵伸技术与方法 是指拉长挛缩或缩短软组织的治疗方法，其目的是改善或重新获得关节周围软组织的伸展性，降低肌张力，增加或恢复关节的活动范围，防止发生不可逆的组织挛缩，预防或降低躯体在活动或从事某项运动时出现的肌肉、肌腱损伤。根据牵拉力量来源、牵拉方式和持续时间，可分为手法牵伸、器械牵伸和自我牵伸。

4. 神经肌肉诱发和抑制技巧 使用抑制或诱发技巧协助肌肉延展与本体神经肌肉诱发，反射性放松缩短的肌肉的张力。包括主动抑制、主动牵拉和诱发牵拉等。

5. 肌肉能量技术 主要用来伸长肌肉、筋膜和松动关节。应用时患者要精准控制主动肌肉收缩，对抗治疗师施予的相反方向与强度的力量。

二、手法治疗技术

1. 关节松动技术 适应于任何因力学因素（非神经性）引起的关节功能障碍。其力学作用可促进关节液流动，增加无血管的关节软骨和软骨盘的营养，缓解疼痛，防止关节退变，保持组织的伸展性；增加本体反馈。其神经作用抑制脊髓和脑干致痛物质的释放，提高痛阈。（详见本章第一节）

2. 神经松动术 通过肢体的运动对神经外周的软组织施以机械性拉力，通过张力的变化，改善神经间的微循环、神经轴向传输和脉冲频率等并促进血液进入神经组织，以达到减轻疼痛及促进组织复原的目的，主要适用于有神经组织卡压或者粘连诱发的症状的患者。

3. 综合消肿疗法 是目前世界上应用最广泛、效果最为肯定的淋巴水肿治疗方法。主要包括皮肤护理、手法淋巴引流、压力治疗、功能锻炼等治疗措施。最初由丹麦医生 Vodder 创立于 20 世纪 30 年代，主要用于淋巴组织受损后的水肿治疗，80 年代德国医生 Foeldi 夫妇将此项技术加以改良和发展，增加了弹性绷带包扎、皮肤护理和功能锻炼等辅助治疗，形成了目前被广泛接受的综合消肿疗法。CDT 主要遵循淋巴回流的路径采用人工手法按摩进行淋巴引流，将水肿液引流至深部淋巴系统和邻近的淋巴通路排出，从而减轻和消除组织水肿，常用于肿瘤淋巴清扫术后和骨伤科疾病后的水肿治疗，为早期组织修复和功能恢复创造良好的条件。

三、作业治疗技术

作业疗法（occupational therapy，OT）是根据患者的功能障碍和康复目标，采用有针对性的日常生活、娱乐、认知活动和职业劳动对患者进行反复训练，以缓解症状，改善患者躯体和心理功能，提高生活质量，最大限度地恢复正常家庭和社会生活的一种治疗方法。通过感觉和运动功能的作业训练，增加躯体感觉和运动功能，改善躯体的活动能力。如增强肌肉力量、耐力，改善身体平衡能力；通过认知和感知作业的训练，提高脑的高级功能，如定向力、记忆力等；改善神经肌肉及皮肤的感知觉。通过日常生活活动自理能力的训练，提高患者生活自理能力和自我照料能力；作业活动还可以改善患者的心理情绪，提高其适应社会的能力。

环境改造是作业治疗的主要内容之一。通过对环境的适当调整，使环境能够适应骨伤疾病后永久功能障碍患者的生活、学习或工作的需要。对遗留有重度功能障碍的骨伤患者来说，要根据具体的损伤情况，有针对性地进行居家环境的改造。以患者安全性为原则，消除室内可能造成二次损伤的风险因素；常用物品可在能力范围内易够取和使用；家具的尺寸紧密结合损伤

NOTE

恢复特点；有足够的活动空间及安全防护措施。环境改造是患者能否真正回归家庭和社会的重要条件。如轮椅坡道、卫浴及室内外无障碍设施改造等。作业治疗在骨伤常见疾病中的具体临床应用详见本书相关章节。

四、康复工程

康复工程（rehabilitation engineering，RE）是一门医学与工程学相结合的应用性科学技术，现代康复工程学更是结合了机械学、材料学、生物信息学、生物力学、电子控制学、社会学与信息科学等诸多学科技术。康复工程产品应用于人体，通过代偿、替代或辅助重建等方法来弥补功能缺陷，预防和改善功能障碍，使功能障碍者最大限度地实现生活自理，回归社会，在骨科康复中具有不可替代的作用。常用的有矫形器、助行器、轮椅、康复机器人等。

（一）矫形器

矫形器是装配于人体四肢、躯干等部位的一类体外器具的总称。具有稳定与支持、代偿与助动、长度补偿及减重等基本功能。根据矫形器安装的部位分为上肢矫形器、下肢矫形器和脊柱矫形器 3 大类。

（二）助行器

助行器是辅助人体支撑体重，保持平衡和行走的工具。根据助行器支撑部位，选择合理的助行器，分为手杖、肘拐、前臂支撑拐、腋杖 4 大类（图 3–16 ～图 3–19）。应根据患者功能障碍及治疗目的来选择。

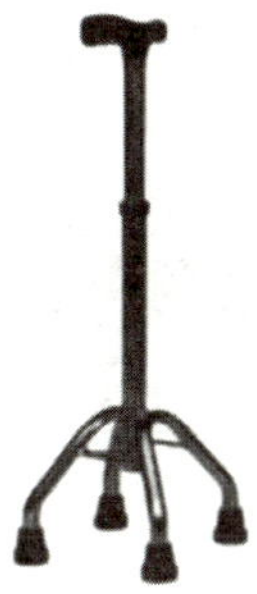

图 3–16　手杖

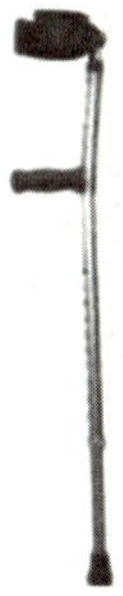

图 3–17　肘拐

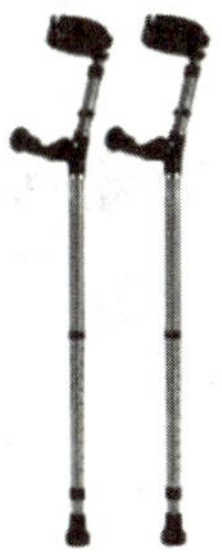

图 3–18　前臂支撑拐

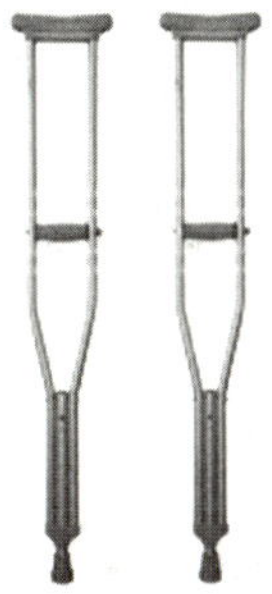

图 3–19　腋杖

1. 助行器选择注意事项

（1）手杖　患者穿鞋或下肢支具站立时肘关节屈曲 25°～ 30°，腕关节背伸，小趾前外侧 15cm 处至背伸手掌面的距离为手杖长度。

（2）肘拐　肘拐臂部长度应以尽量接近肘部而不对其附近的骨突起造成压迫为宜。

（3）前臂支撑拐　立位测量：使用者站直，肩与上肢放松，目视正前方，体重均匀分布于双足，测量自地面到尺骨鹰嘴的距离。卧位测量：足底到尺骨鹰嘴的距离再加 2.5cm。

（4）腋杖　测定腋杖长度时患者穿着鞋子站立，身长减去 41cm 的长度为腋杖的长度，大转子的高度即为把手的位置。若患者下肢或上肢有短缩畸形，可让患者穿上鞋或下肢支具仰卧，将腋杖轻轻贴近腋窝，在小趾前外侧 15cm 处与足底平齐处为腋杖最适当的长度，肘关节屈曲 25°～ 30°，腕关节背伸时的掌面即为把手部位。

NOTE

（三）假肢

假肢是用于弥补截肢者肢体缺损和代偿其失去的肢体功能而制造装配的人工肢体。装配假肢时要充分考虑患者的使用目的和穿戴假肢后对基本功能的影响，要注意实效和价格的效益比，以功能代偿为主要考虑。

现代假肢多由肌电控制，能够接收大脑经由肢残肌肉传来的生物电信号，经安装在假肢臂筒内的电子和机械系统处理产生动作。肌电电压信号通常是通过两个被安置在残肢皮肤表面上的电极测取的微小肌电电位差信号来作为控制和操纵肌电假肢各种功能的初始信号，通过电极中的放大器对测取的电压信号进行放大，放大的电压信号被用来控制假肢。

1. 智能仿生手 肌电控制假肢分为前臂假肢和上臂假肢两大类，一般都具有手指开合和旋腕功能（图 3-20）。

2. 智能仿生腿 智能仿生腿（假肢）是一种能够很好代偿下肢残缺者基本功能的机械电子装置。采用人工智能科学原理，在假肢膝关节系统中组合了模仿人脑指挥身体器官行动的必要模块，使该膝关节具有“感知外界环境变化的能力”，“分析判断现实情况的能力”，“操纵其他器官的能力”，“反馈操纵结果的能力”，充分模仿了人类感觉器官采集信息、大脑分析归纳整理信息、肢体服从大脑指令进行行动的能力，使该膝关节可以迅速感知地面状态、行走速度，并且实时作出调整以适应路面状况和行走要求（图 3-21）。

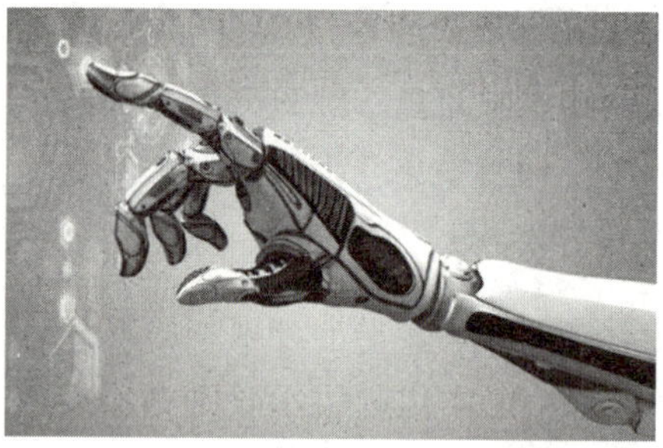

图 3-20 智能仿生手

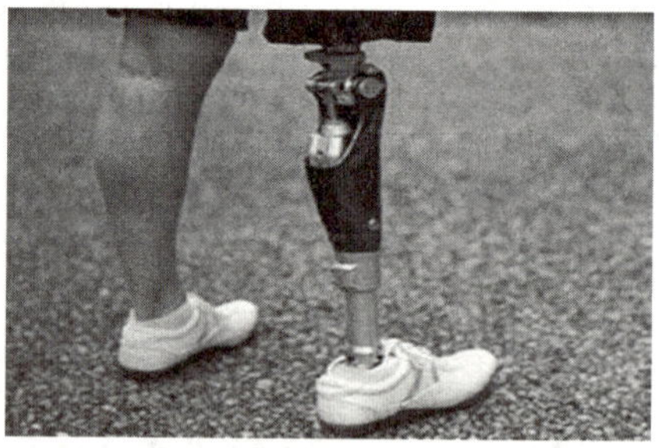

图 3-21 智能仿生腿

（四）轮椅

轮椅是骨伤疾病患者最常使用的辅助移动工具之一，选择时应根据患者的功能需求、代偿和预防并发症为目的。根据患者自身条件及经济情况综合考虑适配。

1. 轮椅的结构 一般由轮椅架、轮（大车轮、小脚轮）、刹车装置、椅坐、靠背等部分组成。常见的有电动轮椅、竞技轮椅、高靠背轮椅、普通轮椅等（图 3-22 ～图 3-25）。

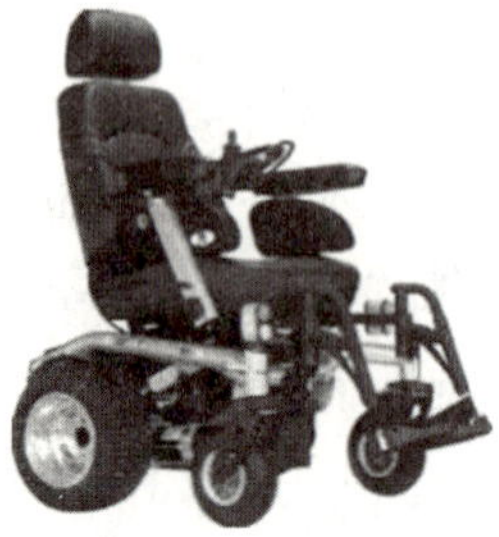

图 3-22 电动轮椅

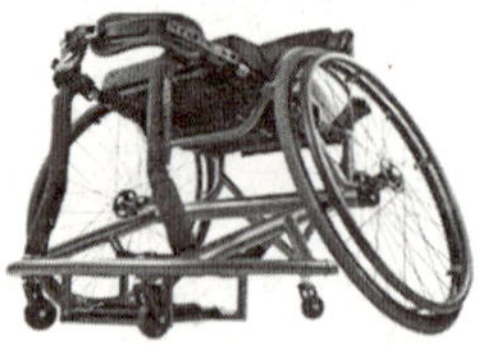

图 3-23 竞技轮椅

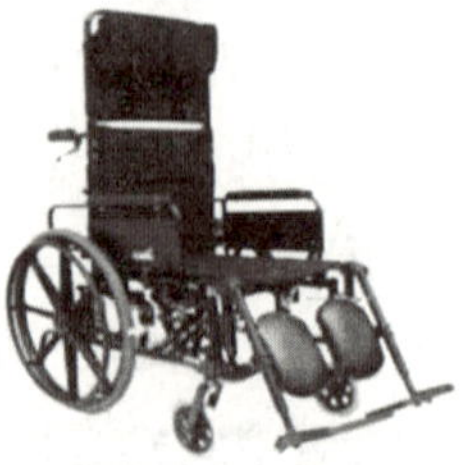

图 3-24 高靠背轮椅

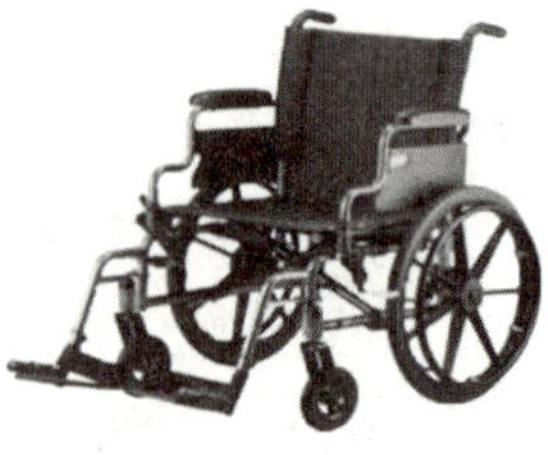

图 3-25 普通轮椅

NOTE

2. 轮椅的选择 选择轮椅时应注意以下几个方面：①座位宽度：为坐下时两臀间或两股之间的距离，再加 5cm。②座位长度：为坐下时后臂部至小腿腓肠肌之间的水平距离，将测量结果减 6.5cm。③座位高度：测量坐下时足跟至腘窝的距离，再加 4cm，在放置脚踏板时，板面至少离地 5cm。④坐垫：可用泡沫橡胶或凝胶垫子以保持舒适和防止压疮。⑤靠背高度：低靠背是测量座面至腋窝的距离，再减 10cm。高靠背是测量座面至肩部或后枕部的实际高度。⑥扶手高度：坐下时，上臂垂直，前臂平放在扶手上，测量椅面至前臂下缘的高度，加 2.5cm。

3. 轮椅注意事项 ①乘坐者坐骨结节、大腿及腘窝部、肩胛区承受压力部位的轮椅尺寸是否合适，避免压疮、磨损的发生。下肢骨折、骨关节病、关节置换术后、下肢截瘫等患者，轮椅常在做较长距离移动时才使用，短距离移动时多选择助行器。②需要根据患者的病情在轮椅上安装腿架，选择屈膝角度，特别是膝关节交叉韧带修复术后的患者，屈膝角度的调试尤为重要。③截肢患者乘坐轮椅时的重心会相对靠后，因此在选择轮椅时要考虑轮椅的稳定性，如加装倾翻轮、后轮后置，以及将座高降低等，对于膝下截肢者，使用带有上抬腿靠的轮椅，以预防膝关节挛缩。

（五）康复机器人

康复机器人是康复医学和机器人智能技术的完美结合。它在患者和环境之间建立一种“机械手系统”，部分或全部地实现患者力所不能及的操作，用于康复训练或辅助患者运用功能。康复机器人不仅把机器人当作辅助患者的工具，而且把机器人和计算机当作提高临床康复效率的新型治疗工具。由于康复机器人在运动控制的稳定性、准确性和快速性及操作的可靠性方面有出色的表现，康复机器人在康复领域得到了广泛应用，也取得了很好的临床效果。运用康复治疗机器人进行运动技能的学习或再学习，是一个囊括了竞争运动控制理论、训练技术和人机接口问题等诸多方面的复杂问题。

复习思考题

1. 关节松动手法如何分级？
2. 固定疗法如何分类？
3. 肩关节支具有何特点？
4. 常用的中医外治法有哪些？
5. 功能锻炼的作用是什么？
6. 功能锻炼的禁忌证是什么？
7. 针刺疗法有哪些功效？
8. 饮食疗法的治疗原则有哪些？
9. 情志疗法具有哪些治疗作用？

NOTE

第二篇　骨折中医康复

第四章　上肢骨折康复

上肢是以上臂和前臂为杠杆，各关节为运动枢纽，通过手部操作而体现其劳动功能的。骨折不仅使骨的完整性、连续性受到破坏，且伴有肌肉、韧带、血管、神经等软组织损伤。骨折经手法复位或手术治疗后都会出现功能障碍。

根据骨折三期辨证，分为早期、中期和后期。

骨折早期，血瘀气滞证：伤后 1 ～ 2 周局部瘀肿明显，疼痛较甚。血离经脉，瘀积不散，气血不得宣通，舌质淡，苔薄白，脉弦。

骨折中期，瘀血凝滞证：伤后 2 ～ 4 周瘀血未尽，筋骨未复，舌红或有瘀点，苔白，脉弦。

骨折后期，肝肾亏虚证：伤后＞ 4 周骨折愈合迟缓，骨痂较少，腰膝酸软，面色少华，舌红，苔薄白，脉细数。

辨证施治给予外用及口服中药，活血化瘀、消肿止痛、通经活络。

如果康复能够早期介入，就可能避免和减轻许多并发症和后遗症的发生。因此，应在临床诊治和功能评定的基础上，运用物理疗法、运动疗法、作业疗法、矫形器及职能训练等综合手段，促进骨折愈合，改善功能障碍，提高生活质量。上肢功能要求灵活性高于稳定性，故治疗上必须重视手部早期练功活动，上肢骨折后必须根据骨折的部位、类型、稳定程度，决定保守或手术治疗，制定个体化的康复治疗方案。

第一节　锁骨骨折

【概述】

锁骨位于胸廓前上部两侧，是重要的骨性标志。锁骨支撑肩胛骨，使肩胛骨离开胸廓，有利于上肢的运动。锁骨中、外 1/3 交界处较脆弱，易发生骨折，锁骨骨折是肩部常见的损伤，骨折稍有移位即可显示。诊断骨折的同时，应详细检查患侧血液循环、肌肉活动及皮肤感觉，以排除锁骨下神经、血管的损伤。

【康复要点】

1. 加快锁骨骨折愈合，维持骨折部位的稳定。

2. 早期康复练习手指、腕、肘关节的屈伸活动和用力握拳活动，尤其要重视肩关节的外展和旋转活动，恢复肩关节正常活动度。

3. 恢复肩关节周围肌群肌力及肩关节运动功能。

4. 预防肩关节、肩锁关节、胸锁关节创伤性骨关节炎等并发症的发生。

【康复评定】

1. 症状 锁骨骨折处疼痛、畸形、肿胀，肩关节功能受限，为缓解疼痛，患肩向内、下、前倾斜，常以健手托着患侧肘部为典型症状。

2. 体征 锁骨骨折处压痛，可摸到移位的骨折端，可触及骨摩擦音。

3. 评定内容

（1）疼痛评定 常用疼痛评定方法有视觉模拟评分法（VAS）、数字疼痛评分法、麦吉尔（McGl）疼痛调查表等。

（2）肿胀的评估 骨折处肿胀严重，两侧肢体要保持位置对称，观察肿胀程度。

（3）感觉功能评估 因制动不良或不适当的手术治疗，可引起锁骨骨折畸形愈合，畸形愈合后出现血管、神经压迫症状，严重畸形、异常骨痂及瘢痕组织填塞后出现与第1肋骨之间的间隙变窄，从而压迫锁骨下神经或血管束，要检查浅感觉，评估周围神经损伤出现的感觉减退或者消失。

（4）骨折复位及愈合情况评定 通过询问病史、体格检查、X线片或CT、MRI等手段，对骨折对位对线、骨痂形成情况进行评估。对有无延迟愈合或未愈合，有无假关节、畸形愈合，有无感染，有无血管神经损伤及骨化性肌炎进行准确及时的评估。

（5）肩关节活动度评定 因制动不良或不适当的手术治疗可引起锁骨骨折不愈合，可有一定症状及功能影响，肩关节主动运动功能受限，肩关节粘连并有不同程度的肌肉萎缩，通过关节活动度的评定，了解锁骨骨折周围关节的功能状态，以便为康复训练提供依据。常用特制量角器测量关节活动范围，并记录其屈伸、内收外展及旋转角度的度数，与健侧进行对比，如小于健侧，多属于关节活动功能障碍。正常肩关节的活动范围见第一篇第一章第三节。

（6）肩关节功能评定 锁骨骨折后期可引起创伤性肩关节周围炎根据患者肩部疼痛（P）、关节活动度（R）、日常生活活动能力（A）、肌力（M）及关节局部形态（F）5个方面进行综合评定，总分（T）为100分。P：根据患者自觉疼痛和影响活动评分，总分30分；R：根据患侧肩关节ROM评分，总分25分；A：根据7项ADL评分，总分35分；M：根据Lovett分类法，徒手肌力检查肩关节5大肌群（前屈、后伸、内旋、外旋和外展）的肌力进行综合评分，总分5分；F：根据肩关节有无脱位、畸形、假关节形成及其程度进行评分，总分5分；然后在治疗前后分别进行评测，分值越高，肩关节功能越好。肩关节功能评价量表见表4–1。

NOTE

表 4-1　肩关节功能评价量表

项目	评分标准							得分	小计
1. 疼痛（30 分）	无						30		
	有时略微疼痛，活动无障碍						25		
	轻度疼痛，普通活动无障碍						20		
	中度疼痛，能够忍受						10		
	高度疼痛，活动严重受限						5		
	因疼痛而完全不能活动						0		
2. 肩关节活动范围（25 分）		6	5	4/3	2	1	0		
	前屈	＞150°	149°～120°	119°～90°	89°～60°	59°～30°	＜30°		
	外展	＞150°	149°～120°	119°～90°	89°～60°	59°～30°	＜30°		
	外旋		＞60°	59°～40°	39°～20°	19°～10°	＜10°		
	内旋		＞60°	59°～40°	39°～20°	19°～10°	＜10°		
	后伸			＞45°	44°～30°	29°～15°	＜15°		
3. 肌力（5 分）	5 级 5	4 级 4	3 级 3	2 级 2	1 级 1	0 级 0			
4. 日常生活活动能力（35 分）		容易完成	勉强、疼痛、困难	无法完成					
	穿上衣	5	3	0					
	梳头	5	3	0					
	翻衣领	5	3	0					
	系围裙	5	3	0					
	使用手纸	5	3	0					
	擦对侧腋窝	5	3	0					
	系腰带	5	3	0					
5. 局部形态（5 分）	无异常 5	轻度异常 3	中度异常 2	重度异常 0					
（备注：外旋、内旋、后伸为 3 分）						总分：　　分			
评定者：						评定日期：　年　　月　　日			

【康复治疗】

1. 中药疗法

药物治疗初期宜活血祛瘀、消肿止痛，可内服活血止痛汤或肢伤一方加减，外敷接骨止痛膏或双柏散；中期宜接骨续筋，内服可选用新伤续断汤、续骨活血汤、肢伤二方，外敷接骨续筋药膏；中年以上患者，易因气血虚弱，血不荣筋，并发肩关节周围炎，故后期宜着重养气血、补肝肾、壮筋骨，可内服六味地黄丸或肢伤三方，外敷坚骨壮筋膏。儿童患者骨折愈合迅速，如无兼症，后期不必用药。

2. 锁骨骨折非手术治疗后康复

锁骨骨折局部固定后应保持挺胸抬头姿势，练习肩关节外展、后伸，如挺胸、双手叉腰等动作。腕肘活动如握拳、伸指、分指、腕屈伸、腕绕环、肘屈伸、前臂内外旋等主动练习，幅度尽量大，逐渐增加用力程度，但禁止做肩前屈、内收动作。

（1）骨折后1周内　肩关节固定于内收内旋位，屈肘90°，伤侧不负重；不活动肩关节；活动肘关节及腕、手部各关节。肌肉力量：无肩关节周围肌肉力量锻炼。3～4天后可开始肘、腕部肌肉等长锻炼；以健侧手辅助固定上臂，练习肘主动屈伸，以保持肱二头肌力量，强调远端训练，肌肉等长收缩。日常生活用健侧手。

（2）骨折后2～3周　肩关节继续固定于内收内旋位，屈肘90°，伤侧不负重；活动肘关节及腕、手部各关节，肩关节可在不引起疼痛前提下做垂臂钟摆练习，2周内避免做大幅度和用大力的肩内收与前屈练习，增加肩外展和后伸主动牵伸。肌肉力量：继续肘、腕部肌肉等长锻炼，开始手指等张锻炼及三角肌等长锻炼。日常生活用健侧手。

（3）骨折后4～6周　约6周时移除外固定，肩关节允许轻度外展活动（＜80°）。患肢用颈腕悬吊带挂胸前，除上述练习外再增加以下练习：站立位上体向患侧侧屈，做肩前后摆运动；上体向患侧侧屈并略前倾，做肩内外摆动。努力增大外展与后伸的运动幅度。开始做肩关节各方向和各轴位的主动运动，助力运动和肩带肌的抗阻练习。伤侧仍避免负重；加大肩关节钟摆锻炼幅度；开始各方向主动活动，但外展不超过80°。继续肘关节及腕、手部各关节活动。开始肩袖肌训练，继续肘、腕部肌肉等长锻炼，促进握力。日常生活可用患肢辅助健侧完成一些轻负重动作。

（4）骨折后7～12周　各关节最大限度主动活动，适当增加被动活动，以最大限度恢复肩关节活动范围。增加肩外展和后伸主动牵伸，肩带肌肉等长锻炼及抗阻力锻炼，正常愈合者可用患肢正常生活。

3. 锁骨骨折手术治疗后康复

锁骨骨折术后康复治疗的目的是通过综合性康复治疗，巩固和扩张手术效果，改善和恢复功能，增加局部血液循环，加速周围软组织损伤的修复，防止上肢肌肉萎缩、关节僵硬等并发症。

术后48小时伤口换药，7～10天拆线。三角巾悬吊应持续6周，由于损伤未及盂肱关节和肩峰下间隙，所以如肩关节无其他病变，患者术后很少出现严重的僵硬。与一般肩关节周围手术相比，可以安全地将肩关节保护和固定时间延长。通常在术后12～16周，才能基本恢复肩关节的被动活动范围。

（1）术后1～3天　握拳、放开、伸指、肘腕及手部关节屈伸。

（2）术后4～10天　肩关节主动、被动屈伸，肘腕及手部关节主、被动活动。

（3）术后2周　增加捏小球，抗阻力腕屈伸运动及被动或主动的肩外展、旋转运动。在医生指导下行主、被动功能练习。

（4）术后3周　可增加抗阻力肘屈伸，于前臂内外旋转，仰卧位头与双肘支撑做挺胸练习。

4. 锁骨骨折并发症的康复

（1）肿胀的早期康复治疗

1）针灸疗法　锁骨骨折疼痛、肿胀可选用针灸止痛消肿。常用毫针刺法，一般选取骨折附近穴位，结合循经取穴原则，如锁骨取缺盆、云门等，上肢取合谷、外关、臂臑穴等穴位。采用平补平泻或泻法，可结合灸法或用温针灸每日 1 次，10 次为 1 个疗程。

2）手法治疗　骨折固定早期主要用轻柔手法如擦法、揉法作用于肿胀肢体，改善患肢血运，消肿止痛，预防粘连，保持肩关节活动功能。

3）物理因子疗法　①光疗法：是利用日光或者人工光线（红外线、紫外线、激光）防治疾病和促进机体康复的方法。具有镇痛、解除横纹肌和平滑肌痉挛及促进神经功能恢复等作用，还可以促进组织水肿与血肿消散，减少术后粘连，促进瘢痕软化等。②电疗法：直流电药物离子导入法，是在直流电场作用下，使药物离子从皮肤黏膜进入人体内以治疗疾病的方法，该疗法的作用是直流电和药物的综合作用，适用于骨折、骨折延迟愈合、周围神经损伤、神经痛、神经炎、术后瘢痕粘连等的治疗。③传导热疗法：利用各种热源直接传给人体，达到防治和康复疾病的方法称为传导热疗法。以蜡疗常用，石蜡加热融化后涂布于体表，将热能传至机体。石蜡的温热作用能够促进局部血液循环增快，使细胞通透性增强，有利于血肿吸收和水肿消散，提高局部新陈代谢，从而具有消炎的作用。此外，石蜡内含有油脂，对皮肤和结缔组织有润滑、软化和恢复弹性的作用，适用于扭挫伤、肌肉劳损、关节功能障碍、瘢痕粘连及挛缩、局部循环障碍等。

（2）肩关节粘连，功能受限

1）传统康复方法　①针灸疗法：同上。②手法治疗：常用手法有推、拿、揉、捏、弹拨、抖、搓、提、扳、点按等。在中期，可采用稍重的手法，主要目的是缓解疼痛、松解粘连、增加肩关节活动度。患者取坐位或卧位，术者用提捏拿揉等手法放松三角肌、胸肌、冈上肌、冈下肌、斜方肌、大小圆肌等肩周肌肉，用拇、食、中指三指对握三角肌束，做垂直于肌纤维走行方向拨动 5 ～ 6 次，再拨动痛点附近的冈上肌、胸肌各 5 ～ 6 次，然后按摩肩前、肩后、肩外侧，点揉肩髃、肩髎、肩贞、肩井、秉风、天宗、臂臑、曲池、手三里，合谷等穴位；继之术者一手握住肩部，一手握患者手腕部，做牵拉、抖动、旋转活动；最后帮助患者做外展、上举、内收、前屈、后伸、内旋、外旋等动作。施以上述手法时会引起不同程度疼痛，要注意力度以患者能耐受为宜。每日或隔日治疗 1 次，10 次 1 个疗程。③灸法：借助灸的热力及药物作用，灸肩髃、肩髎、肩贞、肩井、秉风、天宗、臂臑等穴位或灸锁骨骨折部位，隔日治疗 1 次，10 次 1 个疗程。通过经络传导以温热刺激达到温通经脉、祛风散寒、回阳固脱的作用，可以用艾炷灸、艾卷灸或温针灸。

2）现代康复方法　①运动疗法：以肩关节功能训练为主，通过功能训练和手法治疗，重点改善肩关节的功能。肩关节活动技术，各种主动徒手训练，利用滑轮和绳索，通过健侧肢体的活动来帮助患侧肢体的活动；肩关节松动技术，缓解疼痛，改善肩关节活动范围，增加本体感觉反馈。②物理因子疗法：同上。

（3）骨折不愈合或畸形愈合

1）骨折不愈合　可先行针灸、按摩及理疗刺激骨折断端的再生长，促进骨折愈合。若仍不愈合可再行手术复位、内固定及植骨。临床可运用电疗直流电药物离子导入法促进骨折愈合，

NOTE

在直流电场作用下，药物离子从皮肤黏膜进入人体内，综合作用于局部，促进骨折愈合。

2）畸形愈合　畸形愈合后出现血管、神经压迫症状时，需手术去除多余骨痂，必要时做血管、神经束松解。严重畸形、异常骨痂及瘢痕组织填塞后出现与第 1 肋骨之间的间隙变窄，从而压迫锁骨下神经或血管束，出现症状时应手术解除压迫，甚至考虑行锁骨中段切除。

（4）肩锁关节创伤性关节炎

发生率较高，一般先行保守治疗，如电针、理疗联合玻璃酸钠注射液治疗，如无效可做锁骨外端切除。决定手术前宜做局部封闭止痛试验，若能获得暂时减轻疼痛，方能证明手术可能有效。

【注意事项】

复位固定后嘱患者尽量保持挺胸位，睡眠时避免侧卧，需仰卧去枕，肩胛骨垫高，以保持双肩后仰，肩关节外展后伸，有利于维持骨折复位；固定期间如发现上肢神经或血管受压症状或绷带松动，应及时调整绷带松紧度；尤其青少年更应引起重视，嘱患者不要过早参加冲撞性运动。

第二节　肱骨外科颈骨折

【概述】

肱骨外科颈骨折是指肱骨解剖颈下 2 ～ 3cm 处的骨折。肱骨外科颈是松质骨和密质骨交界处，应力上的薄弱点，易发生骨折，多见于老年女性。

肱骨外科颈骨折后局部疼痛、肿胀、功能障碍，有压痛和纵轴叩击痛，上臂内侧可见瘀斑。查体患者上臂和肩部疼痛、肿胀。

【康复要点】

1. 肱骨外科颈骨折手法复位或手术治疗后，都需借助三角巾将患侧前臂悬吊于胸前，减轻肢体疼痛及肿胀，尽快促进骨折愈合。

2. 解除固定后，严格按照康复要求进行肘关节屈伸、前臂旋转等活动，恢复肩关节周围肌群肌力及肩关节运动功能。

3. 预防肩关节、肩锁关节、胸锁关节创伤性骨关节炎，肩关节囊粘连，关节僵硬等并发症的发生。

【康复评定】

1. 症状　疼痛伴局部肿胀明显，尤其以内收型及粉碎型肱骨外科颈骨折为主，肩关节活动受限。

2. 体征　骨折处有压痛及叩痛，肩关节肿胀，柔韧性较差，活动度受限及肩关节的不稳和畸形。

3. 评定内容

（1）*疼痛评定*　常用疼痛评定方法有视觉模拟评分法（VAS）、数字疼痛评分法、麦吉尔（McGl）疼痛调查表等。

（2）*肿胀的评估*　双侧对比测量肢体周径，评定有无肌肉萎缩或肢体肿胀。

（3）*感觉功能评估*　浅感觉的检查。评估周围神经损伤出现的感觉减退或者消失。

（4）*骨折复位及愈合情况评定*　通过体格检查、研读 X 线片或 CT、MRI 等手段，对骨折对位对线、骨痂形成情况进行评估。对有无延迟愈合或未愈合，有无假关节、畸形愈合，有无血管神经损伤及骨化性肌炎进行准确及时的评估。

（5）*肌力评定*　徒手肌力检查不借助任何器材，检查时要求受检者在特定的体位下，分别在减重力、抗重力和抗阻力的条件下完成标准动作。测试者通过触摸肌腹、观察克服阻力的能力及关节活动程度，来判定肌肉的收缩力量。Lovett 分级评定标准是目前国际上普遍应用的徒手肌力检查方法，见第一篇第一章第二节。

（6）*肢体长度评定*　针对骨折后畸形愈合导致的上肢肢体不等长，双侧对比测量。

（7）*肩关节活动度评定*　通过关节活动度的评定，了解肱骨外科颈骨折周围关节的功能状态，以便为康复训练提供依据。常用特制量角器测量关节活动范围，并记录其屈伸、内收外展及旋转角度的度数，与健侧进行对比，如小于健侧，多属于关节活动功能障碍。正常肩关节的活动范围见第一篇第一章第三节。

（8）*肩关节功能评定*　评价量表见表 4–1。

【康复治疗】

1. 中药疗法　药物治疗初期宜活血祛瘀、消肿止痛，内服可选用桃红四物汤、活血止痛汤、肢伤一方加减，外敷消瘀止痛药膏、双柏散；老年患者则因其气血虚弱，血不荣筋，易致肌肉萎缩，关节不利，故在中后期宜养气血、补肝肾、壮筋骨，还应加用舒筋活络、通利关节的药物，内服可选用和营止痛汤、接骨丹、生血补髓汤或肢伤三方加减，外敷接骨续筋膏和接骨膏等。解除固定后可选用海桐皮汤、骨科外洗一方、骨科外洗二方熏洗。

2. 肱骨外科颈骨折非手术治疗后康复

（1）*骨折后 1 ～ 2 周*　骨折处无连接。骨折愈合处于炎症期，骨折处被血肿和炎性组织包围。伤侧肢体不应持重物；不应活动肩关节及肘关节；早期进行手部功能训练，腕关节及指关节屈伸练习，握拳、屈肘、提肩活动，勿做旋转手臂动作。勿做肩关节及肘关节周围肌肉力量锻炼。7 天后可开始伸及屈腕部肌肉，进行等长锻炼；以健侧手辅助固定前臂，练习腕及手指的主动屈伸，以保持肌力。勿活动肩关节，并注意检查可能伴随损伤的神经功能，包括感觉神经和运动神经。

（2）*骨折后 2 ～ 4 周*　骨折处无或极少连接。骨折仍处于修复期，开始出现软骨痂。避免肩关节旋转动作，开始肩关节的被动练习。活动肘关节及其以下各关节，伤后 3 周可在不引起疼痛的前提下，开始练习肩关节垂臂钟摆，继续腕及手指屈伸肌肉的等长锻炼。日常生活用健侧手。内收型肱骨外科颈骨折至2周时可做患肢的前屈，外展活动，但不能做后伸及内收活动；至3周时，不但可以做外展、前屈，也可加做后伸活动，并逐步加大活动范围。外展型肱骨外科颈骨折可做患肢的前屈、内收活动，但不能做后伸及外展活动；至3周时，在内收、前屈的基础上加做后伸活动，并逐步加大活动范围。

（3）骨折后4～6周　骨性骨痂连接，骨折稳定，出现并不断增加骨性骨痂。患肢适度部分持重，开始肩关节的主动功能锻炼、肩部肌肉力量的练习，加大肩关节各方向主动及被动活动幅度，但慎做肩关节旋转动作。继续肘和腕部肌肉等长锻炼促进握力。可用患肢辅助健侧完成日常生活轻持重动作。至第4周即可酌情解除外固定，内收型肱骨外科颈骨折此时可加做内收活动，并重复前屈、后伸、外展等活动，逐步加强肩关节运动，双臂前伸后展、弯腰划圈、旋转、手指爬墙、后伸摸背等；外展型肱骨外科颈骨折此时加做外展活动，并重复前屈、后伸、内收活动，逐步加强肩关节活动。功能锻炼不可操之过急，尤其是对老年患者，活动量应循序渐进，且开始时，应该由康复医生帮助患者做被动练习。

（4）骨折后7～12周　骨性骨痂开始塑形。康复时逐渐加至全持重，各关节最大限度主动活动，适当增加肩关节被动活动以牵拉关节囊，以最大限度恢复肩关节活动范围。肩带肌运动锻炼及抗阻力锻炼以增强肌肉力量和耐力，正常愈合者可用患肢正常生活。

3. 肱骨外科颈骨折手术治疗后康复　肱骨外科颈骨折一般不需要手术治疗。如骨折严重移位且手法复位失败，或治疗较晚不能手法复位，以及骨折合并血管神经损伤者，应切开复位，可选用钢针或钢板等进行内固定。

（1）术后1～3天　不活动肩肘关节，勿做肩肘关节周围肌肉力量的锻炼，伤侧肢体不持重物，早期训练手部功能，做腕关节及手指关节屈伸活动。

（2）术后1周　不活动肩关节，肘腕及手部关节主、被动活动，进行屈腕部肌肉的等长锻炼。

（3）术后2周　避免肩关节旋转动作，开始肩关节的被动练习，活动肘关节及其以下各关节，继续腕及手指屈伸肌肉的等长锻炼。日常生活用健侧手。内收型肱骨外科颈骨折可做患肢的前屈、外展活动，但不能做后伸及内收活动；外展型肱骨外科颈骨折可做患肢的前屈、内收活动，但不能做后伸及外展活动。

（4）术后3周　开始肩关节的主动功能锻炼，肩部肌肉力量的适度练习，但慎做肩关节旋转动作。继续肘和腕部肌肉等长锻炼促进握力。可用患肢辅助健侧完成日常生活轻持重动作。

（5）术后4周　内收型肱骨外科颈骨折此时可加做内收活动，并重复前屈、后伸、外展等活动，逐步加强肩关节运动，双臂前伸后展、手指爬墙等；外展型肱骨外科颈骨折此时加做外展活动，并重复前屈、后伸、内收活动，逐步加强肩关节活动。活动量要逐渐加大，且开始时，应该由康复医生帮助患者做被动练习。

4. 肱骨外科颈骨折并发症的康复　肱骨外科颈骨折的并发症有肩关节囊粘连、关节僵硬等。

（1）针灸治疗　温针群刺患肩侧部僵硬软组织，治疗肱骨外科颈骨折后期或术后肩关节活动功能障碍，取穴合谷、阳陵泉、阿是穴等，取针后活动肩关节。如经三角肌手术固定骨折或合并肩袖肌撕伤手术修复者，慎做三角肌力量的练习，4周内不要做主动活动，以被动锻炼为主，以防牵拉修复部位，继续肘关节及肘关节以下关节活动，肘部增加旋前及旋后动作。

NOTE

（2）其他疗法　关节松动训练；肩关节粘连可以选用关节恢复器（CPM）等康复设备进行

康复治疗，运动范围逐渐增大，每日 1 ～ 2 次，每次 30 分钟；肩关节粘连可以选用中药外洗方法进行熏洗。

（3）物理因子疗法 同上锁骨骨折治疗后，出现肿胀的早期康复治疗。

【注意事项】

1. 患肢应置于屈肘 90°，前臂中立位。平时以托板悬挂于胸前；卧位时，宜取半卧位。为防止肩部后伸，骨折向前成角度者睡眠时，应将患肢垫高，或将上臂固定在胸侧臂。

2. 外展型骨折应使肩关节保持在内收位，切不可做肩外展抬举动作，尤其在固定早期更应注意这一点，以免骨折再移位。对内收型骨折，在固定早期则应维持在外展位，勿使患肢做内收动作。老年患者外伤后肩周围软组织已有损伤，固定时间过长可引起肩关节周围软组织粘连，并容易导致肩周炎，因此，护理时要注意鼓励和协助患者进行肩部功能锻炼。

第三节 肱骨干骨折

【概述】

肱骨干骨折是指肱骨外科颈以下 1 ～ 2cm 至肱骨髁上 2cm 之间的骨折，约占全身骨折的 3.5%，30 岁以下成人多见。骨折多发生于肱骨干中段，下段次之，上段最少。《医宗金鉴·正骨心法要旨》曰：“臑骨……一名肱……或坠车马跌碎，或打断，或斜裂，或截断，或碎断……壅肿疼痛。”肢体损于外，气血伤于内，气血运行失常，气机阻滞不通则局部疼痛；血循失常，血溢脉外故局部肿胀，舌质暗红，苔腻，脉弦紧为骨断筋伤、气滞血瘀之证候。

临床上肱骨干骨折分型为肱骨干上 1/3、中 1/3、下 1/3 骨折，肱骨干中上部骨折多因直接暴力引起，多为横断或粉碎骨折。上 1/3 骨折（三角肌止点以上）时，近端因胸大肌、背阔肌和大圆肌的牵拉而向前、向内移位，远端因三角肌、喙肱肌、肱二头肌和肱三头肌的牵拉而向上、向外移位。中 1/3 骨折（三角肌止点以下）时，近端因三角肌和喙肱肌牵拉而向外、向前移位，远端因肱二头肌和肱三头肌的牵拉而向上移位，骨折断端未完全分离者，可有向外成角畸形。下 1/3 骨折多由间接暴力（如投弹、掰手腕）所致，常呈斜形、螺旋形骨折。骨折移位与肌肉牵拉密切相关，故在不同平面的骨折就会造成不同方向的移位。

肱骨干骨折伤后局部有明显疼痛、压痛、肿胀和功能障碍。绝大多数为有移位骨折，上臂有短缩或成角畸形，并有异常活动和骨擦音。检查时应注意检查腕背伸功能及虎口区是否有感觉异常，以便确定桡神经是否有损伤。上臂正侧位 X 线片可明确骨折的部位、类型和移位情况。

【康复要点】

1. 肱骨干上 1/3 骨折固定要超过肩关节，肱骨干下 1/3 骨折固定要超过肘关节，康复时需适度加强两骨折端在纵轴上的挤压力，维持骨折部位稳定，防止骨折断端因上肢重量悬垂而发生

NOTE

分离移位。

2. 固定后即可做屈伸指、掌、腕关节活动，后期康复应加强肩、肘关节锻炼，恢复肩、肘关节周围肌群肌力及肩、肘关节运动功能。

3. 预防肩关节、肩锁关节、肘关节创伤性骨关节炎及关节僵硬等并发症的发生。

【康复评定】

1. 症状 疼痛伴局部肿胀明显，肩关节或肘活动受限。

2. 体征 有环状压痛及叩痛、局部瘀斑、肩或肘关节肿胀、柔韧性差、活动度受限、骨擦音及畸形。

3. 评定内容

（1）*疼痛评定* 常用疼痛评定方法有视觉模拟评分法（VAS）、数字疼痛评分法、麦吉尔（McGl）疼痛调查表等。

（2）*肿胀的评估* 双侧对比测量上肢周径，评定有无肌肉萎缩或肢体肿胀。

（3）*感觉功能评估* 浅感觉的检查。评估桡神经或正中神经损伤出现的感觉减退或者消失。

（4）*骨折复位及愈合情况评定* 通过体格检查、研读 X 线片，对骨折对位对线、骨痂形成情况进行评估。对有无延迟愈合或未愈合，有无假关节、畸形愈合，有无血管神经损伤及骨化性肌炎进行准确及时的评估。

（5）*肌力评定* 徒手肌力检查不借助任何器材，检查时要求受检者在特定的体位下，分别在减重力、抗重力和抗阻力的条件下完成标准动作。测试者通过触摸肌腹、观察克服阻力的能力及关节活动程度，来判定肌肉的收缩力量。Lovett 分级评定标准是目前国际上普遍应用的徒手肌力检查方法，见第一篇第一章第二节。

（6）*肢体长度评定* 针对骨折后畸形愈合导致的上肢肢体不等长，双侧对比测量。

（7）*关节活动度评定* 通过关节活动度的评定，了解肱骨干上 1/3、下 1/3 骨折影及肩肘关节的功能状态，以便为康复训练提供依据。常用特制量角器测量关节活动范围，并记录其屈伸、内收外展及旋转角度的度数，与健侧进行对比，如小于健侧，多属于关节活动功能障碍。正常肩、肘关节的活动范围见第一篇第一章第三节。

（8）*肩关节功能评定* 评价量表见表 4–1。

（9）*肘关节功能评定* 评价量表见表 4–2。

表 4–2 改良 An 和 Mayo 肘关节功能评价量表

项目	评分标准		得分	小计
1. 活动度（64 分）	屈曲 150°	30		
	伸直 10°	2		
	旋前 80°	16		
	旋后 80°	16		

续表

项目	评分标准		得分	小计
2. 力量（12分）	正常	12		
	轻度损失（对侧 80%）	8		
	中度损失（对侧 59%）	4		
	重度损失（日常活动受限、残疾）	0		
3. 稳定性（12分）	正常	12		
	轻度不稳定	6		
	明显不稳定	0		
4. 疼痛（12分）	无疼痛	12		
	轻度（活动正常，不服药）	8		
	中度（活动时或活动后疼痛）	4		
	重度（休息时也出现，长期服药）	0		

【康复治疗】

1. 中药疗法

按骨折三期辨证用药。骨折迟缓愈合者，应重用接骨续损药，如土鳖虫、自然铜、骨碎补之类。闭合性骨折合并桡神经损伤，可将骨折复位，用夹板固定，内服药还应加入行气活血、通经活络之品，如黄芪、地龙之类，并选用骨科外洗二方、海桐皮汤加强熏洗。

2. 肱骨干骨折非手术治疗后康复

（1）骨折后 1 ～ 2 周　伤侧肢体不提重物，不活动肩关节及肘关节；无肩关节及肘关节周围肌肉力量锻炼，禁止做上臂旋转运动，日常生活用健侧手。

（2）骨折后 2 ～ 4 周　伤侧肢体不提重物；肩关节及肘关节主动活动或辅助主动活动练习，外展勿超过 60°；肩关节钟摆活动，肩关节及肘关节勿做肌肉力量锻炼；日常生活用健侧手。

（3）骨折后 4 ～ 6 周　适度提部分物体；加大肩关节及肘关节各方向主动及辅助主动活动幅度，前臂肌肉等长及等张锻炼，日常生活可用患肢辅助健侧完成一些日常生活动作。

（4）骨折后 7 ～ 12 周　可提重物，6 周后开始肱二头肌和肱三头肌等长锻炼。各关节最大限度主动活动及被动活动，肩及肘部屈伸肌肉抗阻力锻炼以增强力量和耐力；正常愈合者可用患肢正常生活。

3. 肱骨干骨折手术治疗后康复

手术治疗肱骨干骨折如能达到足够稳固的内固定，术后无须额外的外固定措施，可以明显地加快康复的进程。骨折康复治疗分期的时间与传统的观念有实质的区别。

（1）术后 1 周　进行康复肌肉等长收缩训练，并辅以其他的消肿措施，进行小幅度被动肩肘关节练习，不进行肩肘关节周围肌肉力量锻炼。

（2）术后 2 周　进行不提重物的关节活动，由于没有外固定的限制，这种关节活动要求在数天内即接近于正常关节的活动范围，肩关节外展 50°，前屈 20°，内旋 25°；肘关节屈曲 90°，最佳范围为 60°～120°；前臂旋前、旋后各 45°；腕关节背伸 20°。

（3）术后 3 周 开始上肢的应力动作训练，不累及关节的骨折基本上都能达到上述要求，能使患者在术后 1 或 2 个月的时间内重返工作岗位，并且一般不会出现邻近关节的明显功能障碍。

4. 肱骨干骨折并发症的康复

（1）缺血性肌挛缩

肱骨干骨折早期，由于肱动脉在骨折时受到损伤或机械压迫，动脉或侧支循环发生痉挛，血液循环障碍，肌肉长时间缺血发生坏死，坏死组织被纤维组织取代而挛缩，可表现为疼痛，桡动脉搏动消失，手指发凉、发木、不能主动伸指、被动伸指剧痛等症状。若出现以上症状，应及时处理，早期发现可通过解除外固定、扩张血管、针灸，可配合超声波治疗、中频电疗、温热治疗等物理因子治疗。晚期则需手术，但效果不理想。

（2）关节僵硬

肱骨干骨折晚期，注重固定与运动相结合，同时注意保持各关节最基本的功能位，以求达到最基本的关节活动范围。固定后即做伸屈指、掌、腕关节活动，有利于气血畅通。肿胀开始消退后，患肢上臂肌肉应用力做舒缩活动，应逐渐进行肩、肘关节活动。骨折愈合后，应加强肩、肘关节活动，适度关节活动度训练、关节松动训练，并配合选用骨科外洗海桐皮汤等药物，熏洗以舒筋活络，使肩、肘关节活动功能早日恢复。

（3）骨折延迟愈合、骨折不愈合

肱骨干骨折晚期，肱骨干中 1/3 处骨折是迟缓愈合和不愈合的好发部位，应定期做 X 线透视或摄片复查，以及时发现在固定期间骨折端是否有分离移位。若发现断端分离，应加用弹性绷带上下围绕肩、肘部，使断端受到纵向挤压而逐渐接近；按骨折三期辨证用药，骨折迟缓愈合者，应重用接骨续损药，如土鳖虫、自然铜、骨碎补之类；结合冲击波等疗法促进骨折愈合；针灸取肩髃、臂臑、曲池、外关、合谷等穴位，均泻法以逐瘀通经、利水消肿，加电针，引起肌肉收缩还可以促进伤肢消肿，训练肌肉起到软组织夹板作用。

（4）桡神经挫伤

桡神经在肱骨中下 1/3 处贴近骨干，此处肱骨骨折时桡神经易受损伤，骨痂生长过多和桡骨头前脱位可压迫桡神经，手术不慎也可伤及此神经。上臂桡神经损伤时，各伸肌属广泛瘫痪，肱三头肌、肱桡肌、桡侧腕长短伸肌、旋后肌、伸指总肌、尺侧腕伸肌及示指、小指固有伸肌均瘫痪，故出现腕下垂，拇指及各手指下垂，不能伸掌指关节，前臂有旋前畸形，不能旋后，拇指内收畸形。拇指失去外展作用，不能稳定掌指关节，拇指功能严重障碍；因尺侧腕伸肌与桡侧伸腕长短肌瘫痪，腕部向两侧活动困难。前臂背侧肌肉萎缩明显。在前臂背侧桡神经伤多为骨间背神经损伤，感觉及肱三头肌，肘后肌不受影响，桡侧腕长伸肌良好，其他伸肌均瘫痪。神经 – 肌电图检查可明确诊断。①按骨折三期辨证用药，内服药还应加入行气活血、通经活络之品，如黄芪、地龙之类。②通过康复重建神经感觉和运动功能，需在神经功能恢复前对肌肉进行一系列功能训练，减少萎缩程度，包括对肌肉进行拉伸，推拿治疗常用㨰法、拿法、指揉法、捻法、抹法、摇法、擦法等手法，治疗重点是前臂伸肌群，约 10 分钟，拿前臂伸肌与指揉曲池、手三里、阳溪、外关、中渚、合谷相结合，并交替使用，约 5 分钟，分别捻抹拇、示、中、环、小指诸掌指及指间关节，摇动腕关节及诸掌指关节，以防止诸指呈半屈曲位僵直性挛缩，最后以擦法施以前臂桡侧背部，以热力结束治疗桡神经损伤；针刺极泉，结合电针刺激取尺泽、臂臑、曲池、手三里、合谷等穴位。③佩戴动力支具，使腕背伸 30°、指关节伸展、拇指外展，并进行被动运动，给患者一个伸指伸腕的动力，以避免关节强直和肌腱挛缩。

【注意事项】

夹板固定患者，2 周内应经常调节扎带松紧度，避免扎带松紧不当所带来的并发症，如局部皮肤张力水疱形成、骨折再移位等；加强两骨折端在纵轴上的挤压力，防止断端分离，保持骨折部位相对稳定。若发现断端分离时，适当延长木托板悬吊日期，直到分离消失、骨折愈合为止。手、前臂肿胀时，可嘱患者每日自行轻柔按摩手和前臂。

第四节　肱骨髁上骨折

【概述】

肱骨髁上骨折是指肱骨内外髁上方 2 ～ 3cm 处的骨折。肱骨髁上骨折时，桡神经易被刺伤或受挤压，易合并肱动脉血管损伤。肱骨髁上骨折多见于儿童，男性多于女性。

【康复要点】

1. 肱骨髁上骨折多数为伸直型骨折，早期固定期间，康复治疗应避免患肘伸直，引起骨折再移位；反之，屈曲型骨折，早期不可随意做屈肘运动。

2. 康复治疗需要根据骨折类型评估、制定计划，动静结合练功，以积极主动锻炼肘关节的屈伸运动为主，恢复肘关节周围肌群肌力。

3. 严禁暴力被动活动，以免发生损伤性骨化，影响肘关节活动功能。

【康复评定】

1. 症状　疼痛伴局部肿胀明显，尤其以伸直型及粉碎型肱骨髁上骨折为主，肘关节活动受限。

2. 体征　有环状压痛及叩痛，肘关节肿胀，柔韧性较差，活动度受限及肘关节的不稳和畸形。

3. 评定内容

（1）疼痛评定　常用的疼痛评定方法有视觉模拟评分法（VAS）、数字疼痛评分法、麦吉尔（McGl）疼痛调查表等。

（2）肿胀的评估　双侧对比测量上肢周径，评定有无肌肉萎缩或肢体肿胀。

（3）感觉功能评估　浅感觉的检查。评估尺神经或正中神经损伤出现的感觉减退或者消失。

（4）骨折复位及愈合情况评定　通过体格检查、研读 X 线片，对骨折对位对线、骨痂形成情况进行评估。对有畸形愈合，有无血管神经损伤及骨化性肌炎进行准确及时的评估。

（5）肌力评定　徒手肌力检查不借助任何器材，检查时要求受检者在特定的体位下，分别在减重力、抗重力和抗阻力的条件下完成标准动作。测试者通过触摸肌腹、观察克服阻力的能力及关节活动程度，来判定肌肉的收缩力量。Lovett 分级评定标准是目前国际上普遍应用的徒手肌力检查方法，见第一篇第一章第二节。

（6）肢体长度评定　骨折后畸形愈合导致的上肢肢体不等长，双侧对比测量。

（7）关节活动度评定　通过关节活动度的评定，了解肱骨髁上骨折周围关节的功能状态，以便为康复训练提供依据。

（8）肘关节功能评定　见表 4–2。

【康复治疗】

1. 中药疗法

肱骨髁上骨折的患者以儿童占大多数，且骨折局部血液供应良好，愈合迅速。内服药治疗原则：早期重在活血祛瘀、消肿止痛。肿胀严重、血运障碍者加用三七、丹参，并重用祛瘀、利水、消肿药物，如白茅根、木通之类；中、后期内服药可免。成人骨折仍按三期辨证用药。合并神经损伤者，应加用行气活血、通经活络之品。早期局部水疱较大者可用针头刺破，或将疱内液体抽吸，并用酒精棉球挤压干净，外涂紫药水。解除夹板固定以后，可用中药熏洗，有舒筋活络、通利关节的作用，是预防关节强直的重要措施。

2. 肱骨髁上骨折非手术治疗后康复

（1）骨折后 1 ～ 2 周　避免肩关节内外旋转活动，不做肘关节任何被动活动练习；需及早进行握拳、腕关节屈伸等功能锻炼，早期做伸指握拳及腕关节屈伸活动。伤侧肢体不提重物，日常生活用健侧手。

（2）骨折后 2 ～ 4 周　小幅度活动肩关节，肘关节主动活动或辅助主动活动练习，肘关节不做被动练习；肩关节及肘关节勿做肌肉力量锻炼；伤侧肢体不应提重物；日常生活用健侧手。

（3）骨折后 4 ～ 6 周　避免肘关节扭转动作，加大肩关节活动范围，适度前臂肌肉等长及等张锻炼，可用患肢辅助健侧完成一些日常生活动作。

（4）骨折后 7 ～ 12 周　可提重物，避免过度扭转肘关节，6 周后开始肱二头肌和肱三头肌等长锻炼。各关节最大限度主动活动及被动活动，肩及肘部屈伸肌肉抗阻力锻炼以增强力量和耐力；正常愈合者可用患肢正常生活。骨折愈合后，做腕手功能训练，每次手腕做向四个方向最大限度的主动活动，加强手骨间肌和内在肌的练习，采用皮筋抗阻、握拳抗阻等方法；进行上臂与前臂各肌群的肌力训练，行肱二头肌、肱三头肌等长收缩训练，行桡侧和尺侧伸屈腕肌的等长收缩训练，行伸指总和屈指总肌腱等长收缩训练，包括等张练习、抗阻练习与等速练习；肘关节活动度训练以主动练习为主，嘱患者用力屈伸肘关节至最大，伸屈肘的比例为 1 ∶ 2；助动训练，患者体位同主动训练，双手平握一木棒，用健侧上肢带动患肢伸屈肘关节，每次力求做到最大范围；使用上肢 CPM 机，患者每天两次被动训练肘关节。

3. 肱骨髁上骨折手术治疗后康复

（1）术后 3 天　疼痛期内，可做肘关节远近肌群的等长收缩，肩、腕和手指各关节的全幅

NOTE

度被动与主动活动练习。

（2）术后 1 ～ 2 周　即可增加轻柔的小幅度的肘关节被动活动，以健肢帮助及不引起明显疼痛为度，并逐步过渡到主动活动度训练。

（3）术后 3 ～ 4 周　骨折愈合后，疼痛与肿胀已基本消退，应增加关节活动度的练习，加大肘关节主动屈伸活动，包括肘屈、伸、旋前、旋后。伸展型骨折增加肘屈曲活动度训练和肱三头肌抗阻训练；屈曲型增加肘伸展活动训练和肱二头肌抗阻训练、关节松动训练等。并用舒筋洗药熏洗患肢。禁止肘关节被强力牵伸手法治疗，易致肘关节骨化僵硬。

4. 肱骨髁上骨折并发症的康复

（1）尺神经、正中神经损伤　多采用功能锻炼；行气活血、通经活络药物治疗；推拿手法；针灸，包括毫针刺法和艾灸疗法，结合电针以疏通经络；物理因子治疗，包括冰敷、蜡疗、光疗、高频电疗等。

（2）骨化性肌炎　行气活血、通经活络的内服外用中药治疗；针灸，包括毫针刺法和艾灸疗法，结合电针以疏通经络；物理因子治疗，包括冰敷、蜡疗、光疗、高频电疗等；适度康复锻炼，通常 3 个月到半年骨化性肌炎消失，若仍存在，在 1 年后手术清除以改善肘关节功能。

【注意事项】

肱骨髁上骨折多数为伸直型骨折，早期换药、调整夹板松紧度或护送患者做 X 线片检查等都不可使患肘伸直，否则易引起骨折再移位；屈曲型骨折，早期不可随意做屈肘动作。骨折固定后，应密切观察患肢血运情况，注意安全，防止跌倒再次损伤。

第五节　尺骨鹰嘴骨折

【概述】

尺骨鹰嘴为肱三头肌的附着处，尺骨半月切迹关节面与尺骨滑车关节面构成肱尺关节，是肘关节屈伸的枢纽。尺骨鹰嘴骨折多见于成年人和老年人。

【康复要点】

1. 康复以减轻肢体疼痛及肿胀为主，促进尺骨鹰嘴骨折的愈合，恢复肘关节的功能。

2. 康复治疗要评估，合理安排解除固定的时间，预防肘关节的僵直和避免骨化性肌炎的发生。

3. 严禁过早主动、被动伸屈肘关节，避免造成损伤性骨化和肘关节功能障碍。

【康复评定】

1. 症状　肘关节疼痛，主动屈伸、内外旋转受限，后期可见肌肉萎缩。

2. 体征 肘关节局部肿胀，可见皮下瘀斑及皮肤挫伤，局限性压叩痛，可触及骨擦音，移位明显时可触及骨折端之间的凹陷。

3. 评定内容

（1）疼痛评定 常用的疼痛评定方法有视觉模拟评分法（VAS）、数字疼痛评分法、麦吉尔（McGl）疼痛调查表等。

（2）肿胀的评估 双侧对比测量肘部周径，评定肢体肿胀程度或有无肌肉萎缩。

（3）感觉功能评估 浅感觉的检查。评估尺神经损伤出现的感觉减退或者消失。

（4）骨折复位及愈合情况评定 通过体格检查、研读X线片，对骨折对位对线、骨痂形成情况进行评估。对有无畸形愈合，有无血管神经损伤及骨化性肌炎进行准确及时的评估。

（5）肌力评定 徒手肌力检查不借助任何器材，检查时要求受检者在特定的体位下，分别在减重力、抗重力和抗阻力的条件下完成标准动作。测试者通过触摸肌腹、观察克服阻力的能力及关节活动程度，来判定肌肉的收缩力量。Lovett分级评定标准是目前国际上普遍应用的徒手肌力检查方法，见第一篇第一章第二节。

（6）肢体长度评定 骨折后畸形愈合导致的上肢肢体不等长，双侧对比测量。

（7）关节活动度评定 尺骨鹰嘴骨折伴随其整个疾病发展过程的就是肘关节的运动受限和障碍，早期因骨折脱位引起疼痛而拒绝活动，后期因长时间固定造成肘关节周围韧带及软组织的挛缩及纤维化形成，导致肘关节功能障碍或因肘部肌肉萎缩而使肘关节功能部分丧失，通过关节活动度的评定，可以了解尺骨鹰嘴骨折肘关节的功能状态，肘关节活动度指数及功能丧失的情况，为以后康复治疗、功能恢复的程度提供一个可靠的依据。关节活动度检查以量角器测量，常以中立位0度法和邻肢夹角法记录。

（8）肘关节功能评定 见评价量表4-2。

【康复治疗】

骨折康复的总目标是恢复运动和力量，实现最佳功能，同时保护受损和修复的结构并预防关节僵硬。当前的康复趋向于早期活动，减少固定。临床医生面临的最大挑战是如何平衡关节的活动和骨折的稳定。通常，注意了活动度和力量而忽视了稳定性和舒适性，但是必须考虑到活动度和稳定性同等重要，不能顾此失彼。在安全范围下尽早开始关节活动度锻炼，防止僵硬的发生，若骨折固定不稳定，可以延迟活动或在保护体位下进行。

1. 中药疗法

按骨折三期辨证用药，解除固定后加强中药熏洗。

2. 尺骨鹰嘴骨折非手术治疗后康复

（1）骨折后1～2周 抬高患肢，屈伸手、腕、分指练习，手指向各个方向活动，仰卧位下或外固定保护下进行肩关节各个方向的主动辅助关节活动度锻炼。此阶段主要目标为控制水肿和疼痛，使未受累关节达到正常活动度，在安全范围内达到肘关节主动活动度。尺骨鹰嘴骨折是不稳定的，骨折愈合前屈肘不能超过90°。骨折合并三头肌断裂或撕脱，前3周避免牵拉肌腱，主被动屈伸超过90°都是不允许的。

（2）骨折后2～4周 抗重力下进行主动、主动辅助和柔和的被动关节活动度练习，适当进行娱乐活动（Ⅰ、Ⅱ级关节活动）；恢复正常活动方式，鼓励用患肢进行轻度日常生活活动。此阶段主要目标为在无痛状态下，采用轻手法，可用滚揉、弹拨肘关节周围肌肉、点揉肘部穴位等方法，目的是改善患肢血液、淋巴循环，消除水肿，缓解疼痛，保持肘关节活动功能，肘关节和前臂达到最大程度的主被动活动范围，增强近远端肌肉力量，改善肌肉肌腱长度，恢复用患肢完成一般功能活动。

（3）骨折后 4 ～ 8 周　继续以前的锻炼，上肢所有肌肉的渐进性抗阻力训练，无负重，使用滑轮、弹力带，鼓励进行日常生活活动、工作和娱乐活动，该期的目标为肘关节全功能活动范围，全功能性肌力和耐力，正常参与所有的功能活动、工作和娱乐。若有肘关节粘连可采用稍重的推拿手法，主要目的是缓解疼痛、松解粘连、增加关节活动度。患者取坐位，术者用滚揉、弹拨等手法放松肱三头肌、肱二头肌、前臂伸屈肌群、内外侧副韧带，然后点按曲池、外关、少海、天井、四渎、曲泽、阿是穴等穴位；评估肌肉松弛后，医生一手握住肘部，一手握患者手腕部，做屈伸、牵拉、内外旋转活动。做手法时会引起不同程度的疼痛及患者恐惧，施术前要注意取得患者的配合，力量以患者能耐受为度。每日治疗 1 次，5 ～ 10 次为 1 个疗程。

3. 尺骨鹰嘴骨折手术治疗后康复

尺骨鹰嘴骨折治疗的指导原则是重建关节运动和功能，避免对修复后和损伤的组织造成损伤，有移位的横断或斜行骨折应尽量切开复位，螺钉或钩形钢板或张力带钢丝固定，治疗期间还应观察判定伤口愈合情况，避免感染或延迟愈合。

（1）术后 1 ～ 2 周　适度早期练习肘关节活动，可做肩部的钟摆练习，肩带的主动上耸、下压活动，以及腕和手指的主动屈伸运动和抗阻练习。

（2）术后 2 ～ 4 周　在医生帮助下，小心地进行关节屈伸主动练习，运动时患肢不承受重力负荷，动作幅度与次数逐步增加，练习时切忌引起明显疼痛。肌力训练应增加等张收缩的内容。

（3）术后 4 ～ 8 周　系统地进行肘关节屈伸、前臂旋转的关节活动度练习和肌力练习，充分做腕部屈伸练习。

4. 尺骨鹰嘴骨折手术并发症的康复　肘关节僵硬：尺骨鹰嘴骨折晚期，注重固定与运动相结合，同时注意保持各关节的功能位，以求达到最基本的关节活动范围。固定后即做伸屈指、掌、腕关节活动，有利于气血畅通。肿胀开始消退后，患肢上臂肌肉做舒缩活动，逐渐进行肩、肘、腕关节活动。骨折愈合后应适度进行肘关节活动度训练、肘关节松动训练并配合选用骨科外洗海桐皮汤等药物熏洗以舒筋活络，使肘关节活动功能早日恢复。

【注意事项】

尺骨鹰嘴骨折复位固定后，3 周以内只做手指、腕关节的屈伸活动，禁止肘关节屈伸活动，第 4 周以后才逐步做肘关节屈伸锻炼，严禁暴力被动屈肘。此外，需配合进行肩关节练功活动，以防肩关节软组织粘连和挛缩。尺骨鹰嘴骨折会导致异位骨化、骨不愈合、畸形愈合、神经卡压、屈伸挛缩和关节僵硬等并发症。

NOTE

第六节　尺桡骨骨折

【概述】

前臂骨由尺骨、桡骨组成。尺骨上端粗而下端细，是构成肘关节的重要部分。桡骨上端细而下端粗，是构成腕关节的重要部分。尺桡骨干双骨折是常见的前臂损伤之一，多见于儿童或青壮年，多发生于前臂中下 1/3 部。尺桡骨干双骨折可由直接暴力、传达暴力或扭转暴力所造成。

伤后局部疼痛、肿胀，压痛明显，前臂功能丧失。若骨折后患肢疼痛剧烈、肿胀严重，手指麻木发凉，皮肤发绀，被动活动手指疼痛加重，应考虑为前臂筋膜间隔区综合征。

【康复要点】

1. 康复治疗减轻肢体疼痛及肿胀，促进尺桡骨骨折愈合，尽快恢复前臂旋前、旋后活动。

2. 恢复腕、肘关节周围肌群肌力及腕、肘关节运动功能，防止其周围韧带及软组织的挛缩或纤维化的形成。

3. 预防骨筋膜室综合征、肌肉萎缩、骨化性肌炎、交叉愈合、肌力下降及相邻关节僵硬等并发症。

【康复评定】

1. 症状　前臂疼痛，主动屈伸、内外旋转受限，后期可见肌肉萎缩。

2. 体征　前臂局部肿胀，可见皮下瘀斑及皮肤挫伤，局限性压叩痛，环形压痛，可触及骨擦音，移位明显时可触及骨折端之间的凹陷。

3. 评定内容

（1）疼痛评定　常用的疼痛评定方法有视觉模拟评分法（VAS）、数字疼痛评分法、麦吉尔（McGl）疼痛调查表等。

（2）肿胀的评估　双侧对比测量肘部周径，评定肢体肿胀程度或有无肌肉萎缩。

（3）感觉功能评估　浅感觉的检查。评估尺神经损伤出现的感觉减退或者消失。

（4）骨折复位及愈合情况评定　通过体格检查、研读 X 线片，对骨折对位对线、骨痂形成情况进行评估。对有无畸形愈合、有无血管神经损伤及骨化性肌炎进行准确及时的评估。

（5）肌力评定　徒手肌力检查不借助任何器材，检查时要求受检者在特定的体位下，分别在减重力、抗重力和抗阻力的条件下完成标准动作。测试者通过触摸肌腹、观察克服阻力的能力及关节活动程度，来判定肌肉的收缩力量。Lovett 分级评定标准是目前国际上普遍应用的徒手肌力检查方法，见第一篇第一章第二节。

（6）肢体长度评定　针对骨折后畸形愈合导致的上肢肢体不等长，双侧对比测量。

（7）关节活动度评定　通过关节活动度的评定，可以了解尺桡骨骨折的部位影响的肘关节或腕关节的功能状态，肘关节活动度指数及功能丧失的情况，为以后康复治疗、功能恢复的程度提供一个可靠的依据。关节活动度检查以量角器测量，常以中立位0度法和邻肢夹角法记录。

（8）肘关节功能评定　见表4–2。

（9）腕关节功能评定　见表4–3。

表4–3　Mayo评分法（Cooney法、改良Green和O'Brien腕关节功能评价量表）

	评分标准	实际得分
1. 疼痛（0～25分）		
无痛	25	
轻度或偶尔疼痛	20	
中度疼痛但可耐受	15	
剧烈疼痛不可耐受	0	
2. 功能状态（0～25分）		
恢复正常工作	25	
可做有限工作	20	
可活动但不能工作	15	
因疼痛不能活动	0	
3a. 活动范围（与健侧对比，0～25分）		
100%	25	
75%～99%	20	
50%～74%	10	
25%～49%	5	
0～24%	0	
3b. 活动范围（仅检查患侧手，0～25分）		
超过120°	25	
91°～120°	20	
61°～90°	10	
31°～60°	5	
少于30°	0	
4. 握力（与健侧对比，0～25分）为健侧的		
100%	25	
75%～100%	20	
50%～75%	10	
25%～50%	5	
0～25%	0	
		总分：
5. 旋转（附加）	填写角度	
旋前	左侧：	右侧：
旋后	左侧：	右侧：

NOTE

【康复治疗】

1. 中药疗法

按骨折三期辨证用药，若尺骨下 1/3 骨折愈合迟缓时，要着重补肝肾、壮筋骨以促进其愈合，若后期前臂旋转活动仍有阻碍者，应加强中药熏洗。

2. 尺桡骨骨折非手术治疗后康复

（1）骨折后 1 ～ 2 周　手法复位后 1 周内，以制动为主，不可持物，要经常检查外固定情况防止松动导致畸形愈合，局部光治疗或超短波治疗，注意手指的血液循环及感觉变化，防止骨筋膜室综合征的发生。初期有外固定可练习肩关节，进行上臂和前臂肌肉舒缩活动，用力握拳，充分屈伸手指，局部消肿后开始锻炼肘或腕关节活动，禁忌做前臂旋转动作。

（2）骨折后 2 ～ 3 周　肩关节伸屈、外展、内收功能练习，进行肘关节或腕手关节，手关节的主动功能练习，要轻柔进行前臂的旋内、旋外练习。

（3）骨折后 4 ～ 6 周　逐渐增大肘或腕关节活动幅度，增加肩关节和腕、手关节的抗阻力训练，自主行前臂内外旋功能练习，避免前臂被动活动，利用器械练习前臂旋转活动及用手推墙动作，使骨折端产生纵轴挤压力。

（4）骨折后 7 ～ 9 周　去除外固定后进行肩、肘、腕、手关节的功能练习，粘连期或终末期，可采用稍重的推拿手法，主要目的是缓解疼痛、松解粘连、增加肘腕关节及前臂旋转活动度。患者取坐位，术者用㨰揉、弹拨等手法放松肱三头肌、肱二头肌、前臂伸屈肌群、肘关节内外侧副韧带，然后点按曲池、外关、少海、天井、四渎、曲泽、阿是穴等穴位；评估肌肉松弛后，医生一手握住肘部，一手握患者手腕部，做屈伸、牵拉、内外旋转活动。行手法时会引起不同程度的疼痛及患者恐惧，康复前要注意取得患者的配合，力量以患者能耐受为度。每日治疗 1 次，5 ～ 10 次为 1 个疗程。辅助物理因子治疗：①超短波：消炎、消除水肿。患肘对置，采用无热量，时间 8 ～ 10 分钟，每日 1 次，5 ～ 7 天为 1 个疗程。②磁疗：可促进骨痂生长，消肿、消炎、镇痛。每日 1 ～ 2 次，每次 40 分钟，10 ～ 15 天 1 个疗程。③蜡疗：采用盘蜡法，温热量，时间 20 ～ 30 分钟，每日 1 ～ 2 次，10 ～ 15 天 1 个疗程。④冷疗：可采用冷敷或者冷空气治疗，常在运动后使用，每次 10 ～ 15 分钟。有止痛、消肿、减少渗出的作用。⑤音频治疗：患肘电极对置法放置，电流强度以患者能耐受为度，每日 1 ～ 2 次，15 ～ 20 天 1 个疗程，可以松解粘连、软化瘢痕。⑥超声波疗法：松解粘连、软化瘢痕。用直接接触移动法，1 ～ 1.25W/cm 时，每次 5 ～ 15 分钟，10 ～ 15 天 1 个疗程。

3. 尺桡骨骨折手术治疗后康复

（1）术后 1 ～ 2 周　患肢肌肉的等长收缩，包括肱二头肌、肱三头肌的等长收缩；肩关节、手的主动运动，以及屈曲、伸展、内收、外展及内外旋的主动和手的握拳练习、手指的对指训练，活动时避免引起前臂的旋转，每日 2 次，每次 20 分钟。内固定术后在拔出引流管后即可在不引起疼痛的前提下进行肘关节的 CPM 治疗。

（2）术后 2 ～ 3 周　局部消肿后开始锻炼肩、肘、腕诸关节活动，禁忌做前臂旋转动作，做肘屈、伸肌群的等长收缩练习。宜采用轻手法，可用㨰揉、弹拨前臂、肘关节周围肌肉，点揉肘部、前臂穴位等方法，目的是改善患肢血液、淋巴循环，消除水肿、缓解疼痛，保持肘腕

NOTE

关节、前臂活动功能，疼痛减轻可增加主动运动。

（3）术后 4 ～ 6 周　着重训练前臂的内外旋功能，可借助器械和抗阻力训练，增加作业治疗，增加日常生活能力训练，注意前臂勿过度受力。如吃饭、梳头、系纽扣等提高日常生活能力，有肩、肘、腕、手功能障碍的可做具体关节松动术治疗和作业治疗。

4. 尺桡骨骨折并发症的康复

（1）骨折不愈合、畸形愈合　按骨折三期辨证用药，骨折迟缓愈合者，应重用接骨续筋药，如土鳖虫、自然铜、骨碎补之类；结合冲击波等疗法，促进骨折愈合；针灸取曲池、手三里、尺泽、孔最、间使、外关、合谷等穴位，均采用泻法，以逐瘀通经、利水消肿，加电针引起肌肉收缩还可以促进伤肢消肿，训练肌肉起到软组织夹板作用。

（2）关节僵硬　尺桡骨骨折后期，注意保持肘腕关节的功能位，以求达到最基本的关节活动范围。固定后即做伸屈指、掌、肘或腕关节活动，有利于气血畅通。肿胀开始消退后，患肢前臂肌肉应用力做舒缩活动，应逐渐进行肘、腕关节活动。骨折愈合后适度进行肘或腕关节活动度训练，肘或腕关节松动训练，并配合选用骨科外洗海桐皮汤等药物，熏洗以舒筋活络，使肘腕关节活动功能早日恢复。

【注意事项】

复位固定后，应注意患肢远端血运情况及时调整夹板、石膏松紧度，肿胀较重者可适当轻柔按摩患侧手部。若固定后患肢疼痛剧烈，肿胀严重，手指麻木发凉，皮肤发绀，应及时解除外固定。在固定期间，应使前臂维持在中立位，要鼓励和正确指导患者做适当的练功活动。固定早期应每隔 3 ～ 4 天复查 X 线片 1 次，注意有无发生再移位，发现再移位，应及时纠正。此外，在更换外敷药、调整夹板松紧度及拍片复查时，应用双手托平患肢小心移动，切不可用一手端提患肢，同时还应避免伤肢前臂的任何旋转活动，以防骨折再移位。尺桡骨骨折会导致异位骨化、骨不连、畸形愈合、神经卡压、屈伸挛缩和关节僵硬等并发症。

第七节　桡骨远端骨折

【概述】

桡骨远端骨折是指桡骨远端关节面以上 2 ～ 3cm 范围内的骨折。桡骨远端骨折是腕部最常见的骨折，多见于老人和青壮年。伤后局部疼痛、肿胀，手腕功能部分或完全丧失。

【康复要点】

1. 康复目标是减轻肢体疼痛及肿胀，尽快促进骨折愈合，恢复腕关节的功能。

2. 固定期间积极做握拳与指间关节、掌指关节屈伸锻炼及肩、肘关节活动，解除固定后，做腕关节屈伸和前臂旋转锻炼，恢复腕关节周围肌群肌力及腕关节运动功能。

3. 防止腕管综合征、腕关节周围韧带及软组织的挛缩及纤维化形成。

【康复评定】

1. 症状　腕部疼痛，主动屈伸、内外旋转前臂受限，后期可见肌肉萎缩。

2. 体征　腕部局部肿胀，可见皮下瘀斑及皮肤挫伤，局限性压叩痛，环形压痛，可触及骨擦音，移位明显时可触及骨折端之间的凹陷并看到畸形。

3. 评定内容

（1）疼痛评定　常用的疼痛评定方法有视觉模拟评分法（VAS）、数字疼痛评分法、麦吉尔（McGl）疼痛调查表等。

（2）肿胀的评估　双侧对比测量腕部周径，评定腕部肿胀程度。

（3）感觉功能评估　浅感觉的检查。评估正中神经损伤出现的感觉减退或者消失。

（4）骨折复位及愈合情况评定　通过体格检查、研读X线片，对骨折对位对线、骨痂形成情况进行评估。对有无畸形愈合，有无血管神经损伤及骨化性肌炎进行准确及时的评估。

（5）肌力评定　徒手肌力检查不借助任何器材，检查时要求受检者在特定的体位下，分别在减重力、抗重力和抗阻力的条件下完成标准动作。测试者通过触摸肌腹、观察克服阻力的能力及关节活动程度，来判定肌肉的收缩力量。Lovett 分级评定标准是目前国际上普遍应用的徒手肌力检查方法，见第一篇第一章第二节。

（6）肢体长度评定　骨折后畸形愈合导致的上肢肢体不等长，双侧对比测量。

（7）关节活动度评定　通过关节活动度的评定，可以了解腕关节活动度指数及功能丧失的情况，为评估以后康复治疗、功能恢复的程度提供一个可靠的依据。关节活动度检查以量角器测量，常以中立位0度法和邻肢夹角法记录。

（8）腕关节功能评定　见表4–3。

【康复治疗】

1. 中药疗法

儿童骨折早期治疗原则是活血祛瘀、消肿止痛，中后期可不用内服药物。中年人按骨折三期辨证用药。老人骨折中后期着重养气血、壮筋骨、补肝肾。解除固定后，均应用中药熏洗以舒筋活络、通利关节。

2. 桡骨远端骨折非手术治疗后康复

（1）骨折后0～6周　早期宜采用轻手法，可用揉搓手腕部肌肉，点按手腕部、肩肘部穴位等方法，目的是改善患肢血液、淋巴循环，消除水肿、缓解疼痛，保持肩关节活动功能。

此期的目标是维持正确的保护性制动、减轻水肿和疼痛、未受累关节（肩关节、肘关节、指间关节）的充分活动范围。①抬高患肢，休息，冰敷，进行主动握拳训练。②注意伤口及针道的护理及换药。③肌腱滑动练习，包括指浅屈肌腱（FDS）、指深屈肌腱（FDP）、拇长伸肌腱（EPL）、拇长屈肌腱（FPL）；手内在肌（蚓状肌、骨间肌、鱼际肌及小鱼际肌）练习。

（2）骨折后6～8周　此期的目标是腕关节和前臂在无痛范围内达到最大活动，受累肢体恢复轻微的功能活动，据骨折稳定性和骨性愈合情况移除夹板及外固定物。①控制水肿及疼痛，行逆行按摩、温热水浴或冷热水交替浴。②减轻瘢痕，开始瘢痕按摩及选择性外用药物涂擦。

③腕关节单独伸展练习和前臂的主动活动范围练习及轻柔的主动辅助练习。④屈肘 90°且上臂贴近身体时进行前臂的旋转练习，防止肩关节代偿前臂旋转。⑤做轻度功能性活动（写字、打字和吃、穿、处理个人卫生）。

（3）骨折后 8 ～ 12 周　在粘连期或终末期，可采用稍重的推拿手法，主要目的是缓解疼痛、松解粘连、增加腕关节及前臂旋转活动度。患者取坐位，术者用滚揉、弹拨等手法放松肱三头肌、肱二头肌、前臂伸屈肌群、肘关节内外侧副韧带，然后点按患侧阿是穴、养老、阳溪、中泉、曲池、外关、少海、天井、四渎、曲泽、合谷等穴位；评估肌肉松弛后，继之术者一手握住前臂远端，一手握患者手腕部，做尺偏、桡偏、腕部屈伸、牵拉、内外旋转活动。行手法时会引起不同程度的疼痛及患者恐惧，施术前要注意取得患者的配合，力量以患者能耐受为度。每日治疗 1 次，5 ～ 10 次为 1 个疗程。此期的目标是恢复肌力以便重返功能性活动及工作。①活动关节以达到最大可能的活动范围。②肌力练习：等长和动力性抓、捏肌力练习（捏橡皮泥、手辅助器）；腕关节及前臂渐进性抗阻训练。③工作适应性训练：特殊的功能性练习。④恢复运动。

3. 桡骨远端骨折手术治疗后康复

（1）术后 1 ～ 2 周　术后第一天开始练习未固定的肘关节、肩关节活动度，可在无痛范围内练习前臂的轻度旋转，屈伸手指、对指、对掌练习利于消肿，增加腕掌支撑练习，要检查外固定夹板或石膏的松紧度。

（2）术后 2 ～ 4 周　患者手握拳做屈腕肌静力性收缩练习，增加屈指、对指、对掌的抗阻练习，骨折愈合后进行系统的腕屈伸、侧屈及前臂旋转活动练习，以及前臂各组肌群练习，轻柔地进行腕关节屈伸、桡尺偏。

4. 桡骨远端骨折并发症的康复

（1）腕管综合征　多采用行气活血、通经活络外用药物治疗；推拿手法；针灸，包括毫针刺法和艾灸疗法，结合电针以疏通经络；物理因子治疗，包括冰敷、蜡疗、光疗、高频电疗等；腕关节松动训练。

（2）关节僵硬　桡骨远端骨折晚期，尤其老年人。腕关节功能障碍，表现为腕关节伸、屈、旋转受限和握力下降，配合仪器治疗，规律性做伸屈指、掌、肘或腕关节活动，有利于气血畅通。肿胀开始消退后，患肢前臂肌肉应用力做舒缩活动。骨折愈合后适度腕关节活动度训练，腕关节松动训练，并配合选用骨科外洗海桐皮汤等药物，熏洗以舒筋活络，使腕关节活动功能早日恢复。

【注意事项】

复位固定后应观察手部血液循环，随时调整夹板松紧度；注意将患肢保持在旋后位或中立位，纠正骨折再移位倾向；伸直型骨折固定期间应避免腕关节桡偏与背伸活动。粉碎性骨折者，骨折线通过关节面，对位不良者容易遗留腕关节功能障碍，或导致创伤性关节炎，故要求正确对位，并加强患者肢体功能锻炼，以避免后遗症发生。

第八节 掌指骨骨折

【概述】

掌骨有5块，并列成排，按其解剖部位可分为头、颈、干和基底部。指骨是分布于手指的小型长骨，分为底、体、小头三部分，指骨骨折为手部最常见的骨折，多见于成年人。

【康复要点】

1. 掌指骨骨折的康复目标是恢复手部的运动、力量和功能，重点是关注近节和中节指骨体、掌骨颈和掌骨体及第一掌骨基底骨折的后期康复。

2. 有移位的骨折复位固定后，勿做患指活动；骨折愈合后加强指、腕关节功能锻炼，应以主动活动为主，勿做被动牵拉活动。

3. 预防骨畸形愈合、骨不愈合、肌腱粘连、关节囊挛缩和感染等并发症。

【康复评定】

1. 症状 掌部、手指疼痛，主动屈伸手指受限，后期可见肌肉萎缩。

2. 体征 掌部、手指局部肿胀，可见皮下瘀斑及皮肤挫伤，局限性压叩痛，可触及骨擦音，移位明显时可触及骨折端之间的凹陷并看到畸形。

3. 评定内容

（1）*疼痛评定* 常用的疼痛评定方法有视觉模拟评分法（VAS）、数字疼痛评分法、麦吉尔（McGl）疼痛调查表等。

（2）*肿胀的评估* 双侧对比测量掌部，评定掌部、手指肿胀程度。

（3）*感觉功能评估* 手部一般感觉评定常以手指的痛觉、温度觉、触觉和两点辨别觉进行评定。

（4）*骨折复位及愈合情况评定* 通过体格检查、研读X线片，对骨折对位对线、骨痂形成情况进行评估。对有无畸形愈合，有无血管神经损伤进行准确及时的评估。

（5）*肌力评定* 使用徒手肌力测试、握力计和捏力计等评估手部的肌力，包括手的握力，拇指分别与其余四指组合时的捏力，拇指、示指和中指三指同时用力时的捏力，拇指与示指桡侧的侧捏力。每种方式需要测量3次，记录读数，每次测试时，肘关节应屈曲90°，上臂贴紧胸廓，腕部处于中立位。

（6）*关节活动度评定* 使用量角器分别测量掌指关节（MP）、近端指间关节（PIP）和远端指间关节（DIP）的主动及被动关节活动度，通过上述测量值计算测量关节的总主动活动度（TAM），可较全面地反映手指肌腱功能情况。

（7）*腕关节功能评定* 见表4-3。

NOTE

【康复治疗】

1. 掌指骨骨折非手术治疗后康复

（1）骨折后 1 周

1）保护性制动中节和近节指骨骨折　以手部为基底，石膏或尺侧钩形矫形器用于固定中指、环指和小指，桡侧钩形矫形器用于固定示指（掌指关节屈曲 70°～ 80°，指间关节完全伸直），包括邻近手指。①掌骨颈和掌骨体骨折：以前臂为基底，尺侧钩形矫形器用于固定第 3 ～ 5 掌骨，桡侧钩形矫形器用于固定第 2 掌骨（腕关节背伸 20°、掌指关节屈曲 70°～ 80°，指间关节除非特例一般不固定），包括邻近手指。②第一掌骨基底骨折：以前臂掌侧为基底的拇指矫形器（腕关节背伸 20°，依据骨折稳定性，指间关节可固定或不固定）。

2）控制肿胀　抬高患肢高于心脏；冷敷，轻度逆行按摩；未受累关节主动活动。

3）未受累关节的活动　活动所有上肢关节，邻近骨折部位的关节除外。

（2）骨折后 2 ～ 6 周　一旦骨折稳定，早期宜采用轻手法，可用揉搓手腕部肌肉、点按手腕部、肩肘部穴位等方法，目的是改善患肢血液、淋巴循环，消除水肿，缓解疼痛，保持肩关节活动功能。开始骨折近端和远端各关节主动和被动活动，一般每天练习 3 ～ 5 次。进行伸肌滑动练习，预防肌腱与骨痂或内固定物粘连。

（3）骨折后 7 ～ 10 周　粘连期或终末期，可采用稍重的推拿手法，主要目的是缓解疼痛、松解粘连、增加腕关节及前臂旋转活动度。患者取坐位，术者用滚揉、弹拨等手法放松肱三头肌、肱二头肌、前臂伸屈肌群、肘关节内外侧副韧带，然后点按患侧阿是穴、养老、阳溪、中泉、曲池、外关、少海、天井、四渎、曲泽、合谷等穴位；评估肌肉松弛后，医生一手握住前臂远端，一手握患者手腕部，做尺偏、桡偏、腕部屈伸、牵拉、内外旋转活动。指导患者做勾拳、直拳和混合拳练习，分别进行远侧和近侧指间关节活动使屈肌滑动，以及指间关节和掌指关节的伸展练习。

做手法时会引起不同程度的疼痛及患者恐惧，施术前要注意取得患者的配合，力量以患者能耐受为度。每日治疗 1 次，5 ～ 10 次为 1 个疗程。

若骨折充分愈合能承受阻力和被动应力，通过 PROM、伸展、关节活动治疗关节僵硬；进行关节最大活动度练习；手指内在肌和外在肌抗阻力练习，手指屈曲练习包括抓捏橡皮泥，背伸练习如对抗橡皮圈背伸。进行功能性活动和适应性活动，以实现日常生活自理；有条件的医疗机构可考虑结合手部矫形器的使用。

2. 掌指骨骨折手术治疗后康复

（1）术后 1 周　控制水肿、促进伤口愈合，对手术部位和临近骨折部位的关节进行保护性制动，保持上肢其余关节的完全活动度。

（2）术后 2 ～ 6 周　在继续控制水肿和保护性制动的前提下，防止伤口瘢痕粘连，防止屈伸肌腱与骨折骨痂相粘连，保持临近骨折各关节的功能性活动。

（3）术后 7 ～ 10 周　增加手部肌肉的肌力和耐力，加强手腕关节、腕骨间关节、腕掌关节、掌指关节、拇指指间关节的松动，可采用推、捻、拔伸等手法，使纤维结缔组织获得伸展，达到最大范围的关节活动度，提高手的精细活动功能，提高患者的日常生活活动能力至自理水平。

NOTE

3. 掌指骨骨折并发症的康复

手部周围神经损伤：包括正中神经、尺神经、桡神经损伤，根据神经再生情况进行训练，恢复肌力和关节活动度，康复方法如下。

（1）*物理因子治疗* 主要是以低频脉冲电、干扰电和高频电等治疗，可减轻水肿、促进局部炎症吸收，为神经纤维生长提供适宜的环境。

（2）*运动疗法* 通过被动运动、助力运动、主动运动和抗阻运动增加肌肉的肌力和耐力，促进功能恢复，在训练过程中可借助肌电生物反馈，促进神经、肌肉功能恢复。

（3）*康复工程* 通过各种矫形器保护受累部位及其邻近部位的关节、肌腱等，保持手的功能位，固定特定部位至特殊位置，便于恢复抓握等能力。

【注意事项】

复位固定后，应密切观察患部血运情况，及时调整夹板松紧度，压垫不宜过厚过硬，以免引起压迫溃疡。手指要保持适当的位置，以防造成重新移位、骨折畸形愈合及关节僵硬。此类骨折如果复位良好，固定正确，护理得当，一般都可痊愈，预后较好。但如果整复不当或固定不良，可造成掌指关节创伤性关节炎。末节指骨骨折，在愈合的过程中，不可能有大量的外骨痂出现，在观察 X 线片时，只要骨折线较为模糊，临床症状已无疼痛，即说明骨折已愈合，不应因看不到明显骨痂延迟康复治疗。

复习思考题

1. 锁骨骨折手术后的康复治疗有哪些？
2. 肱骨外科颈骨折伤后 1 ～ 2 周的康复方法有哪些？
3. 肱骨干骨折非手术治疗后康复方法有哪些？
4. 肱骨干骨折并发症的康复治疗方法有哪些？
5. 肱骨髁上骨折手术治疗后康复的方法有哪些？
6. 尺骨鹰嘴骨折非手术治疗康复有哪些方法？
7. 尺桡骨骨折术后康复有哪些方法？
8. 桡骨远端骨折非手术治疗康复有哪些方法？
9. 掌指骨骨折术后康复有哪些方法？

NOTE

第五章　下肢骨折康复

第一节　髋部骨折

【概述】

髋部骨折是指始自小粗隆远端 5cm 内的股骨近端骨折及髋臼及髂骨的骨折，其中股骨颈骨折和股骨粗隆间骨折比较常见，且好发于老年人群。高龄患者由于肝肾不足、骨痿等导致筋骨衰弱，轻微的创伤或摔倒即可导致低能量的髋部骨折发生。而青壮年、儿童的髋部骨折常因暴力所致，并常合并其他部位的损伤。另外，偶有病理性骨折及过度使用导致的疲劳性骨折出现。

【康复要点】

1. 髋部骨折后，继发的功能障碍包括：功能力量缺乏，功能性活动耐受不良，平衡及协调性下降，步行速度减慢，从事日常生活活动能力下降，从这些方面对患者进行评估与治疗。

2. 康复目标包括增强肌力、耐力及平衡协调性，并且努力提高转移、步行、爬楼、从事日常生活活动的能力。

3. 髋部骨折后的康复治疗是一个循序渐进的连续过程，避免操之过急，以免造成股骨头坏死等严重后果。

【康复评定】

1. 症状　髋部疼痛、不能站立、肢体功能障碍。轻者可有肢体轻度或无活动受限，仍可站立、行走。

2. 体征　患肢腹股沟中点处有压痛，大粗隆部位及下肢纵轴有叩击痛，多有轻度屈髋屈膝、内收及外旋畸形。移位骨折伤后不能站立和行走，易出现患肢缩短。

3. 中医辨证　据骨折三期辨证，分为早期、中期和后期。

（1）早期　关节肿胀严重，疼痛明显，髋关节活动受限。

（2）中期　肿胀消退，疼痛减轻，髋关节主动活动功能受限，肌肉有不同程度的萎缩。

（3）后期　因制动不良或不适当的手术治疗可引起骨折不愈合、畸形愈合、肌肉粘连，可有一定症状及功能影响。

4. 评定内容

（1）疼痛评定　常采用评定方法为视觉模拟评分法（VAS）。

（2）肿胀的评估　常用测量部位为髌骨上方10cm处，并与健侧对比，来判断患肢肿胀程度。

（3）感觉功能评估　评估运动觉和位置觉。

（4）骨折复位及愈合情况评定　通过询问病史、体格检查、影像检查手段等，对骨折对位对线、骨痂形成情况进行评估，对有无延迟性愈合或不愈合或畸形愈合，有无血管神经损伤进行准确及时的评估。

（5）肌力评定　常用徒手肌力评定（MMT法），主要检查髋关节的相关肌肉群，以健侧为判断标准。

（6）髋关节活动度评定　测定髋关节主动活动度和被动活动度，并与健侧对比记录，以此了解关节受限程度。正常髋关节活动范围见第一篇第一章第三节。

（7）平衡功能　采用的评定方法为三级平衡法和Berg平衡量表。

（8）协调功能　采用的评定方法为下肢轮替试验和跟膝胫试验。

（9）步行功能　采用的评定方法为Hoffer步行能力分级、Holden的功能步行分级。

（10）髋关节功能评价量表（表5–1）　髋关节功能评定根据患者髋部疼痛、关节活动度、步行能力及日常生活活动4个方面进行综合评定，总分为100分。根据患者自觉疼痛和影响活动评分，总分40分；根据患侧髋关节ROM评分，总分20分；根据步行能力评分，总分30分；根据3项ADL评分，总分10分；然后在治疗前后分别进行评测，分值越高，髋关节功能越好。

表5–1　髋关节功能评价量表

评定项目	选项	分值	得分
疼痛（40分）	1. 无痛	40	
	2. 轻度：偶有疼痛	30	
	3. 中度：步行时痛，休息后缓解，偶服止痛药	20	
	4. 重度：步行时痛重，休息后减轻，有自发痛，常用止痛药	10	
	5. 极重度：持续性自发痛，不能行走	0	
活动度（20分）	1. 正常或接近正常：屈曲＞90°，内外旋＞30°，外展＞30°	20	
	2. 良好：屈曲＞60°，内外旋＞20°，外展＞20°	15	
	3. 尚可：屈曲＞30°，内外旋＞10°，外展＞10°	10	
	4. 差：屈曲＞30°，内外旋无，外展＜10°	5	
	5. 无：屈曲＜10°或强直	0	
步行能力（30分）	1. 正常或基本正常：长距离行走有轻度跛行	30	
	2. 轻度受限：轻度跛行，不用拐，30分钟可行2km	25	
	3. 中度受限：单拐可行＞500m；不用拐＜100m；明显跛行	15	
	4. 明显受限：双拐可行＞300m；单拐可行走＜100m；无拐仅能室内活动	5	
	5. 卧床	0	

NOTE

续表

评定项目	选项	分值	得分
日常生活活动（10分）			
1. 上楼	（1）正常不用扶手	3	
	（2）正常但用扶手	2	
	（3）不能	0	
2. 穿脱鞋、袜	（1）容易	3	
	（2）困难	2	
	（3）不能	0	
3. 坐	（1）能坐普通椅子＞1小时	4	
	（2）坐高椅＞1/2小时	3	
	（3）坐高椅＜1/2小时	2	
	（4）不能坐	0	
总分			

【康复治疗】

1. 中药疗法

（1）股骨颈骨折　早期宜活血化瘀、消肿止痛，方用桃红四物汤加三七等。若有大便秘结、脘腹胀满等症，可酌加枳实、大黄等通腑泄热。中期宜舒筋活络、补养气血，方用舒筋活血汤。后期宜补益肝肾、强壮筋骨，方用壮筋养血汤。

（2）股骨粗隆间骨折　根据骨折三期辨证用药，早期尤应注意采用活血化瘀、消肿止痛之品，对年老体衰气血虚弱者，不宜重用桃仁、红花之类，宜用三七、丹参等活血止痛之品，使瘀去而又不伤新血。后期宜补气血、壮筋骨，可内服八珍汤、健步虎潜丸等。局部瘀肿明显者，可外敷消肿止痛膏，肿胀消退后，则外敷接骨续筋药膏。

2. 早期康复治疗　防止关节粘连及肌肉萎缩，预防并发症。协助下完成上下床动作；使用助行器辅助离床走动。

（1）炎症期康复

1）针灸疗法　采用毫针针刺法，可选取膝阳关、居髎、肾俞、环跳、足三里等穴位，用灸法或温针灸每日1次，10次为1个疗程。

2）推拿疗法　患者仰卧位，用活血化瘀止痛药酒（桃仁、红花、当归、乳香、没药等在高粱酒中浸泡）涂抹于患肢各关节肌群，先用拇指掌面以揉推点按的方法沿各条经络走向（阳经从上至下，阴经从下至上）轻柔按摩。

3）物理因子疗法　①肿胀：非手术治疗患者可采用超短波治疗、中频疗法、冷疗、冷热交替疗法等；手术治疗患者可采用中频治疗、冷疗、冷热交替等。②疼痛：非手术治疗患者可采取经皮神经电刺激疗法、中频疗法、超短波、冷热敷等；手术治疗患者可采取经皮神经电刺激疗法、中频疗法、冷热敷等。③促进愈合：可采取骨折创伤治疗仪、红光等。

NOTE

（2）术后康复治疗　术后0～1周：①等长训练：股四头肌、腘绳肌、臀肌训练。②被动活动训练：髋部屈伸、外展。③主动活动：足跟滑动、踝泵运动。④床上运动训练、转运训练。⑤ CPM：术后3天开始，30分钟/次，1～2次/天，练习后即刻冰敷10分钟，角度在无痛或微痛情况下逐渐增大，整个运动过程中保持髋关节外展中立位。此阶段旨在消除疼痛、减轻肿胀、防止关节粘连和肌肉萎缩，促进患者自理能力的恢复（床边运动、转动）。

3. 中期康复治疗　增加患肢髋关节活动度和肌力，并可扶双拐不负重下床活动。

（1）功能康复

1）针灸疗法　采用毫针针刺法，可选取血海、髀关、内关、合谷、足三里、阳陵泉等穴位，用灸法或温针灸每日1次，8次为1个疗程。

2）推拿疗法　肌肉萎缩及关节功能障碍者，先以轻柔的㨰法、按法、揉法等放松肌肉，促进血脉通畅；再以较重的按揉法、分筋法、牵伸法等牵张纤维组织，松解粘连。20分钟/次，1～2次/天。

3）物理因子疗法　关节粘连、瘢痕，可采取蜡疗、超声波治疗仪、中频等。

（2）术后康复治疗　时间为术后2～4周。

1）加大CPM练习角度　如骨折愈合良好，要求膝关节在4周左右屈曲120°，髋关节屈曲90°。

2）主动活动训练　在无或微痛及骨折稳定的前提下，进行髋部屈伸、外展训练。

3）直腿抬高训练　在可活动范围内进行，10～20次/组，1～2组/天。

4）注意事项　开始不负重扶拐行走，加强关节活动度和提高日常生活活动能力。

4. 后期康复治疗　独立进行床旁训练，能够更快速完成功能活动，继续增强肌力，增强平衡及本体感觉能力，提高步行稳态，增强ADL能力。

（1）功能康复

1）针灸疗法　采用毫针针刺法，可选取阿是穴、阳陵泉、足三里等穴位，用灸法或温针灸每日1次，6次为1个疗程。

2）推拿疗法　以摇法、扳法等运动关节类手法增加关节活动范围，注意手法要缓慢柔和，活动范围应逐渐增大，避免造成局部损伤。20分钟/次，1～2次/天。较重的手法实施后，应该立刻冰敷或冷疗10分钟，防止出血或水肿。如患者卧床时间较长，也可适当进行全身性的推拿治疗，以促使全身血脉的通畅，增强正气，加快骨折的愈合。

3）物理疗法　肌力减低，可采用神经肌肉电刺激疗法；关节僵硬，可采用蜡疗等。

（2）术后康复治疗

1）术后5～12周　①主动活动训练：完成髋关节全范围活动。②负重及平衡练习：负重按照1/4→1/3→1/2→2/3→4/5→100%体重逐渐过渡。③髋周渐进抗阻力量练习。④下肢闭链训练：功率自行车练习，20～30分钟/次，2次/天，根据患者耐受情况调节座椅高度。⑤步行训练：从助行器过渡到治疗室步行。

2）术后12～24周　①继续上阶段力量练习，直到与健侧一样或超过健侧。②静蹲练习：2分钟/次，2次/天。③本体感觉重塑训练：在平衡垫上进行站立训练，由睁眼向闭眼过渡。④患侧单腿蹲起练习，动作缓慢、用力、有控制。⑤不平的路面进行行走训练。

NOTE

（3）并发症康复治疗　髋部骨折并发褥疮时，定期改变体位，使用特殊床垫来减轻压力；

并发下肢深静脉血栓时，应抬高患肢减轻水肿，局部压痛缓解后进行轻微活动，穿弹力袜或弹力绷带；活血理气、温经通络药物治疗；推拿治疗；针灸治疗；物理因子治疗，包括骨折创伤治疗仪、红光、冰敷、蜡疗、超声波等。

【注意事项】

1. 加强健康教育　如果是髋关节置换术后鼓励患者完全负重，并避免髋关节屈曲超过 90°或内旋超过中立位、内收超过中线。股骨颈内固定患者早期不应坐低沙发、椅子及较低的马桶，睡觉时应采用仰卧、患肢外展位，避免侧卧。取坐位时，不要双腿或双足交叉。站立时注意脚尖的方向，日常生活不要坐过低的椅子、凳子，或下蹲。弯腰拾物或穿鞋时注意髋关节不要过度屈曲。

2. 随访　髋部骨折后易引起股骨头缺血坏死，致残率高。因此，应经常随访，易于早期发现。术后需每 2 ～ 3 个月再复查摄片 1 次，一般愈合需要 4 ～ 6 个月。骨折愈合后仍应继续随访，每 6 ～ 12 个月复查 1 次，直至术后 5 年。

第二节　股骨干骨折

【概述】

股骨干骨折是指股骨小转子下 2 ～ 5cm 至股骨髁上 2 ～ 5cm 之间的股骨骨折。为临床常见骨折，占全身骨折的 4% ～ 6%。多发于青壮年及儿童，男性多于女性。

股骨干骨折多数由强大的直接暴力所致，如击打、挤压等，多引起横断或粉碎骨折。少数由间接暴力所致，如杠杆作用、扭转作用、高处跌落等，多引起斜形或螺旋形骨折。骨折移位因受肌群牵拉及伤肢自身重力等因素的影响，往往出现典型移位：股骨干上 1/3 骨折、股骨干中 1/3 骨折、股骨干下 1/3 骨折。

【康复要点】

1. 早期处理局部肿胀、疼痛。
2. 促进骨折愈合。
3. 预防关节活动受限、肌肉萎缩及骨折不愈合或迟缓愈合等并发症。

【康复评定】

1. 症状　局部肿胀、疼痛、压痛、功能活动受限。

2. 体征　肿胀，缩短、成角和旋转畸形，可扪及骨擦音，异常活动。

3. 中医辨证　据骨折三期辨证，分为早期、中期和后期。

（1）早期　关节肿胀严重，疼痛明显，髋膝关节活动受限。

NOTE

（2）中期　肿胀消退、疼痛减轻，髋膝关节主动活动功能受限，肌肉有不同程度的萎缩。

（3）后期　制动不良或不适当的手术治疗可引起骨折不愈合或畸形愈合，肌肉粘连。

4. 评定内容

（1）疼痛评定　常采用评定方法为视觉模拟评分法（VAS）、数字疼痛评分法、麦吉尔（McGl）疼痛调查表等。

（2）肿胀的评估　常用测量部位为髌骨上方10cm处，与健侧对比，来判断患肢肿胀情况和肌肉萎缩情况。

（3）感觉功能评估　浅感觉的检查。

（4）骨折复位及愈合情况评定　骨折对位对线，骨痂生长情况，有无延迟愈合或不愈合或畸形愈合。

（5）肌力评定　常用徒手肌力评定（MMT法），主要检查髋关节、膝关节的相关肌肉群，以健侧为判断标准。

（6）髋膝关节活动度评定　测定髋关节、膝关节主动活动度和被动活动度，并与健侧对比记录，以此了解关节受限程度。

（7）平衡功能　采用评定方法为三级平衡法和Berg平衡量表。

（8）协调功能　采用评定方法为下肢轮替试验和跟膝胫试验。

（9）步行功能　采用评定方法为Hoffer步行能力分级、Holden功能步行分类。

（10）神经功能　检查的项目有感觉功能评定、反射检查、肌张力评定。

（11）手术切口　手术切口位置，瘢痕的生长情况。

（12）骨折处理方式　保守治疗（整复，固定），手术治疗（采用钢板、髓内针、带锁髓内钉或外固定器进行固定）。

（13）髋膝关节功能评价量表　髋关节功能评价量表见表5–1；膝关节功能评价量表见表5–2。膝关节功能评定根据患者膝部疼痛、关节活动度、主动伸展受限、内外翻畸形、步行能力及日常动作6个方面进行综合评定，总分为100分。根据患者自觉疼痛和影响活动评分，总分30分；根据患侧膝关节ROM评分，总分20分；根据主动伸展受限评分，总分10分；根据内外翻畸形评分，总分10分；根据步行能力评分，总分20分；根据日常动作评分，总分10分；然后在治疗前后分别进行评测，分值越高，膝关节功能越好。

表5–2　膝关节功能评价量表

项目	标准	左	右	备录
1. 疼痛	无：日常动作无痛，时有疲劳或沉重感（30分）			患者具体表现：
	轻：长距离（1000m）行走时轻微疼痛（25分）			
	中：步行时痛，经短时间休息好转，疼痛痛消失（15）			
	重：负重时疼痛加重，静止时减轻（5分）			
	剧：无论静止或活动均有重痛（0分）			

续表

项目	标准		左	右	备录
2. 关节活动范围	120°以上：下蹲动作无困难（20 分）				实测角度： 左侧：° 右侧：°
	90°～ 119°：可上楼梯，可从坐位站起（15 分）				
	60°～ 89°：可正常平地行走（10 分）				
	30°～ 59°：可从地上拾起东西（5 分）				
	0°～ 29°：可迈上 5cm 高的台阶（0 分）				
3. 主动伸展受限	无：0°～ 10°（10 分）				实测角度： 左侧：° 右侧：°
	轻度：11°～ 30°（5 分）				
	重度：31°以上（0 分）				
4. 内外翻畸形（站立位）	无：175° ±5°（10 分）				内翻○左○右 外翻○左○右 侧方移动 ○左○右
	轻度：15°以下（5 分）				
	重度：16°以上（0 分）				
5. 步行能力（不借助支具、拐等）	正常：日常活动无限制（20 分）				单拐：○有时用 ○经常用 双拐：○有时用 ○经常用 轮椅：○有时用 ○经常用
	轻度障碍：可步行 500 ～ 1000m（15 分）				
	中度障碍：可步行 500m 以内（10 分）				
	重度障碍：仅限于室内步行（0 分）				
	不能步行：室内也不能步行（0 分）				
6. 日常动作*	从坐位站起（需手扶为困难）	○容易○困难○不能			患者具体表现：
	上楼（需扶梯为困难）	○容易○困难○不能			
	下楼（需扶梯为困难）	○容易○困难○不能			
	单脚站立（需支撑为困难）	○容易○困难○不能			
	跑步（仅能快走为困难）	○容易○困难○不能			
总分					
结论					

最终疗效评定标准：总分 91 ～ 100 为优；71 ～ 90 为良；51 ～ 70 为中等；≤ 50 为差。
日常动作*：选项容易 2 分；困难 1 分；不能 0 分。

【康复治疗】

股骨干骨折经过非手术治疗一般都能获得满意的效果。若手法或牵引复位失败，软组织嵌入，合并重要神经、血管损伤，需手术探查者，骨折畸形愈合或不愈合者，可采用钢板、髓内针、带锁髓内钉或外固定器进行固定。

1. 中药疗法

按照骨折治疗三期辨证用药，早期可服桃红四物汤加减，中期服新伤续断汤、接骨丹，后期服健步虎潜丸。

NOTE

2. 早期康复治疗

早期康复治疗注重改善血液循环，防止关节粘连、肌肉萎缩、关节挛缩和并发症。

（1）炎症期康复

1）针灸疗法　股骨干骨折疼痛、肿胀可选用针灸止痛消肿。常用毫针刺法，一般选取骨折附近穴位，结合循经取穴原则。上段骨折时：①居髎、维道（髂前上棘下，平中极）。②足五里、箕门。中段骨折时：①居髎、风市。②足五里、箕门。下段骨折时：①髀关、伏兔。②足三里透合阳，条口透承山。以上处方，均用针刺，复位前用 1 次，复位固定后酌情使用。每日 1 次，治疗 10 次。复位时，针对侧曲池透少海，肩髎透极泉，留针配合整复。

2）推拿疗法　骨折固定早期肢体肿胀时，由骨折远端，做向心性按揉或揉捏，越过骨折处至肢体近端，操作时手法要轻柔。一般选取骨折附近穴位，同时结合循经取穴，多取内庭、太冲、三阴交、太溪、足三里、阳陵泉、承山等，操作时手法要轻柔，柔中有刚，以按揉为主，但不能造成骨折移位和局部损伤。20 分钟 / 次，1 ～ 2 次 / 天。

3）物理疗法　①肿胀：非手术治疗患者可采用超短波治疗、中频疗法、冷疗、冷热交替疗法等；手术治疗患者可采用中频治疗、冷疗、冷热交替疗法等。②疼痛：非手术治疗患者可采取经皮神经电刺激疗法、中频疗法、超短波、冷热敷等；手术治疗患者可采取经皮神经电刺激疗法、中频疗法、冷热敷等。③促进愈合：可采取骨折创伤治疗仪、红光等。

（2）术后康复治疗　术后 0 ～ 2 周，患肢摆放于伸直位，可用枕头垫于脚下，以抬高患肢预防水肿；麻醉消散后开始活动足趾和踝关节；股四头肌及腘绳肌等长收缩，应在不增加疼痛的前提下尽可能多做；术后 3 天开始 CPM 治疗，练习后即刻冰敷（角度在无痛或微痛情况下逐渐增大）。

3. 中期康复治疗

中期康复治疗通过肌肉主动收缩预防肌肉萎缩，加速骨折愈合。主动活动增加髋膝关节活动度。

（1）功能康复

1）针灸疗法　阿是穴用温针法，关元、足三里、三阴交针刺用补法，隔日 1 次，治疗 10 次。

2）推拿疗法　肌肉萎缩及关节功能障碍者，先以轻柔的㨰法、按法、揉法等放松肌肉，促进血脉通畅；再以较重的按揉法、分筋法、牵伸法等牵张纤维组织，松解粘连。20 分钟 / 次，1 ～ 2 次 / 天。

3）物理疗法　关节粘连、瘢痕，可采取蜡疗、超声波治疗仪等。

（2）术后康复治疗　术后 3 ～ 4 周，直抬腿肌力训练；后抬腿训练；俯卧位“勾腿训练”；主动关节屈伸训练，如骨折愈合良好，力求在 6 ～ 8 周左右膝关节屈曲达 120°，髋关节屈曲角度接近 90°；下地扶拐行走，如无痛，患腿可部分负重，注意保护。

4. 后期康复治疗

后期康复治疗促进骨痂形成，恢复关节活动范围，增加肌力，提高肢体活动能力。

（1）功能康复

1）针灸疗法　阿是穴用温针法，关元、足三里、三阴交针刺用补法，隔日 1 次，治疗 10 次。

2）推拿疗法 以摇法、扳法等运动关节类手法增加关节活动范围，注意手法要缓慢柔和，活动范围应逐渐增大，避免造成局部损伤。20 分钟 / 次，1 ～ 2 次 / 天。较重的手法实施后，应该立刻冰敷或冷疗 10 分钟，防止出血或水肿。如患者卧床时间较长，也可适当进行全身性的推拿治疗，以促使全身血脉的通畅，增强正气，加快骨折的愈合。

3）物理疗法 神经肌肉电刺激疗法促进肌肉恢复，采取蜡疗、超声波治疗仪松解关节粘连、瘢痕。

（2）术后康复治疗

1）术后 5 ～ 12 周 负重及平衡训练，必须在骨折愈合程度允许的前提下进行，负重由 1/4 → 1/3 → 1/2 → 2/3 → 4/5 → 100% 体重逐渐过渡；坐位抱腿，在髋关节感到疼痛处保持；功率自行车训练；抗阻伸膝训练；步行训练。

2）术后 12 ～ 24 周 静蹲训练，随力量增加逐渐增加下蹲角度；跨步训练，前后、侧向跨步练习；患侧单腿蹲起训练，要求缓慢、用力、有控制。

（3）并发症康复治疗 股骨干骨折并发坐骨神经损伤后，多采用功能锻炼；并发下肢深静脉血栓时，应抬高患肢减轻水肿，局部压痛缓解后进行轻微活动，穿弹力袜或弹力绷带；活血理气、温经通络药物治疗；推拿治疗；针灸治疗；物理因子治疗，包括骨折创伤治疗仪、红光、冰敷、蜡疗、超声波等。

【注意事项】

1. 早期换药，调整夹板松紧度，密切观察患肢血液循环、牵引及伤口情况。
2. 合理进行功能训练，骨折愈合前，要避免过早、过多负重运动。
3. 防止皮肤压疮及血栓发生。
4. 注意安全，防止跌倒再次损伤。

第三节 髌骨骨折

【概述】

髌骨是人体中最大的籽骨，呈三角形、扁栗状。髌骨骨折多见于 30 ～ 50 岁的成年人，儿童极为少见。髌骨骨折多由直接暴力或间接暴力所造成，以间接暴力多见。

【康复要点】

1. 康复早期，应维持髋关节、踝关节正常的功能活动。
2. 尽快恢复髌骨关节的正常活动度及膝关节全范围的屈伸功能。
3. 康复目标应包括运动功能、感觉功能、活动能力及参与能力各方面。

NOTE

【康复评定】

1. 症状 局部疼痛，患膝活动受限，无法站立行走。

2. 体征 局部肿胀，畸形，压痛，可触及骨擦感，有关节积液征。

3. 中医辨证 按骨折三期辨证，分为早期、中期和后期。

（1）*早期* 关节肿胀严重，疼痛明显，膝关节明显受限。

（2）*中期* 肿胀消退、疼痛减轻，膝关节、髌骨活动受限，肌肉有不同程度的萎缩。

（3）*后期* 制动不良或不适当的手术治疗可引起骨折不愈合、畸形愈合、肌肉粘连，可能出现一定症状并影响功能。

4. 评定内容

（1）*疼痛评定* 通常用 VAS 评估疼痛程度。

（2）*肿胀的评估* 常用的部位：测量大腿周径时取髌骨上方 10cm 处，测量小腿周径时，取髌骨下方 10cm 处；与健侧对比，来判断肿胀程度。

（3）*感觉功能评估* 评估位置觉和运动觉。

（4）*骨折复位及愈合情况评定* 主要通过 X 线片检查评估，必要时行 CT 或 MRI。

（5）*肌力评定* 常使用徒手肌力评定（MMT 法），主要检查髋关节、膝关节、踝关节的相关肌肉群，以健侧为判断标准。

（6）*膝关节活动度评定* 测定膝关节主动活动度和被动活动度，并与健侧对比记录，以此了解关节受限程度。正常膝关节活动范围见第一篇第一章第三节。

（7）*平衡功能* 采用的评定方法为三级平衡法和 Berg 平衡量表。

（8）*协调功能* 采用评定方法为膝关节屈伸轮替试验。

（9）*步行功能* 采用评定方法为 Hoffer 步行能力分级、Holden 的功能步行分级。

（10）*膝关节功能评价表* 参照第五章第二节股骨干骨折。

【康复治疗】

髌骨骨折治疗时，要求恢复关节的功能，并保持关节面的完整光滑，防止创伤性关节炎的发生。无移位的髌骨骨折、移位不大的裂纹骨折、星状骨折，可单纯采用抱膝圈固定膝关节于伸直位；横断骨折若移位在 1cm 以内者，可采用手法整复，用抱膝圈固定膝关节于伸直位；若移位较大，手法整复有困难者，可采用抓髌器固定。

1. 中药疗法 髌骨骨折早期瘀肿非常明显，应用活血祛瘀、利水消肿的药物，中期应用接骨续筋、通利关节之品，后期服补肝肾、壮筋骨的药物，解除固定后应用中药熏洗。

2. 早期康复治疗 早期康复治疗注重改善血液循环，防止关节粘连、肌肉萎缩、关节挛缩和并发症。

（1）*炎症期康复*

1）针灸疗法 采用毫针针刺法，可选取膝眼、委中、上巨虚、阳陵泉、阴陵泉、梁丘、鹤顶、阿是穴等，用灸法或温针灸每日 1 次，每次 30 分钟，1 次为 1 个疗程。

2）推拿疗法 骨折固定早期肢体肿胀时，由骨折远端，做向心性按揉或揉捏，越过骨折处至肢体近端，操作时手法要轻柔。取穴以骨折附近的穴位，同时结合循经取穴，多取阳陵泉、足三里、悬钟、昆仑、阿是穴等，操作时手法要轻柔，柔中有刚，以按揉为主，但不能造成骨折移位和局部损伤。20 分钟 / 次，1 ～ 2 次 / 天。

3）物理因子疗法　同髋部骨折。

（2）术后康复治疗　术后 0 ～ 2 周，术后疼痛减轻即可进行髋、踝的主动运动。

术后第 3 天起在 CPM 机上进行被动锻炼，CPM 角度从 15°开始，每天增加 5°～ 10°，完成一个屈伸动作 45 秒，30 ～ 60 分钟 / 次，2 次 / 天。在其间歇继续进行股四头肌等的等长收缩活动。术后一周抬高患肢 20 ～ 30cm，略高于心脏水平，以减轻术后水肿。并由治疗师做髌骨侧向被动活动、主动屈膝和被动伸膝练习。外固定去除后，开始做主动伸膝和抗阻屈膝练习。

3. 中期康复治疗　增加膝关节的关节活动度，增强肌力，防止肌肉萎缩。

（1）功能康复

1）针灸治疗　采用毫针针刺法，可选取伏兔、梁丘、血海、双曲池、阴陵泉、三阴交等穴位，用灸法或温针灸每日 1 次，6 次为 1 个疗程。

2）推拿疗法　肌肉萎缩及关节功能障碍者，先以轻柔的㨰法、按法、揉法等放松肌肉，促进血脉通畅；再以较重的按揉法、分筋法、牵伸法等牵张纤维组织，松解粘连。20 分钟 / 次，1 ～ 2 次 / 天。

3）物理因子疗法　关节粘连、瘢痕，可采用蜡疗、超声波治疗、中频等。

（2）术后康复治疗　术后 2 ～ 4 周，可做扩大膝关节活动范围的牵引，逐渐练习由扶拐步行至正常步行。开始下床活动时，指导患者，先坐到床边，健腿先下床着地，然后患肢被动屈膝使小腿在床边悬吊再下地，患腿着地时，足要放平，平均用力，平衡身体后，由轻至重逐步负重行走，年老体弱者可扶拐行走。

4. 后期康复治疗　后期康复治疗继续肌力训练，增强平衡和本体感觉能力，提高步行和 ADL 能力。

（1）功能康复

1）针灸治疗　采用毫针针刺法，可选取阿是穴、足三里、三阴交等穴位，用灸法或温针灸每日 1 次，8 次为 1 个疗程。

2）推拿手法　以摇法、扳法等运动关节类手法增加膝关节活动范围，注意手法要缓慢柔和，活动范围应逐渐增大，避免造成局部损伤。20 分钟 / 次，1 ～ 2 次 / 天。较重的手法实施后，应该立刻冰敷或冷疗 10 分钟，防止出血或水肿。如患者卧床时间较长，也可适当进行全身性的推拿治疗，以促使全身血脉的通畅，增强正气，加快骨折的愈合。

3）物理因子治疗　肌力减低时可选择神经肌肉电刺激疗法。

（2）术后康复治疗　术后 4 ～ 6 周，可行下地负重训练和抗阻训练，练习下蹲活动，膝关节屈伸活动达 130°以上。对于刚刚恢复下地者，要加以保护，避免摔伤。

（3）并发症康复治疗

1）骨折不连接　预防感染发生，有效固定和防止过早活动，可行骨折创伤治疗仪等物理因子治疗。

2）膝关节僵硬　进行手法按摩、关节松动、手术松解等。

【注意事项】

1. 早期进行患肢股四头肌的收缩活动及髋、踝关节和足趾关节的屈伸活动，然后逐步进行膝关节的主动及被动活动锻炼，主要恢复屈膝功能。

2. 术后 1 个月、3 个月、半年摄 X 线片复查，骨折愈合后可弃拐行走。

3. 根据复查情况决定拆除内固定装置时间，防止骨折部位再次骨折。

第四节　股骨髁上骨折

【概述】

股骨髁上骨折是指发生于股骨自腓肠肌起始点上 2 ～ 4cm 范围内的骨折，是膝部骨折之一，常见于青壮年高能量创伤。股骨髁位于股骨远端的膝部，其后方有腓肠肌附着，所以股骨髁上骨折易向后方移位而伤及后方的腘动脉、腘静脉和胫神经。股骨远端髁部骨折包括股骨髁上骨折和股骨髁骨折，前者较为多见，且易引起腘动脉的刺伤。后者包括股骨内髁或外髁骨折、内外髁双骨折、髁间骨折及粉碎性骨折等。

【康复要点】

1. 检查时应注意防止膝关节过伸而造成血管神经损伤。

2. 康复早期维持髋、踝关节正常活动，防止肌肉萎缩。

3. 尽快恢复膝关节运动功能，进行步行训练，使患者更好地参与到社会中。

【康复评定】

1. 症状　伤后膝关节疼痛、肿胀、畸形、活动障碍，皮肤瘀斑、可伴有张力性水疱，早期可合并创伤性休克。严重挤压伤、粉碎性骨折或多发骨折，还可并发脂肪栓塞。

2. 体征　形成骨折处局部压痛、叩击痛，触及骨擦感，闻及骨擦音，有时可见皮肤破损，可触及患侧肢体足背动脉搏动及下肢皮肤深浅感觉减弱或消失。

3. 中医辨证　根据骨折的三期辨证，分为早期、中期和后期。

（1）早期　关节肿胀、疼痛并可伴有肌张力增高，膝屈伸等活动受限。若损伤到胫神经或腓总神经则可能引起损伤部位以下出现感觉异常。

（2）中期　疼痛、肿胀减轻，骨折、损伤软组织逐渐修复，关节主动活动度受限，可见肌肉萎缩和软组织粘连。

（3）后期　骨折基本愈合，膝关节周围肌力、主动关节活动度进一步恢复，损伤侧下肢感觉、平衡功能好转，功能控制能力、生活自理能力提高。

4. 评定内容

（1）疼痛评定　常采用评定方法为视觉模拟评分法（VAS）、数字疼痛评分法、麦吉尔（McGl）疼痛调查表等。

（2）肿胀的评估　常用的部位是测量大腿周径时取髌骨上方 10cm 处，测量小腿周径时，取髌骨下方 10cm 处；与健侧对比，来判断肿胀程度。

（3）感觉功能评估　浅感觉的检查。

（4）骨折复位及愈合情况评定　骨折对位对线，骨痂生长情况，有无愈合延迟或不愈合或畸形愈合。

（5）肌力评定　常使用徒手肌力评定（MMT 法），主要检查髋关节、膝关节、踝关节的相关肌肉群，以健侧为判断标准。

（6）膝关节活动度评定　测定膝关节主动活动度和被动活动度，并与健侧对比记录，以此了解关节受限程度。正常膝关节活动范围见第一篇第一章第三节。

（7）平衡功能　采用评定方法为三级平衡法和 Berg 平衡量表。

（8）协调功能　采用评定方法为下肢轮替试验和跟膝胫试验。

（9）步行功能　采用评定方法为 Hoffer 步行能力分级、Holden 的功能步行分类。

（10）神经功能　参照评定部分。

（11）手术切口　手术切口位置，瘢痕的生长情况。

（12）骨折处理方式　保守治疗（整复、固定），手术治疗（采用钢板、髓内针、带锁髓内钉或外固定器进行固定）。

（13）膝关节功能评价表　参照表 5-2。

【康复治疗】

髌骨骨折治疗时，要求恢复关节的功能，并保持关节面的的完整光滑，防止创伤性关节炎的发生。无移位的髌骨骨折，移位不大的裂纹骨折、星状骨折，可单纯采用抱膝圈固定膝关节于伸直位；横断骨折若移位在 1cm 以内者，可采用手法整复，用抱膝圈固定膝关节于伸直位；若移位较大，手法整复有困难者，可采用抓髌器固定。

1. 中药疗法　按骨折三期辨证施治，后期解除夹板外固定后，可用中草药熏洗配合膝关节练功活动，以利关节功能恢复。

2. 早期康复治疗　改善血液循环，防止关节粘连、肌肉萎缩、关节挛缩和并发症。

（1）炎症期康复

1）针灸疗法　采用毫针针刺法，可选取膝眼、委中、上巨虚、阳陵泉、阴陵泉、梁丘、鹤顶、阿是穴等，用灸法或温针灸每日 1 次，每次 30 分钟，10 次为 1 个疗程。

2）推拿疗法　骨折固定早期肢体肿胀时，由骨折远端，做向心性按揉或揉捏，越过骨折处至肢体近端，操作时手法要轻柔。取穴以骨折附近的穴位，同时结合循经取穴，多取阳陵泉、足三里、悬钟、昆仑、阿是穴等，操作时手法要轻柔，柔中有刚，以按揉为主，但不能造成骨折移位和局部损伤。20 分钟 / 次，1 ～ 2 次 / 天。

3）物理疗法　①肿胀：非手术治疗患者可采用超短波治疗、中频疗法、冷疗、冷热交替疗法等；手术治疗患者可采用中频治疗、冷疗、冷热交替等。②疼痛：非手术治疗患者可采取经皮神经电刺激疗法、中频疗法、超短波、冷热敷等；手术治疗患者可采取经皮神经电刺激疗法、中频疗法、冷热敷等。③促进愈合：可采取骨折创伤治疗仪、红光等。

（2）术后康复治疗　术后 0 ～ 2 周，术后疼痛减轻即可进行髋、踝的主动运动。

术后第 3 天起在 CPM 机上进行被动锻炼，CPM 角度从 15°开始，每天增加 5°～ 10°，完成一个屈伸动作 45 秒，30 ～ 60 分钟 / 次，2 次 / 天。在其间歇继续进行股四头肌等的等长收缩活动。术后一周抬高患肢 20 ～ 30cm，略高于心脏水平，以减轻术后水肿。并由治疗师做髌骨侧向被动活动、主动屈膝和被动伸膝练习。外固定去除后，开始做主动伸膝和抗阻屈膝练习。

3. 中期康复治疗

中期康复治疗注重增加膝关节的关节活动度，增强肌力，防止肌肉萎缩。

（1）功能康复

1）针灸治疗　采用毫针针刺法，可选取伏兔、梁丘、血海、双曲池、阴陵泉、三阴交等穴位，用灸法或温针灸每日 1 次，6 次为 1 个疗程。

2）推拿疗法　肌肉萎缩及关节功能障碍者，先以轻柔的㨰法、按法、揉法等放松肌肉，促进血脉通畅；再以较重的按揉法、分筋法、牵伸法等牵张纤维组织，松解粘连。20 分钟 / 次，1 ～ 2 次 / 天。

3）物理疗法　关节粘连、瘢痕，可采用蜡疗、超声波治疗、中频等。

（2）术后康复治疗　术后 2 ～ 4 周，可做扩大膝关节活动范围的牵引，逐渐练习由扶拐步行至正常步行。开始下床活动时，指导患者，先坐到床边，健腿先下床着地，然后患肢被动屈膝使小腿在床边悬吊再下地，患腿着地时，足要放平，平均用力，平衡身体后，由轻至重逐步负重行走，年老体弱者可扶拐行走。

4. 后期康复治疗　后期康复治疗继续肌力训练，增强平衡和本体感觉，提高步行能力，提高 ADL 能力。

（1）功能康复

1）针灸治疗　采用毫针针刺法，可选取阿是穴、足三里、三阴交等穴位，用灸法或温针灸每日 1 次，8 次为 1 个疗程。

2）推拿手法　以摇法、扳法等运动关节类手法增加膝关节活动范围，注意手法要缓慢柔和，活动范围应逐渐增大，避免造成局部损伤。20 分钟 / 次，1 ～ 2 次 / 天。较重的手法实施后，应该立刻冰敷或冷疗 10 分钟，防止出血或水肿。如患者卧床时间较长，也可适当进行全身性的推拿治疗，以促使全身血脉的通畅，增强正气，加快骨折的愈合。

3）物理治疗　神经肌肉电刺激疗法促进肌肉恢复，采取蜡疗、超声波治疗仪松解关节粘连、瘢痕。

（2）术后康复治疗　训练方法见第五章第三节髌骨骨折。

（3）并发症康复治疗

1）骨折愈合畸形　处理原则为儿童轻度短缩可自行纠正，成人轻度短缩可垫高鞋跟补偿，短缩 2.5cm 以上或旋转畸形均需手术矫形治疗。

2）骨折不连接　处理原则见第五章第三节。

3）膝关节僵硬　处理原则见第五章第三节。

4）半月板、韧带损伤　负重时注意循序渐进。

【注意事项】

注意生产生活安全，尽可能避免外伤。骨折后须合理固定与复位，股骨远端骨折大多累及关节面并以粉碎性骨折居多，复位不良易导致膝关节功能障碍或创伤性关节炎或力学结构变化。康复中要注意营养搭配，且要积极预防骨折后并发症的出现，如尽早做股四头肌等长收缩、踝泵运动及穿弹力袜等以预防下肢深静脉血栓和压疮。因骨折靠近膝关节，常常由于瘀血导致股中间肌粘连而出现膝关节屈伸功能受限，甚至僵直，故应早期进行积极的功能锻炼。在股骨髁上骨折康复治疗中要辨证论治，注重综合整体康复。

第五节　胫骨平台骨折

【概述】

胫骨平台亦称胫骨髁，内侧较外侧大，外侧较内侧高且小，从前向后大约呈10°的倾斜，平台正中的髁间隆突为交叉韧带附着点，胫骨平台骨折是指骨折线累及胫骨近端关节面的骨折，为关节内骨折，影响膝关节的力线、稳定、活动。

根据骨折的三期辨证，中医将其分为早期、中期和后期。

（1）早期　气滞血瘀型：伤后1～2周内，患膝疼痛明显，关节内大量积血，髌前皮下瘀血、肿胀、严重者皮肤发生水疱，患侧膝关节功能丧失，不能站立，患者舌质紫暗或有瘀斑，脉弦涩。

（2）中期　筋骨未愈型：伤后3～6周内，肿胀逐渐减退，疼痛减轻，功能丧失未恢复，动则有疼痛感，舌质暗淡，脉弦细。

（3）后期　肝肾亏虚型：伤后7～8周，疼痛已消，或年迈体弱，头晕目眩，腰膝酸软，倦怠乏力，舌淡脉细。

【康复要点】

1. 早期辨证治疗，缓解肿胀疼痛。
2. 促进骨折的愈合。
3. 关节活动度的恢复，减少并发症。

【康复评定】

1. 症状　伤后膝关节疼痛、肿胀、膝关节保持在屈曲位，任何伸膝的动作均可引起剧痛。无移位者症状较轻，有移位者，常有明显血肿，造成膝关节和小腿上段严重肿胀，并有广泛瘀斑，同时会出现张力性水疱。

2. 体征　体检可发现张力性关节积血，并有明显活动受限。骨折部位常有明显压痛。

NOTE

3. 评定内容

（1）肌力评定　骨折后，由于肢体运动减少，常发生肌肉萎缩，肌力下降。肌力检查是判定肌肉功能状态的重要指标，常用徒手肌力评定法（MMT 法）。主要检查股四头肌、腘绳肌、胫前肌、小腿三头肌。肌力评定也可采用等速肌力测试。

（2）关节活动度评定　检查患者关节活动范围是康复评定主要内容之一，检查方法常用量角器法，测量髋、膝、踝关节各方向的主被动关节活动度。

（3）肢体长度及周径的测量　骨折后肢体的长度和周径可能发生变化，测量肢体长度和周径是必要的，通常采用卷尺，左右两侧同部位同时测量比较。

（4）下肢功能评定　重点评估步行、负重功能，可用 Hoffer 步行能力分级、Holden 功能步行分类。

（5）神经功能评定　常检查的项目有感觉功能检查、反射检查、肌张力评定。

（6）疼痛评定　通常用 VAS 检查疼痛程度。

（7）骨折愈合情况　包括骨折对位对线、骨痂生长情况，有无延迟愈合或不愈合或畸形愈合。

【康复治疗】

胫骨平台骨折手术属于复杂的关节内手术之一，随着内固定材料和手术技术的进步，非手术治疗方法正在被逐步摒弃，手术的绝对禁忌正在减少。术后早期功能训练，这使得大多数患者都能获得良好的临床效果，患者的术后康复进程决定于手术固定的稳固性和软组织的情况。

1. 中药疗法

（1）中药内服　按骨折三期辨证施治，后期可用中草药熏洗配合膝关节练功活动，以利关节功能恢复。

1）早期（术后 2 周内）　以活血化瘀、消肿、行气止痛为治则。方剂：桃红四物汤加减。

2）中期（术后 2 周后）　以和营生新、接骨续筋为治则。方剂：接骨续筋汤加减。

3）后期（术后 21 天后）　以补气血、养肝肾、强筋骨为治则。方剂：壮骨丸加减。

（2）中药外用　切口拆线后，用舒筋活血外洗方外洗。

2. 术后康复锻炼

（1）最大保护期（1～4 天或 6 周）　麻醉消退后即开始踝泵练习：用力、缓慢、全范围屈伸踝关节，5 分钟 / 组，1～2 组 / 小时。股四头肌（大腿前侧肌群）等长收缩练习：在不增加疼痛的前提下尽可能多做。

（2）中等保护期（6～8 周）　膝关节不施加内外翻应力。关节活动度训练：膝关节主动关节活动训练、辅助主动关节活动度训练和被动关节活动度训练。肌力：股四头肌和腘绳肌轻柔的阻力训练。

（3）最小保护期（8 周～3 个月）　①开始股四头肌和腘绳肌渐进抗阻肌力训练。②膝关节灵活性训练。③功能性活动：在助行器下转移和步行。④负重：部分到全负重（根据骨折愈合情况决定）。

【注意事项】

1. 负重练习遵医嘱进行，避免关节面塌陷和创伤性关节炎发生。

2. 非手术治疗患者的康复方案可参照手术患者的康复方案进行，伤后 1 ～ 2 天，进行股四头肌等长收缩练习，足趾、踝关节主动运动。固定 2 ～ 3 周后，取下外固定装置，进行膝关节不负重的主动运动。根据骨折愈合情况，进一步恢复膝关节的活动度和股四头肌肌力。负重不宜过早。

第六节　胫腓骨骨折

【概述】

胫腓骨骨折是指胫骨和（或）腓骨的完整性和连续性中断。胫腓骨骨干骨折是全身骨折中最为常见的骨折之一，其中以胫骨干单骨折最多，胫腓骨干双骨折次之，腓骨干单骨折最少。

根据骨折的三期辨证，中医将其分为早期、中期、后期。

（1）早期（血瘀气滞证）　伤后 1 ～ 2 周，血离经脉，瘀积不散，局部瘀肿明显，疼痛较甚。舌质暗红，舌苔薄白，脉弦涩。

（2）中期（瘀血凝滞证）　伤后 2 ～ 4 周，瘀血未尽，筋骨未连。舌质暗，脉弦细。

（3）后期（肝肾不足证）　伤后＞ 4 周，表现为骨折愈合迟缓，骨痂较少，腰膝酸软，面色少华，舌淡胖，苔薄白，脉细。

【康复要点】

1. 早期辨证治疗，缓解肿胀疼痛。

2. 促进骨折愈合。

3. 预防骨折整复不良及成角畸形、骨不连、关节活动受限等并发症。

【康复评定】

1. 症状　损伤周围疼痛、肿胀和功能障碍。肿胀严重时会出现张力性水疱和皮下瘀斑；骨折移位明显或合并韧带损伤时可产生畸形和异常活动；合并血管损伤时，足背动脉搏动减弱或消失；合并神经损伤时，可出现感觉缺失或部分缺失、运动功能障碍。

2. 体征　形成骨折处局部压痛、叩击痛，触及骨擦感，闻及骨擦音。有时可见皮肤破损，可触及患侧肢体足背动脉搏动，下肢皮肤深浅感觉减弱或消失。

3. 评定内容　常用徒手肌力评定方法，主要检查膝关节屈曲及伸展肌群（股二头肌、半腱肌、半膜肌、股四头肌），踝关节屈曲及伸展肌群（胫前肌、小腿三头肌）。

（1）关节活动度评定　主要测量髋膝踝关节各个方向的主被动活动。

（2）肢体长度及周径测量　主要测量下肢长度及周径。

1）长度　下肢长度的测量方法是用皮尺测量从髂前上棘通过髌骨中点至内踝的距离，大腿长度是指测量从髂前上棘至膝关节内侧间隙的距离。小腿长度是指测量从膝关节内侧间隙至内踝的距离。

2）周径　首先选择两侧肢体对应的部位进行，患肢与健侧肢体同时测量进行对比，并记录测量日期。

（3）下肢功能评定　重点是评估步行、负重等功能，可用目测分析法、定量分析法等评定。

（4）神经功能评定　常检查的项目有感觉功能检查、反射检查、肌张力评定。

（5）疼痛评定　通常用视觉模拟评分法（VAS）、数字强度量表（NRS）评定疼痛的程度。

（6）骨折愈合情况　通过X线片观察骨痂生长情况，有无延迟愈合或畸形愈合或不愈合。必要时借助CT等。

【康复治疗】

胫腓骨骨折的康复目的主要是促进骨折愈合，恢复小腿长度及纠正骨折断端间的成角与旋转移位，以免影响日后膝、踝关节的负重，行走功能和发生创伤性关节炎。为了保证下肢的功能不受影响，成人的患肢缩短应小于1cm，成角畸形应小于15°，两骨折端对位至少应在2/3以上。除儿童病例的患肢与对侧健肢等长可稍放宽标准外，成人应注意恢复患肢与对侧健肢的长度和生理弧度。

1. 中药疗法

按骨折三期辨证施治。胫骨中、下1/3骨折后期内治法应着重补气血、益肝肾、壮筋骨。陈旧骨折实行手法折骨或切开复位、植骨术后，亦应及早使用补法。

（1）骨折初期　治法：活血化瘀，行气消肿止痛。方药：桃红四物汤加减。

（2）骨折中期　治法：活血化瘀，接骨续筋。方药：续骨活血汤加减。

（3）骨折后期　治法：益肝肾，补气血，强筋壮骨。方药：八珍汤加减。

2. 针灸疗法

一般要求在整复及固定之后才能进行针灸。

（1）取穴　主穴：足三里、阳陵泉、悬钟、太冲等。配穴：饮食不佳加中脘，体虚加涌泉。

（2）针法　均取患侧，阿是穴仅以艾灸，采用中药艾条，每次灸20分钟，早期用泻法，中晚期用补法。余穴均针刺，采用指切押手法，于夹板缝隙进针，得气后，早期用泻法，中晚期用补法。

3. 康复训练

（1）骨折早期

1）肌肉的等长收缩锻炼　无论采取何种方式的内固定手术，麻醉清醒后均应尽早进行股四头肌、小腿三头肌、臀肌和腓肠肌的等长收缩锻炼，尤其是股四头肌的锻炼。股四头肌最易出现肌萎缩，且恢复速度慢。可以根据患者伤情和身体状况，安排每天锻炼的频次和总量。一般每天4～6轮，每轮20～60次。

2）关节的活动锻炼　只要患者病情允许，尽早进行膝关节、踝关节的被动、主动活动，以及足部跖趾关节和趾间关节的主动活动，为日后的步行康复做好准备。方法是膝关节屈伸，踝关节背伸、跖屈，内外摆动。足趾伸、屈活动，300 次 / 天以上。

（2）骨折中后期　继续行膝关节、踝关节的被动、主动活动，以及足部跖趾关节和趾间关节的活动锻炼。

1）步行、负重锻炼　开始用双拐患肢全足掌着地不负重行走，足跟着地负重约 30%，逐渐足前掌着地负重约 50%，大约 2 个月后全足着地负重。当下肢肌力可以支撑身体时，可做蹲、起活动。逐渐加大角度、增加训练时间，既可以增强下肢肌力，又加强膝关节的稳定性。可早期下地扶拐不负重行走，至完全负重行走。

2）步态锻炼　下肢骨折后患肢肌力不足、失衡、步行乏力，可能导致一些异常步态，如股四头肌步态、胫前肌步态、小腿三头肌步态、臀大肌步态、短腿步态、关节强直步态、疼痛步态等，应进行康复训练。

3）上下楼梯锻炼　每次只能上下一级楼梯，上楼时健肢先上，随后拐杖及患肢跟上；下楼时拐杖先下，患肢随后，健肢最后跟上；即“上先健肢，下先患肢”。

【注意事项】

1. 术后早期即可行踝关节屈伸活动，进行小腿肌肉舒缩活动。术后 3 ～ 4 周指导患者进行膝关节的功能锻炼，以防止关节强直。

2. 定期复查 X 线片，待骨折端有中量骨痂形成时，即可撑双拐部分负重行走。

3. 骨折早期饮食宜清淡、营养丰富，忌肥甘厚腻及生冷、辛辣饮食。骨折中后期可适当进补，如鸡汤、猪骨头汤等。

4. 抬高伤肢，促进静脉、淋巴液回流，有助于减轻肿胀。

5. 观察伤肢血液循环和足趾感觉活动，注意有无疼痛、肿胀、肢体麻木等，预防骨筋膜室综合征。

6. 注意检查腓总神经功能，观察足和足趾的背伸、跖屈功能，以及小腿的皮肤颜色、温度和足的感觉，特别是第 1、2 足趾背侧的感觉。

7. 应用外固定者注意观察外固定的松紧程度，避免存在压迫，及时发现皮肤破损。

第七节　踝关节骨折

【概述】

踝关节的稳定性是由骨性结构、韧带系统及踝关节的肌肉作用共同完成。骨性的踝穴由三个结构骨组成：腓骨远端、胫骨远端和距骨。踝关节骨折不仅指骨性结构遭受破坏，而且常包含韧带和软组织复合损伤。踝关节骨折属关节内骨折，多由间接暴力或踝部扭伤后引起，如外翻、内翻或外旋等。根据暴力作用的大小、方向和受伤时足的位置而产生不同类型和程度的骨折。

NOTE

根据骨折的三期辨证，中医将其分为早期、中期、后期。

（1）早期 气滞血瘀证：伤后1～2周，血离经脉，瘀积不散，气血不得宣散统摄，局部瘀肿明显，疼痛较甚，舌质暗红，舌苔薄白，脉弦涩。

（2）中期 瘀血凝滞证：伤后3～6周，瘀血未尽，筋骨未连，舌质暗，脉弦细。

（3）后期 肝肾不足证：伤后6周及以上，表现为骨折愈合迟缓，骨痂较少，腰膝酸软，面色少华，舌淡胖，苔薄白，脉细。

【康复要点】

1. 需在详细了解病史，全面检查患者的基础上进行康复评定。详细查体，注意并发症，避免漏诊。

2. 踝关节骨折康复的重点在于踝关节屈伸及肌力的训练，以最大限度恢复其负重行走的功能。

3. 手术后不需固定者允许早期不负重活动。

4. 关节面整复欠佳时易产生创伤性关节炎。关节恢复负重时应减缓进度。

【康复评定】

1. 症状 踝部剧烈疼痛、畸形，继而出现肿胀和皮下瘀血等，患者不能行走，严重时足部出现循环障碍。

2. 体征 形成骨折处局部压痛、叩击痛、畸形、异常活动，触及骨擦感、闻及骨擦音，但是轻微的撕脱骨折及骨裂很多时候没有这些典型症状，必要时行相关的辅助检查。

3. 评定内容

（1）肌力评定 常用徒手肌力法评定，主要检查踝关节屈曲及伸展肌群。

（2）关节活动度评定 主要测量踝关节各个方向的主、被动活动。

（3）肢体长度及周径测量

1）长度 下肢长度的测量方法是用皮尺测量从髂前上棘通过髌骨中点至内踝的距离；大腿长度是指测量从髂前上棘至膝关节内侧间隙的距离；小腿长度是指测量从膝关节内侧间隙至内踝的距离。

2）周径 首先选择两侧肢体对应的部位进行，患肢与健侧肢体同时测量进行对比，并记录测量日期。

（4）下肢功能评定 重点是评估步行、负重等功能，可用目测分析法、定量分析法等评定（具体详见第一篇第一章第五节）。

（5）神经功能评定 常检查的项目有感觉功能检查、反射检查、肌张力评定。

（6）疼痛评定 通常用视觉模拟评分法（VAS）、数字强度量表（NRS）评定疼痛的程度。

（7）骨折愈合情况 通过X线片观察骨痂生长情况，有无延迟愈合、畸形愈合或不愈合的情况。必要时借助CT等。

【康复治疗】

1. 中药疗法

中医学将踝部骨折纳入“伤骨”范畴。病因为外伤引起局部脉络受损，气血凝滞，阻塞经络而致。中药促进骨折断端愈合的方法有内治法和外治法。

（1）骨折早期　骨折后 2 周内，主症：伤足肿胀明显，舌质暗红，舌苔薄白，脉弦涩。主证为气滞血瘀。治法：活血化瘀，行气消肿止痛。方药：桃红四物汤加减。

（2）骨折中期　骨折后 3 ～ 6 周，主症：局部肿胀消退，疼痛减轻，肢体乏力，活动受限，舌质暗，脉弦细。主证为瘀血凝滞。治法：活血化瘀，接骨续筋。方药：续骨活血汤加减。

（3）骨折后期　骨折 6 周后，主症：肝肾虚损，筋骨瘦弱，肌肉萎缩，下肢无力，舌淡胖，苔薄白，脉细。主证为肝肾不足。治法：益肝肾，补气血，强筋壮骨。方药：八珍汤加减。

2. 针灸

（1）体针　取商丘、解溪、丘墟、昆仑、太溪，中等刺激，留针 15 ～ 20 分钟，局部加用艾条灸或温针灸法。用于骨折后期，局部肿胀，活动不利者，有温经通络消肿之功。

（2）耳针　取神门、脑、敏感点，捻转手法，中强度刺激，留针 20 ～ 30 分钟。有安神止痛之效。

3. 推拿　骨折初期应用整骨手法，患者仰卧，屈膝 90°，一助手用肘关节套住腘窝部，另一助手一手握足踝，另一手握足背。外旋型和外翻型应在外旋、外翻位牵引。外翻外旋型整复时，医生一手掌顶住内踝上方，另一手掌置于外踝、跟骨和距骨的外侧，两手对向挤压，同时助手将足内旋、内翻、背伸，骨折脱位可复位。骨折后期应用理顺筋络，用大拇指按压揉昆仑、太溪、解溪、丘墟、悬钟，以患者有较明显酸胀感为度。每穴 1 ～ 2 分钟，然后摇动踝关节，以踝关节被动背伸、跖屈活动，最后擦热踝关节处。

4. 康复训练

（1）术后早期的康复训练（0 ～ 2 周）　手术后 1 ～ 3 天，将患者骨折肢体吊起，大概与肢体呈 30°，可增加患处血液循环，利于消肿，同时静脉滴注消肿止疼类药物，加速手术部位的恢复，在此期间，可指导患者进行跖趾关节与趾间关节的屈伸运动，运动过程中应注意幅度不可过大，以避免对患处造成二次伤害。在手术后的 4 ～ 7 天，可指导患者进行患处足趾的主动运动。

（2）术后中期的康复训练（3 ～ 6 周）　在患足不负重的情况下，指导并鼓励患者进行踝关节主动屈伸运动，每日早中晚各锻炼 100 次，也可指导患者进行膝关节与髋关节的活动，避免发生痉挛等症状。

（3）术后后期的康复治疗（术后 6 周及以上）　医护人员根据患者前期与中期的康复情况，调整并指导患者进行踝关节负重训练，首先应在双拐的支撑保护下进行踩地轻量负重，负重小于 10kg，当双拐负重适应后可转变为单拐负重，然后过渡到完全负重。

NOTE

【注意事项】

1. 遵医嘱，合理用药，定期复诊，不适随诊。

2. 要强调自主性的功能锻炼，要反复不间断进行，锻炼中要循序渐进，耐心细致。其活动范围要由小到大，速度由慢到快，次数由少到多，切不可采取粗暴的被动性活动。在锻炼时以损伤部位如骨折、脱位、软组织断裂处不发生疼痛、肿胀为原则。

3. 指导患者进食高蛋白、高热量、高纤维素饮食，提高机体免疫力，多饮水，防止尿路感染，预防便秘。

4. 定期复诊，术后 1 个月、3 个月后复查 X 线片，检查骨折愈合情况。

第八节　足部骨折

【概述】

足部骨折是指发生于足部距骨、跟骨、跖骨及趾骨部位的骨折。每只足有 26 块骨（不包括籽骨），由韧带、关节连接成为一个整体。在足底，由骨和关节形成了内纵弓、外纵弓和前面的横弓，这是维持身体平衡的重要结构。足弓还具有弹性，能够负重，吸收震荡，完成行走、跑、跳等动作。足部骨折若破坏了这一结构，将引起严重功能障碍。根据骨折的三期辨证，中医将其分为早期、中期、后期。

（1）早期　血瘀气滞证：伤后 1 ～ 2 周，血离经脉，瘀积不散，气血不得宣散统摄，局部瘀肿明显，疼痛较甚。舌质暗红，舌苔薄白，脉弦涩。

（2）中期　瘀血凝滞证：伤后 2 ～ 4 周，瘀血未尽，筋骨未连。舌质暗，脉弦细。

（3）后期　肝肾不足证：伤后＞ 4 周，表现为骨折愈合迟缓，骨痂较少，腰膝酸软，面色少华。舌淡胖，苔薄白，脉细。

常见的致病特点如下。

1. 垂直压力　高处坠落的压缩或挤压伤。基本上以压缩性骨折为主。

2. 直接撞击　多系外力直接撞击所致。

3. 肌肉拉力　腓肠肌突然收缩可引起跟腱将跟骨结节撕脱，比如：足内翻用力过猛引起跟骨前结节撕脱。

【康复要点】

1. 足部骨折早诊断、早手术、早康复，有利于缩短治疗时间，促进患肢功能的恢复。

2. 足部骨折后习惯性负荷丧失，骨量快速丢失，建议术后抗骨质疏松治疗。

3. 拆除石膏后行适时负重和步行功能锻炼，根据骨折类型、粉碎程度、内固定强度和 X 线片结果显示骨折愈合情况逐渐增加。

【康复评定】

1. 症状　距骨骨折后局部肿胀、疼痛、活动功能障碍，被动活动踝关节时距骨疼痛剧烈，明显移位或脱位时则出现畸形；跟骨骨折时除足跟疼痛、肿胀、功能障碍外，可出现瘀血瘀斑，多见于跟骨内侧及足底，严重者足跟部横径增宽，足弓变平，足部变长；跖骨、趾骨骨折时前半足或趾骨部位肿胀、疼痛明显。

2. 体征　形成骨折处局部压痛、叩击痛，触及骨擦感、闻及骨擦音，有时可见皮肤破损，可触及患侧肢体足背动脉搏动，受伤关节周围皮肤浅深感觉等的减弱或消失。

3. 评定内容

（1）肌力评定　骨折后，由于肢体运动减少，常发生肌肉萎缩、肌力下降。常用徒手肌力评定方法，主要检查股四头肌、腘绳肌、胫前肌、小腿三头肌、趾伸肌、趾屈肌肌力。

（2）关节活动度评定　主要测量髋、膝、踝、拇趾与足趾关节各个方向的主、被动活动。

（3）下肢功能评定　重点是评估步行、负重等功能，可用目测分析法、定量分析法等评定。

（4）步态分析　足部骨折后，影响下肢步行功能，应对患者施行步态分析检查，步态分析的方法有临床分析和实验室分析。临床分析多用观察法、测量法等；实验室分析包括运动学分析和动力学分析。

（5）骨折愈合情况　通过 X 线片观察骨痂生长情况，有无延迟愈合、畸形愈合或不愈合的情况。必要时借助 CT、MRI 等检查。

【康复治疗】

1. 中药疗法

（1）骨折初期　治法：活血化瘀，行气消肿止痛。方药：桃红四物汤加减。

（2）骨折中期　治法：活血化瘀，接骨续筋。方药：续骨活血汤加减。

（3）骨折后期　治法：益肝肾，补气血，强筋壮骨。方药：八珍汤加减。

2. 针灸疗法

（1）取穴　主穴：太冲、太溪、申脉、昆仑、中封，辅以不同骨折部位的阿是穴。

（2）针法　均取患侧，采用指切押手法，于夹板缝隙进针，得气后，早期用泻法，中后期用补法。

3. 康复训练　在康复治疗中，运动疗法有着举足轻重的作用。选择合适的功能活动和运动方法，对患者进行训练是康复医疗的一种最基本和最重要的措施。早期采用运动疗法，是功能恢复的最重要保障，人体运动需要机体各系统的综合作用，产生精细的有控制的活动和姿势，以满足日常生活需要。足骨骨折术后早期功能锻炼与预后有关，对患者获得良好的踝和足关节功能是有益的。

（1）运动疗法　术后患肢抬高放置 3 天，术后 24 小时开始足趾被动活动，48 小时开始趾和踝的主动和被动活动，并逐渐加强。对累及关节面的骨折，固定 2 ～ 3 周，如有可能应每日短时取下固定物，做受损关节不负重的主动运动，并逐步增加活动范围，运动后固定。石膏固定解除后，进行适当的锻炼，踝关节功能方可完全恢复。功能训练时活动足的内翻肌、外翻肌、背伸肌和跖屈肌，在锻炼中应做背伸－跖屈－走步动作，但当踝关节被固定在屈位置时，因为距骨前宽后窄，当足尖向下时，正好距骨窄的部分在踝穴中，如长时间在此位置固定，踝穴就会变窄，解除固定后活动踝关节，变窄的踝穴不能容纳距骨前方宽的部分，使背伸受限，所以应注意早期做背伸、跖屈活动。若患者踝关节达到70%的活动范围，就可开始行走、跑步、散步或上下楼梯训练，使站立相和摆动相的周期恢复正常。足跟部相关关节活动训练，起初以患者能接受为宜，逐渐加大训练强度。

（2）矫形支具　足底垫板或用踝足矫形器可以预防足下垂、内旋、外翻。已发生踝关节挛缩时可使用系列塑形支具，此时阻力极大，可逐次增加关节的活动范围，最后达到完全矫正挛缩；对于严重的挛缩可行跟腱延长手术治疗。

（3）热疗　通常在主动或被动运动之前进行。目的在于镇痛、消肿、松弛拮抗肌、减少胶原纤维的粘弹性。几乎各种热疗法均可被采用，包括传导热的水疗、蜡疗、泥疗；辐射热的红外线与热空气浴；内生热的高频电疗与超声；用分米波凹槽型辐射器时加热最深，宜用于大关节。

【注意事项】

1. 观察患肢足趾末梢血液循环及感觉、温度、活动情况。

2. 凡是采用石膏外固定者，应严格按石膏护理常规护理，手术后应注意石膏表面的渗血情况是否继续扩大，发现问题及时报告医生进行处理。如果足趾末梢皮肤颜色发白或青紫，温度降低，感觉麻木，系石膏包扎过紧所致，适当调整外固定，直至症状消失。

3. 早期练习足部活动，石膏固定期间，进行股四头肌的等长收缩运动，膝关节屈、伸活动，去除石膏后应主动活动足趾的各关节、以保持足部各个关节的活动度。

复习思考题

1. 髋部骨折后需要评定哪些内容？
2. 股骨颈骨折后需要采取哪些康复措施？
3. 髋部骨折后如何注意体位摆放？
4. 试述股骨干骨折的评定方法。
5. 试述股骨干骨折术后康复流程。
6. 试述髌骨骨折术后早期康复目标。
7. 髌骨骨折术后物理治疗如何选择？
8. 股骨髁上骨折的定义及如何鉴别诊断？
9. 试述股骨髁上骨折需要评定的内容及早、中、后三期的康复治疗。
10. 股骨髁上骨折康复治疗中有哪些注意事项？
11. 试述胫骨平台骨折的定义及分型。
12. 试述胫骨平台骨折的康复评定内容及治疗。
13. 试述胫腓骨骨折的定义及诊查要点。
14. 试述胫腓骨骨折康复评定内容及治疗。

15. 试述踝关节骨折的定义及诊查要点？
16. 试述踝关节骨折的康复评定内容及治疗。
17. 常见的足部骨折有哪几类？
18. 试述足部骨折的康复评定内容及治疗。

第六章　躯干和骨盆骨折康复

第一节　脊柱损伤

【概述】

脊柱骨折（fracture of the spine）十分常见，占全身骨折的 5% ～ 6%。严重的车祸伤、高处坠落伤或者重物砸伤，还有运动失误、火器伤、锐器伤等均可导致脊柱的损伤；脊柱的损伤包括关节突脱位、棘突骨折、椎体的压缩骨折、爆裂性骨折、椎板骨折、椎体脱位等。严重的脊柱骨折或脱位，会直接或间接损伤脊髓神经。颈部脊髓损伤及胸腰段脊柱骨折所导致的脊髓圆锥损伤，是脊髓损伤最常见的两个部位。

1983 年，Denis 提出三柱理论（图 6-1）：①前柱（A）：由前纵韧带、椎体前半部分和纤维环的前半部分组成。②中柱（M）：由后纵韧带、椎体后半部分和纤维环的后半部分组成。③后柱（P）：由椎弓根、黄韧带、关节囊与棘间韧带组成。脊柱稳定赖于三柱结构的正常和平衡。而脊柱内源性稳定是由锥体、椎间盘、椎间小关节和韧带束承担的；外源性稳定由腰背部和腹部肌肉的张力，以及胸、腹腔的压力来维持。脊柱的稳定性是实现其生理功能的先决条件，而创伤和劳损可使脊柱稳定性破坏，产生腰腿痛等相应的临床表现。

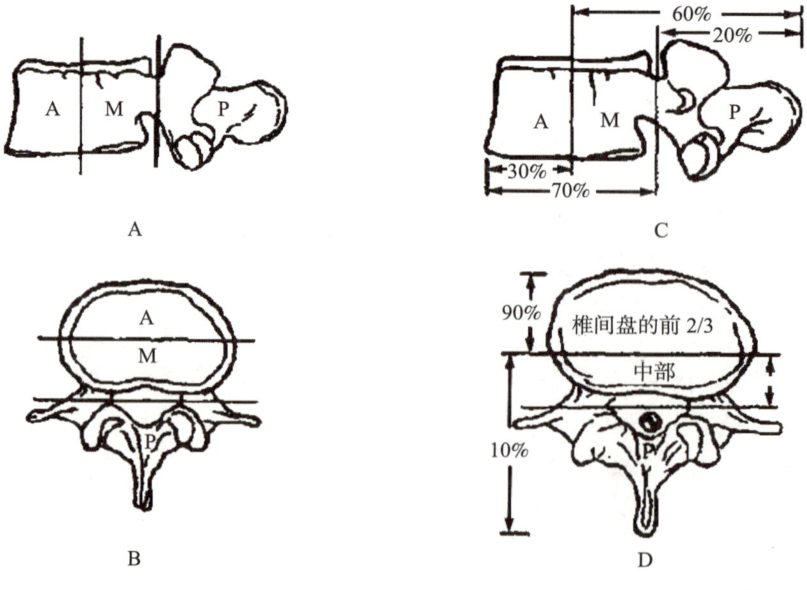

图 6-1　Denis 脊柱三柱理论示意图

【康复要点】

1. 脊柱骨折早后期并发症。
2. 脊柱融合术后不连 / 假关节的诊断。
3. 康复方法、局限和禁忌。

【康复评定】

1. 脊柱功能的评定

（1）脊柱活动度评定　详见第一章相关内容。对严重脊柱不稳定患者，不必勉强。

（2）肌力评定　包括背肌肌力及腹肌肌力的测定（详见相关章节）。

（3）生理曲度评估　脊柱生理弯曲：颈曲、腰曲向前，胸曲、骶曲向后。

（4）脊柱稳定性评定　主要通过临床检查，尤其是影像学检查结果来确定。通过 X 线片了解脊柱稳定性，通常采用脊柱正侧及过伸或过屈位 X 线片。① Dennis 根据其三柱理论认为两柱以上的损伤均为不稳定，并强调中柱在维持脊柱稳定中的作用。值得注意的是肌肉及其他结构（腹压等）在维持脊柱稳定性中的重要作用，康复训练中不容忽视。② White 和 Panjibi 根据理论提出了胸腰段及腰椎不稳定的评价标准。（见表 6–1、表 6–2）

表 6–1　胸腰椎脊柱不稳定诊断表

项目	评分
前柱破坏失去功能	2
后柱破坏失去功能	2
矢状面移位＞ 2.5mm	2
矢状面旋转＞ 5°	2
脊髓马尾损害	2
肋椎关节断裂	1
过度负载	1
总分≥ 5	不稳定

表 6–2　腰椎脊柱不稳定诊断表

项目	评分
前柱破坏失去功能	2
后柱破坏失去功能	2
屈伸位矢状面移位＞ 10%	2
矢状面旋转＞ 10°	2
脊髓马尾损害	2
过度负载	1
总分≥ 5	不稳定

（5）脊椎骨折损伤严重程度　应根据暴力损伤机制、临床症状、体征，尤其是神经功能损伤情况及影像学等资料进行评估，出现以下情形之一时，可判断为不稳定性骨折：①脊椎有明显骨折移位，椎体前缘高度压缩大于50%，后凸或侧向成角大于30°。②椎体后缘骨折，有骨块突入椎管内，椎管残留管腔小于40%。③有椎弓根、关节突、椎板骨折等影像学表现。

2. 脊柱相关疼痛的评定　疼痛程度的评估可应用PQRST法或目测视觉模拟评分法（VAS）评定（参照第一章）。

3. 脊柱相关神经功能评定　详见脊柱脊髓损伤章节。

4. 步态分析　详见康复评定章节。

5. 脊柱活动能力相关评定　采用Barthel指数或功能独立性测量（FIM）等量表来测定。也可以采用JOA等量表（详见康复评定章节）。

【康复治疗】

脊柱损伤后，脊柱的稳定性的判断，不仅是确定外科治疗方案的重要依据，也是确定康复治疗方案的重要依据。

1. 中药疗法

（1）早期　主要针对疼痛及腹胀便秘，进行辨证施治；多用复元活血汤、膈下逐瘀汤、桃仁承气汤或大承气汤加减。

（2）中期　治宜活血和营、接骨续筋。方用养营汤内服，外敷接骨膏。

（3）后期　腰膝酸软，四肢无力，证属肝肾不足，气血两虚，治宜补益肝肾、调养气血。方用六味地黄汤、八珍汤或补肾壮筋汤加减，外用万应膏或狗皮膏。

2. 手法复位　对于无脊髓损伤患者，可选用手法治疗，有助于矫正椎间关节的不稳定，缓解肌肉痉挛；但此种方法也具有一定的危险性，需要有经验的操作者进行。详见骨折章节。

3. 针灸治疗　可以通过循经取穴、局部取穴及循经取穴和局部取穴相结合。也可选用电针和表面电极穴位刺激治疗。

4. 脊柱损伤手术患者康复治疗方案　脊柱骨折手术后的康复训练可以分为两个阶段，第一阶段是卧床锻炼阶段，第二阶段是离床锻炼阶段，功能锻炼是一个非常重要而且漫长的过程，必须持之以恒。

（1）术后卧床期　以卧床、制动为主，具体时间根据手术方式而定。一般为1～2周。以控制疼痛，预防术后早期并发症，早期四肢进行适度功能活动，包括未瘫痪肢体、肌群的主动锻炼和瘫痪肢体的被动活动。主要是增强上肢臂力和腰背肌力，为扶杠、扶拐迈步打好基础，防止关节强直畸形及肌肉萎缩，为日后站立和行走做好准备。

1）早期被动轴向翻身　仰卧位上肢主动或被动全关节活动范围训练，包括指间及掌指关节和肘关节全关节活动范围屈伸，肩关节前屈、外展90°；下肢主动或被动全关节活动范围训练；踝关节最大背伸，膝关节屈曲90°后伸直；协助下行躯干肌等长收缩，每次收缩5～10秒，间隙5～10秒，每组训练5～10次，每日训练3组。定期复查全血生化常规，预防及治疗低钠血症。下肢应用气压泵助动静脉回流，2次/日，30分钟/次。适时开展呼吸训练及排痰训练。

2）训练体位　每次床头可升高5°，每次保持半坡位30分钟，每日至少2次。可靠坐80°，30分钟，可在支具保护下行斜床站立训练。

3）定时训练　胸腰椎损伤患者，可以在床上进行四肢、腰背肌与呼吸练习，但是动作要平缓，允许引发轻度的疼痛。或者仰卧，用头部与双肘及双足撑起全身，尽量使背部腾空后伸，但必须记住不能使身体屈曲和旋转；手术 4 周以后可以翻身向下用双手及双足撑在床上，全身腾空，就像拱桥的形状，进而锻炼背部的肌肉，同样要避免身体屈曲与旋转。手术 6 周以后患者可以在床上俯卧抬起头，胸部离开床面，同时两个上肢尽量向背后伸，两膝伸直，从床上抬起两腿，此外患者可从俯卧的位置用双手支撑下床，但是在整个过程中必须保证脊柱不能弯曲，患者在直立位可以进行身体后伸、侧弯，但是要切忌屈曲。

4）按摩和定时翻身　卧床期间，主要是预防褥疮，促进膀胱直肠功能恢复，进行按摩和定时翻身。

5）注意事项　①阅片确定内固定的可靠性。②注意康复训练时患部有无疼痛。③躯干部肌肉等长收缩开始时，应以患者不出现明显疼痛为用力标准，所做次数应逐渐增加；训练时应保持轴位。

（2）术后离床下地行走期　保持患部制动，四肢功能活动最大化，逐步恢复日常生活活动，逐渐适应一般工作。手术后患者依据内固定的牢固性，决定下地康复的时间和方式。

1）起坐、离床转移　坐位恢复锻炼的顺序应该是靠坐→自坐→床边垂足坐。床边应设有支架和手环以帮助恢复锻炼。开始患者可借助手环拉动上身起坐，并锻炼维持平衡和坐稳。

2）上下轮椅　患者上肢力量增强能够比较自如地坐起后，应进一步练习上下轮椅，开始需人扶持，熟练后可自己上下自如。上轮椅的步骤如下：将轮椅靠近床边，患者移至床边；一手拉住手环，另一手将两下肢下垂，使两足垂至轮椅的足踏板上，然后该手握住轮椅外侧椅把，依靠两手的牵拉和支撑，使臀部抬起，并移至轮椅上。下轮椅回床边的步骤与上轮椅的步骤相反。

3）站立和行走训练　在练习站立前，对截瘫未恢复的患者，应佩戴下肢支架，支架的范围应根据肌肉瘫痪范围而定。支架的作用在于固定膝、髋等关节，以便于站立和行走。站立时应该使体重的重心落于髋关节之后，踝关节之前，尽量使身体保持平衡，然后开始扒床边站，慢慢过渡到扶双杠站，练习一段时间之后开始扶墙站立，在站立时还要注意应该使两足之间的距离与肩同宽，站立之后就开始进行行走锻炼。开始时应用步行器，每日 2 次，每次至少 30 分钟；适时开展 ADL 训练。

4）运动训练　上下肢自主活动，躯干部主动 ROM 屈伸运动训练；背肌及腹肌肌力增强训练。

5）恢复训练　术后 13 周以后逐步恢复日常生活活动及职业技能训练。

5. 脊柱损伤非手术患者康复治疗方案　参照手术患者康复方案，卧床时间及支具固定时间相应延长。一般要求 8 ～ 12 周或更长；胸腰椎压缩骨折患者平卧时可在后凸部位垫薄枕。由于胸腰段及腰椎活动度大、承重大，训练时应选择佩戴相应的支具。早期须佩戴胸腰骶支具，后期可改用 Jewett 支具。伤后 8 周内康复时应保持脊柱的严格制动，在骨折愈合前，康复训练中应密切观察，随时进行方案调整。伤后 12 周时进行影像学检查，视愈合情况去除支具，逐步恢复日常活动，适应一般工作。

6. 精神康复　在整个康复训练的过程中，精神康复占有着十分重要的位置，所以应该把精神康复训练贯穿于整个康复过程之中。

7. 物理因子治疗 包括中频电刺激、脉冲磁、超短波等。起到镇痛、促进血液循环和淋巴回流，锻炼骨骼肌、提高平滑肌张力、调节自主神经功能。

【注意事项】

1. 躯干侧屈训练时应保持轴位，防止脊柱旋转。
2. 颈部损伤康复训练后，翻身侧位时头部要垫枕。
3. 胸腰椎损伤患者应卧硬板床，取模制作胸腰骶支具；早期卧床康复时酌情使用支具。
4. 爆裂骨折患者 8 周内不应进行坐位及站立训练。
5. 在开始坐位及站立训练时应有人注意保护。
6. 运动训练范围以不出现疼痛为标准。
7. 行植骨融合术者术后 12 周时进行影像学检查确定损伤愈合情况，以便决定是否可摘除支具或进一步处理。

第二节 骨盆损伤

【概述】

随着经济的发展，交通及工伤事故增多，骨盆骨折（fracture of the pelvis）发病率逐年上升。中、高能量损伤，特别是机动车交通伤较多，不仅限于骨盆损伤，在骨盆的稳定性受到破坏的同时常合并广泛的软组织伤、盆内脏器伤或其他骨骼及内脏伤。由于骨折内固定或髋关节制动因素造成髋关节周围肌肉萎缩；骨折部位疼痛可造成髋关节活动受限；骨盆和髋臼骨折的恢复期或后遗症期，由于骨折内固定或髋关节制动的因素，会出现髋关节周围肌肉不同程度萎缩。康复治疗对于恢复髋关节的正常功能、防止髋关节及关节周围粘连，防止肌肉萎缩和骨质疏松及其他并发症的发生都有十分重要的意义。

【康复要点】

1. 维持骨折部位的稳定，加快骨折愈合。
2. 早期并发症的处理。
3. 恢复髋关节周围肌群肌力及髋关节运动功能。
4. 负重和平衡练习。

【康复评定】

1. 骨盆骨折的稳定性评定

（1）稳定骨折的评定 ①骨盆环连接性未遭到破坏的稳定性骨盆骨折，包括髂骨翼骨折，骶骨横行骨折，尾骨骨折，髂前上、下棘骨折，坐骨结节撕脱骨折，单一的坐骨支或耻骨支骨折。②骨盆环连接性虽有破坏，但不在负重部位，对骨盆环的稳定性无明显的影响。包括：同侧或双侧的坐骨支、耻骨支骨折、耻骨联合分离。

（2）不稳定骨折的评定　临近骶髂关节的骨折或骶髂关节脱位；前后环同时骨折：骶髂关节脱位、髂骨后部骨折合并耻骨上下支骨折、骶髂关节脱位或髂骨后部骨折合并耻骨联合分离、前后环多处骨折。临床可见以下体征：①无下肢损伤，出现两下肢不等长或有旋转畸形。②两侧脐与髂前上棘的距离不等长。③两侧耻骨结节间隙增宽、移位或变形。④双骶髂关节后方外形不对称。⑤肉眼可见的骨盆变形。

2. 髋关节活动范围的评定　髋关节屈伸、内收外展和内旋外旋活动。

3. 髋关节周围肌肉功能的评定　包括肌肉体积的评定和肌力的评定。

（1）髋关节周围肌肉体积的评定　通过两侧臀部和大腿肌肉饱满程度的对比，可以评定患侧肌肉萎缩的程度，包括大腿围度、小腿围度和臀围的测量。

（2）髋关节周围肌肉肌力的评定　采用徒手肌力检查法分别评定髋关节周围髂腰肌、臀大中小肌、内收肌群、外展肌群、内外旋肌群及股四头肌和腘绳肌的肌力。

4. 下肢长度测量　患者仰卧，骨盆摆正，如一侧畸形，则健侧下肢应放在患侧下肢相同的位置上。相对长度：脐至内踝尖的距离；绝对长度：髂前上棘到内踝处，正常两侧误差不到1cm。

5. 步态分析　骨盆骨折后由于卧床制动出现髋膝关节活动受限及臀部和下肢肌肉的萎缩，肌肉无力引起的步态异常。

【康复治疗】

骨盆骨折后（包括手术后）的康复步骤一般分为三个阶段：①早期：伤后2周内。康复训练的目的是促进患肢血液循环，以利于消肿和固定，可配合光疗、电疗等物理疗法。②中期：伤后2周至骨折的临床愈合期。此期除继续做患肢股四头肌肌肉收缩及髋关节的持续被动活动外，逐渐由被动活动转为主动活动，及时采取合理的物理治疗并配合针灸、推拿等传统康复治疗技术。③后期：指骨折已达到临床愈合或已去除外固定的时期。康复治疗的目的是恢复受累关节的活动度，增强肌肉的力量，使肢体功能恢复正常。

1. 中药疗法

早期宜活血祛瘀、消肿止痛，内服活血汤或复元活血汤加减，亦可用接骨丹冲服，外用消瘀膏、消肿散或双柏散。《正体类要》说："或元气内脱，不能摄血，用独参汤加炮姜以回阳；如不应，急加附子。"若合并大出血发生血脱者，应急投独参汤加炮姜、附子；中、后期应强筋壮骨、舒筋通络，内服选用舒筋汤、生血补髓汤或健步虎潜丸，外用海桐皮汤或骨科外洗一方煎水熏洗。

2. 稳定性骨盆骨折的康复

（1）卧床期　患者需卧床休息；卧床休息期间，注意髋关节微屈位下活动双下肢膝、踝关节，以不引起疼痛为度。另应尽量避免同侧髋关节过度前屈、外展、外旋引起疼痛。

（2）伤后2～3周

1）踝泵练习　用力、缓慢、全范围反复屈伸踝关节，5分钟/组，1～2组/小时。

2）股四头肌（大腿前侧肌群）等长练习　在不增加疼痛的前提下尽可能多做，大于500～1000次/日。可尽量避免肌肉萎缩，同时促进下肢血液循环。

3）腘绳肌（大腿后侧肌群）等长练习　在不增加疼痛的前提下尽可能多做，大于500～1000次/日。可避免肌肉萎缩，同时促进下肢血液循环。

4）床外股四头肌肌力练习　将原坐位改为仰卧位。于双膝下垫枕以使髋微屈，双小腿悬于床外，踝部以沙袋、皮筋等为负荷，踢腿至膝伸直位，缓慢落下，20～30次/组，组间休息30秒，4～6组/大组，2～3大组/日。

5）强化上肢肌力　维持基本身体素质，为体位转移和下地扶拐行走等做准备。但必须在床上进行，必须确保练习时骨盆无受力和移动。

（3）伤后3～4周　必须由专业医生确定骨折开始愈合后，方可开始练习。

1）开始轻柔的髋关节活动度练习　但必须是在床上仰卧进行，同时必须保证轻柔缓慢主动动作。不可勉强进行，更不能由非专业人员帮助暴力推拿。整个练习过程控制在无或微痛范围内。10～15次/组，2～3组/日。先练习髋关节屈伸，再练习内外旋，最后练习外展内收。

2）开始直抬腿练习　尽量伸直膝关节后直腿抬高至足跟离床15cm处，保持至力竭为1次，5～10次/组，2～3组/日。

3）开始后抬腿练习　尽量伸直膝关节后直腿抬高至足尖离床5cm处，保持至力竭为1次，5～10次/组，2～3组/日。

（4）伤后6～8周

1）骨折愈合程度至牢固可侧卧时，开始侧抬腿练习　尽量伸直膝关节后直腿抬高至无痛角度，保持至力竭为1次，5～10次/组，2～3组/日。

2）经专业医生复查许可后，开始负重和平衡练习　随骨折愈合的牢固程度，负重由1/4→1/3→1/2→2/3→4/5→100%体重逐渐过渡。可在平板健康秤上让患腿负重，以明确部分体重负重的感觉。逐渐至可达到患侧单腿完全负重站立。5分钟/次，2次/日。

3）开始前后、侧向跨步练习　要求动作缓慢、有控制、上体不晃动。力量增强后可双手提重物为负荷或在踝关节处加沙袋为负荷。20次/组，组间间隔30秒，2～4组连续，2～3次/日。

4）恢复髋关节周围肌肉力量练习　要求动作缓慢、有控制，无或微痛，逐渐增加力度和运动量。20次/组，组间间隔30秒，2～4组连续，2～3次/日。

如果患者是髂前上、下棘或髂嵴的撕脱骨折，手术内固定后，患者3～4周即可下床活动，康复治疗可以直接进行后期的训练。

3. 骨盆不稳定骨折的康复　骨盆不稳定性骨折患者无论是非手术治疗或手术治疗，在卧床休息期间注意髋关节微屈位下活动双下肢膝、踝关节，以不引起疼痛或致微痛为度。另外，应尽量避免同侧髋关节过度前屈、外展、外旋引起疼痛。

（1）卧床期　骨盆稳定性骨折非手术治疗后患者需要卧床，卧床时间4～6周，在此期间应以髋膝踝的活动度和双下肢肌力训练为主。手术治疗的患者依据手术方式由医师决定卧床的时间。

1）踝泵练习　用力、缓慢、全范围反复屈伸踝关节，5分钟/组，1～2组/小时。

2）股四头肌（大腿前侧肌群）等长练习　在不增加疼痛的前提下尽可能多做，大于500～1000次/日。可尽量避免肌肉萎缩，同时促进下肢血液循环。

NOTE

3）腘绳肌（大腿后侧肌群）等长练习　在不增加疼痛的前提下尽可能多做，大于500～1000次/日。可尽避免量肌肉萎缩，同时促进下肢血液循环。

4）床外股四头肌肌力练习　将原动作的坐位改为仰卧位。于双膝下垫枕以使髋微屈，双小腿悬于床外，踝部以沙袋、皮筋等作为负荷，踢腿至膝伸直位，缓慢落下，20～30次/小组，小组间休息30秒钟，4～6小组/大组，2～3大组/日。

5）强化上肢肌力　维持基本身体素质，为体位转移和下地扶拐行走等做准备。但必须在床上进行，必须确保练习时骨盆无受力和移动。

（2）活动期　伤后2～3周，患者损伤局部疼痛减轻可以开始下述练习。

1）开始轻柔的髋关节活动度练习　但必须是在床上仰卧进行，同时必须保证轻柔缓慢的主动动作。不可勉强进行，更不能由非专业人员帮助暴力推拿。整个练习过程控制在无或微痛范围内。10～15次/组，2～3组/日。先练习髋关节屈伸，再练习内外旋，最后练习外展内收。

2）开始直抬腿练习　尽量伸直膝关节后直腿抬高至足跟离床15cm处，保持至力竭为1次，5～10次/组，2～3组/日。

3）开始后抬腿练习　尽量伸直膝关节后直腿抬高至足尖离床5cm处，保持至力竭为1次，5～10次/组，2～3组/日。

4）骨折愈合程度至牢固可侧卧时，开始侧抬腿练习　尽量伸直膝关节后，直腿抬高至无痛角度，保持至力竭为1次，5～10次/组，2～3组/日。

（3）行走期　经专业医生复查许可后，开始负重和平衡练习，随骨折愈合的牢固程度，负重由1/4→1/3→1/2→2/3→4/5→100%体重逐渐过渡。可在平板健康秤上让患腿负重，以明确部分体重负重的感觉。逐渐至可达到患侧单腿完全负重站立，5分钟/次，2次/日。

1）开始前后、侧向跨步练习　要求动作缓慢、有控制、上体不晃动。力量增强后可双手提重物为负荷或在踝关节处加沙袋为负荷。20次/组，组间间隔30秒，2～4组连续，2～3次/日。

2）恢复髋关节周围肌肉力量练习　要求动作缓慢、有控制，无或微痛，逐渐增加力度和运动量。20次/组，组间间隔30秒，2～4组连续，2～3次/日。

【注意事项】

患者分为患肢不负重、部分负重或完全负重；是否负重决定于手术过程、骨折、韧带或肌腱的愈合情况。

第三节　肋骨骨折

【概述】

肋骨骨折一般由外来暴力所致，包括：直接暴力、传达暴力、混合暴力和肌肉收缩等。直接暴力作用于胸部时，肋骨骨折常发生于受打击部位，骨折端向内折断，同时胸内脏器造成损伤。间接暴力作用于胸部时，如胸部受挤压的暴力，肋骨骨折发生于暴力作用点以外的部位，骨折端向外，容易损伤胸壁软组织，产生胸部血肿。开放性骨折多见于火器或锐器直接损伤，此外，当肋骨有病理性改变如骨质疏松、骨质软化或原发性和转移性肋骨肿瘤的基础上发生骨折，称为病理性肋骨骨折。

局部疼痛是肋骨骨折最明显的症状，且随咳嗽、深呼吸或身体转动等运动而加重，有时患者可自己听到或感觉到骨摩擦感。疼痛及胸廓稳定性受破坏，可使呼吸动度受限，呼吸浅快和肺泡通气减少，患者不敢咳嗽，痰潴留，从而引起下呼吸道分泌物梗阻，肺实变或肺不张，再者老弱患者或原有肺部疾患的患者尤应予以重视。多发肋骨双折，使该部胸廓失去支持，产生浮动胸壁（亦称连枷胸），吸气时因胸腔负压增加而向内凹陷，呼气时因胸腔负压减低而向外凸出，恰与正常呼吸活动相反，称为“反常呼吸运动”，反常呼吸运动可使两侧胸腔压力不平衡，纵隔随呼吸而向左右来回移动，称为“纵隔摆动”，影响血液回流，造成循环功能紊乱，是导致和加重休克的重要因素之一。

【康复要点】

1. 呼吸模式的评估。
2. 疼痛的控制及呼吸运动训练。
3. 骨折的稳定与愈合。

【康复评定】

1. 疼痛的评定 详见相关章节。

2. 胸廓稳定性的评定 多根肋骨骨折时，该处胸廓失去支持，吸气时因胸腔内负压增加而使胸廓向内凹陷；呼气时因胸腔内负压减低而使胸廓向外凸出，正好与正常呼吸活动相反，故称为反常呼吸。可影响呼吸与循环功能，产生呼吸困难、发绀，甚至呼吸衰竭等严重症状。

3. 胸廓活动度的评定 患者取坐位，嘱患者双臂放松，软尺在第 4 肋间隙水平，测量时软尺紧贴患者胸壁，并嘱患者进行深呼吸，测深呼气和深吸气间的差值，即为胸廓活动度。连续测 3 次，取平均值。

4. 血胸的评定

（1）少量（＞ 500mL） 患者无明显症状和体征。X 线片检查可见肋膈角变浅，在膈肌顶平面以下。

（2）中量（500 ～ 1500mL） 患者可有内出血的症状，如面色苍白、呼吸困难、脉细而弱、血压下降等。查体发现伤侧呼吸运动减弱，下胸部叩诊浊音，呼吸音明显减弱，X 线片检查可见积血上缘达肩胛角平面或膈顶上 5cm。

（3）大量（＞ 1500mL） 患者表现有较严重的呼吸与循环功能障碍和休克症状，躁动不安、面色苍白、口渴、出冷汗、呼吸困难、脉搏细数和血压下降等。查体可见伤侧呼吸运动明显减弱，肋间隙变平，胸壁饱满，气管移向对侧，叩诊为浊实音，呼吸音明显减弱甚至消失。X 线片检查可见胸腔积液超过肺门平面甚至全血胸。

NOTE

【康复治疗】

肋骨骨折的康复原则为镇痛、固定胸廓、恢复胸壁功能和防治并发症。

1. 中药疗法

初期应活血化瘀、理气止痛。伤气为主者，可选用柴胡疏肝散、金铃子散；伤血为主者，可选用复元活血汤、血府逐瘀汤，加用款冬花、桔梗、杏仁、黄芩等，以宣肺止咳化痰。中期治宜理气活血、接骨续筋，可选用接骨丹或接骨紫金丹等。后期胸肋隐隐作痛或陈伤者，宜化瘀和伤、行气止痛，可选用三棱和伤汤、黎洞丸；气血虚弱者，用八珍汤合柴胡疏肝散。外治初期可选用消肿散、消肿止痛膏。中期用接骨续筋膏或接骨膏。后期用狗皮膏或万灵膏敷贴。

2. 固定制动　肋骨骨折后应嘱其静卧休息，不要活动，严密观察病情变化必要时送医院检查治疗。单纯性肋骨骨折，症状不重者，可将大号膏药贴于患处，具有止痛、固定的作用或用胶布固定胸壁。多根、多处肋骨骨折造成胸壁反常呼吸运动时，胸壁软化的范围较小，可使用厚敷料或平整的衣服折叠数层，加压盖于胸壁软化区，再粘贴胶布固定，并用多头布带包扎胸廓。胶布胸壁固定法：在患者作最大呼吸后屏气时，用前后过正中线5cm宽胶布固定，每条重叠1～2cm，上下界超过两根无骨折的肋骨。固定后轻者可下地自由活动，重者需卧床或半卧位休养，并锻炼腹式呼吸运动，待症状减轻即应下地自由活动，减少并发症。

3. 功能锻炼

（1）早期指导

1）腹式呼吸　患者必须充分调动腹部的膈肌进行辅助呼吸，有利于提高吸气量和有效通气量，弥补通气不足。方法：患者一手放于胸前，一手放于腹部，吸气时用力挺腹，胸部不动，呼气时腹部内陷，尽量将气呼出，呼吸按节律进行，要求深吸缓呼，吸呼比为1∶2，每分钟7～8次，每次10～20分钟。

2）指导咳嗽、排痰　协助患者坐位或半卧位，且双手抱膝，胸部与膝盖之间置一枕头，用双手抱紧，深吸气后屏气3秒，然后腹肌用力及两手抓紧支持物用力咳嗽，将痰咳出，同时辅以祛痰剂。

3）缩唇呼吸　即吹哨式呼吸。经鼻吸气，经口呼气，呼气时口唇缩如笛状，使气体缓慢的通过缩唇的口型徐徐呼出，可提高支气管内压，防止支气管过早萎缩，减少死腔通气。

4）吹烛训练　取坐位，嘴唇与蜡烛火焰高度一致，相距15～20cm，缩唇缓慢呼气，使火苗向对侧摆动而不熄灭。每次练习距离增加10cm，直至90cm。

5）锻炼患侧肢体　包括被动运动患侧上肢，使之能从头顶达到对侧的耳郭。从术后一周开始。目的是预防肺不张、肺换气不良，预防术侧肩关节的粘连、僵硬，维持正常的关节活动范围。

6）外固定调整　多根肋骨骨折应绝对卧床6周左右方可下床活动。绷带和支具固定松紧要适宜，必要时给以调整；观察固定胶布有无脱落、过敏，过敏轻者给局部涂氟轻松软膏，起水疱或溃破者，可涂以龙胆紫或无菌敷料覆盖，并更换绷带纸夹固定。强调患者即使自我感觉良好，也不可以随意下床活动，不可私自去除肋骨外固定，以免骨折断端刺伤肺脏。

（2）中期指导　①深呼吸、吹气球训练，增加肺活量。②四肢关节屈伸功能锻炼，渐进式行扩胸运动。③少数肋骨单处骨折患者保护下可在按医嘱下床功能训练。

NOTE

（3）后期指导　下床训练，进行扩胸运动、步行等有氧训练。

（4）生活起居　环境安静，空气流通，避免穿堂风。避风寒，注意四时天气变化，及时增减衣服。绝对卧床休息，取半卧位，不可随意翻身，严禁下床活动，以免肋骨骨折断端刺伤肺脏。强调一定遵照执行，即使自我感觉良好，也不可随意下床活动，不可私自拆除纸夹外固定。吸烟患者强调戒烟重要性，吸烟可刺激呼吸道引起痰液增多，如果痰液黏稠，不易咳出，更会加重呼吸困难。

（5）饮食调理　注意饮食有节，骨折早期饮食宜清淡、富营养、易消化，多食新鲜蔬菜水果及富含蛋白质食物，如牛奶、瘦肉、鸡蛋等。骨折中后期宜选补益气血之品，如猪肝、排骨、鸡汤等。避免辛辣、刺激性食物，忌肥厚、油腻、生冷、油炸之品，戒烟酒。

（6）情志护理　肋骨骨折患者多见疼痛剧烈、呼吸困难，患者多有焦虑、急躁，并对疾病预后有惊恐心理。故应详细了解病情、争取合理治疗措施，同时给予心理调摄，耐心细致安慰和解释，解除患者的恐惧心理，帮助了解损伤修复过程和治疗措施，注意调摄情志，保持情绪稳定，开朗乐观，及时疏导不良情绪，积极配合治疗。

【注意事项】

1. 告诉患者绝对卧床休息，取半卧位，严禁下床活动。多根肋骨骨折应绝对卧床 40 天左右方可下床活动，以免骨折断端刺伤肺部，强调一定遵从医嘱，即使自我感觉良好，也不可以随意下床活动，不可私自去除肋骨固定带。

2. 鼓励患者有效咳嗽，深呼吸，锻炼肺部，以利肺扩张。

3. 遵医嘱雾化吸入，以稀释痰液，预防肺部感染。

4. 饮食宜清淡，忌食生冷、油腻、刺激性食物；多食新鲜蔬菜水果，多饮水，保持大便通畅。

复习思考题

1. 试述脊柱的三柱理论。
2. 脊柱损伤康复注意事项有哪些？
3. 脊柱骨折稳定性的评估标准是什么？
4. 脊柱的稳定结构与哪些因素有关？
5. 试述骨盆稳定性骨折的康复评估。
6. 血胸程度如何评定？
7. 试述胸廓活动度的测定。

第七章 脊髓及外周神经损伤康复

第一节 脊髓损伤

【概述】

脊髓损伤（spinal cord injury, SCI）是指由于外界直接或者间接因素作用于脊柱和脊髓组织，致损伤平面以下脊髓各项功能，包括运动、感觉、括约肌功能障碍，肌张力及病理反射等相应改变。随着快速外科康复理念的发展，越来越多的专业人员认为，当脊柱稳定性得到确定和临床上的重要问题得以解决后，脊髓损伤患者应进行早期强化康复，可达到康复期短、康复效果好的目标。

中医康复治疗脊髓损伤从古至今都有不错的疗效，并且价格低廉，易于被患者所接受，值得推广。中医的古籍典著中没有“脊髓损伤”的记载，也没有与脊髓损伤相关的完整疾病记载，仅从一些散在的描述中看到相关的症状和病因病机。现大多数的观点认为脊髓损伤可归纳为中医学的“体堕”和“痿证”范畴。《灵枢·寒热病》曰：“身有所伤，血出多……若有所堕坠，四肢懈惰不收，名为体惰。”张子和《儒门事亲·指风痹痿厥近世差互说》记载痿证的表现为“四末之疾……弱而不用者为痿……”这里的体惰描述了躯体由于外伤、中风寒或从高处坠落等原因导致的四肢无力不能活动。与西医急性脊髓损伤所导致的瘫痪、半身不遂较为相近。而“痿证”是指肢体筋脉弛缓，软弱无力，不能随意运动，或伴有肌肉萎缩的一种病证。这与西医慢性脊髓损伤或急性脊髓损伤后期导致的肌肉萎缩相似。所以依据脊髓损伤的急慢性分期，可分为“体堕”和“痿证”进行辨证论治。

脊髓损伤从病理过程上可以分为原发性损伤和继发性损伤两类：①脊髓原发性损伤：指受伤瞬间外力或骨折脱位造成脊髓的损伤，由于局部组织变形和创伤能量传递引起的初始机械性的脊髓损伤。②脊髓继发损伤：指组织遭受外力损伤后，组织细胞对创伤发生的系列反应，与创伤的直接反应分不开，是原发性损伤激活的包括生化和细胞改变在内的链式反应过程，可以使脊髓损伤进一步加重，并导致脊髓损伤区域的扩大。

【康复要点】

1. 脊髓损伤康复处理原则是抢救患者生命，预防及减少脊髓功能丧失，预防及治疗并发症。
2. 应用各种方法（医学的、工程的、教育的）最大限度利用所有残存功能（包括自主的、反射的功能)，尽可能地在短时间内增加患者的独立能力，重新开始自理的、创造性的生活，重返社会。

3. 康复目标的确定应参考患者的年龄、体质及并发症等情况。

【康复评定】

1. 脊髓损伤的水平　脊髓神经解剖结构的节段性特点决定了脊髓损伤的节段性表现。脊髓损伤后，在损伤水平以下脊髓的运动、感觉、反射及括约肌和自主神经功能受到不同程度的损害。脊髓水平的确定反映脊髓损伤的严重性。颈椎损伤会造成四肢瘫，胸腰椎损伤（T_1 以下）造成截瘫。一般分为感觉功能评定、运动功能评定、损伤程度评定和其他的评定。

（1）关于感觉水平评定　脊髓损伤后，保持正常感觉功能（痛觉、触压及本体感觉）的最低脊髓节段（皮节）。皮节分布应参照脊神经皮肤感觉节段分布。感觉水平的确定是依据 ASIA 标准确定的 28 个感觉位点的检查来确定。

1）关键感觉点　感觉检查的必查部分是检查身体左右侧各 28 个皮节的关键点（C_2 ～ $S_{4\sim5}$）（表 7–1、图 7–1）。关键点是容易定位的骨性解剖标志点。每个关键点要检查 2 种感觉，轻触觉和针刺觉（锐 / 钝区分）。感觉正常（与面颊部感觉一致）得 2 分，异常（减退或过敏）得 1 分，消失为 0 分。每侧每点每种感觉最高为 2 分，每种感觉一侧最高为 56 分，左右两侧最高共计 112 分。两种感觉得分之和最高可达 224 分。分数越高表示感觉越接近正常。

表 7–1　感觉关键点

以运动为准（3 级以上肌力）	以感觉为准
C_2	枕骨粗隆
C_3	锁骨上窝
C_4 膈肌	肩锁关节顶部
C_5 肘屈肌（肱二头肌及肱桡肌）	前肘窝外侧
C_6 腕伸肌（腕桡侧伸肌长及短头）	拇指
C_7 肘伸肌（肱三头肌）	中指
C_8 中指末节指屈肌（指伸屈肌）	小指
T_1 小指外展肌	前肘窝内侧（尺侧）
T_2	腋窝顶部
T_3	第 3 肋间隙
T_4	第 4 肋间隙，或平乳头连线
T_5	第 5 肋间隙（在 T_4、T_6 之间）
T_6	剑突
T_7	第 7 肋间隙（在 T_6、T_8 之间）
T_8	第 8 肋间隙（在 T_6、T_{10} 之间）
T_9	第 9 肋间隙（在 T_8、T_{10} 之间）
T_{10}	脐

续表

以运动为准（3级以上肌力）	以感觉为准
T_{11}	第11肋间隙（在T_{10}、T_{12}之间）腹股沟韧带中点
T_{12}	
L_1	T_{12}～L_2距离的一半（L_2在股前之点上）
L_2 髋屈肌（髂腰肌）	股前面中点
L_3 膝伸肌（股四头肌）	股内髁
L_4 踝背屈肌（胫前肌）	内踝
L_5 踇长伸肌	足背第3跖趾关节处
S_1 踝跖屈肌（腓肠肌）	外踝
S_2	腘窝中点
S_3	坐骨结节
$S_{4\sim5}$	肛周区

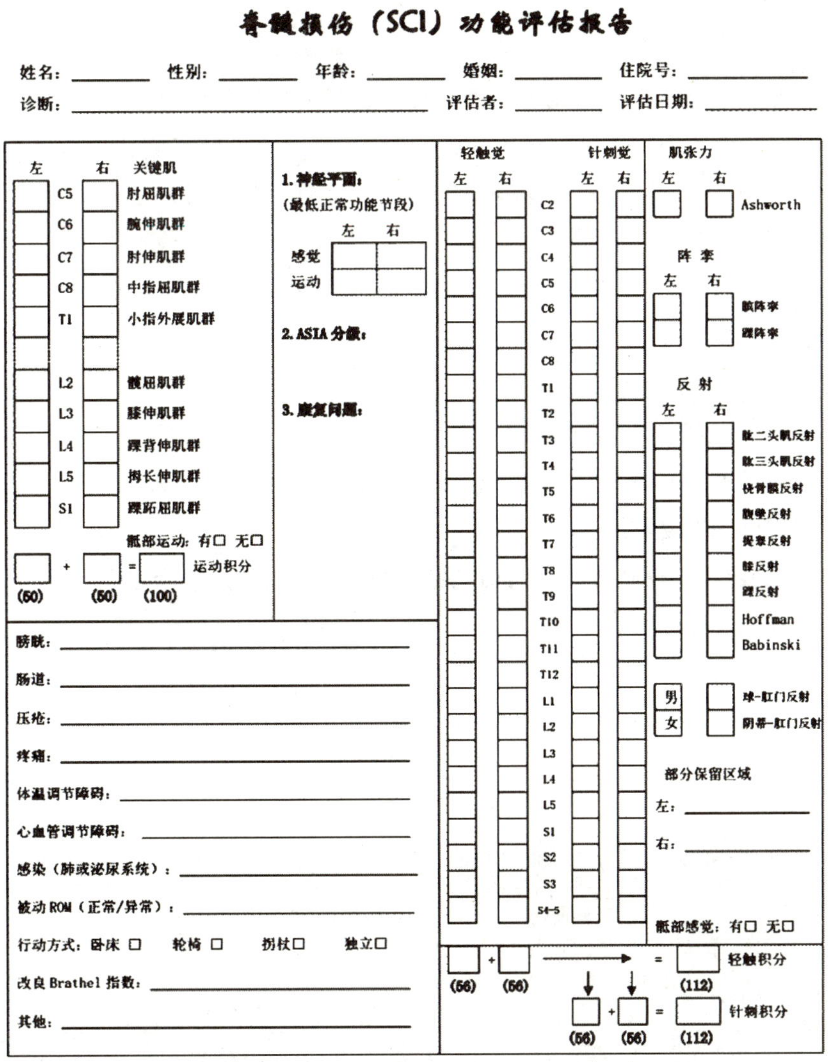
脊髓损伤（SCI）功能评估报告
姓名：＿＿ 性别：＿＿ 年龄：＿＿ 婚姻：＿＿ 住院号：＿＿
诊断：＿＿ 评估者：＿＿ 评估日期：＿＿
左 右 关键肌
C5 肘屈肌群
C6 腕伸肌群
C7 肘伸肌群
C8 中指屈肌群
T1 小指外展肌群
L2 髋屈肌群
L3 膝伸肌群
L4 踝背伸肌群
L5 拇长伸肌群
S1 踝跖屈肌群
骶部运动：有□ 无□
(50) + (50) = (100) 运动积分
1. 神经平面：
（最低正常功能节段）
左 右
感觉
运动
2. ASIA分级：
3. 康复问题：
膀胱：
肠道：
压疮：
疼痛：
体温调节障碍：
心血管调节障碍：
感染（肺或泌尿系统）：
被动ROM（正常/异常）：
行动方式：卧床□ 轮椅□ 拐杖□ 独立□
改良Brathel指数：
其他：
轻触觉 针刺觉
左 右 左 右
C2 C3 C4 C5 C6 C7 C8 T1 T2 T3 T4 T5 T6 T7 T8 T9 T10 T11 T12 L1 L2 L3 L4 L5 S1 S2 S3 S4-5
(56) + (56) = (112) 轻触积分
(56) + (56) = (112) 针刺积分
肌张力
左 右 Ashworth
阵挛
左 右
髌阵挛
踝阵挛
反射
左 右
肱二头肌反射
肱三头肌反射
桡骨膜反射
腹壁反射
提睾反射
膝反射
踝反射
Hoffman
Babinski
男 女 球-肛门反射
阴蒂-肛门反射
部分保留区域
左：
右：
骶部感觉：有□ 无□

图7-1 关键点感觉检查

2）肛门深部压觉　检查方法是检查者用示指插入患者肛门后对肛门直肠壁轻轻施压（该处由阴部神经 $S_{4\sim5}$ 的躯体感觉部分支配），还可以使用拇指配合示指对肛门施加压力。感知的结果可以为存在或缺失（在记录表上填是或否）。该部分检查如发现肛门处任何可以重复感知的压觉即意味着患者为感觉不完全损伤。在 $S_{4\sim5}$ 有轻触觉或针刺觉者，DAP 评估不是必须检查的项目，因患者已经可以判定为感觉不完全损伤。

（2）关于运动功能评定

1）运动检查的必查部分　通过检查 10 对肌节（C_5 ～ T_1 及 L_2 ～ S_1）对应的肌肉功能来完成。推荐每块肌肉按照从上到下的顺序检查，使用标准的仰卧位及标准的肌肉固定方法。体位及固定方法不当会导致其他肌肉代偿，并影响肌肉功能检查的准确性。适宜应用上述肌力分级法检查的肌肉（双侧）。选择这些肌肉是因为它们与相应节段的神经支配相一致，至少接受 2 个脊髓节段的神经支配，每块肌肉都有其功能上的重要性，并且便于仰卧位检查。

2）肛门自主收缩　肛门外括约肌由 $S_{2\sim4}$ 阴部神经的躯体运动部分支配。检查应在检查者手指能重复感受到自主收缩的基础上，将结果分为存在和缺失（即检查表中记录为是或否）。给患者的指令应为“像阻止排便运动一样挤压我的手指”。若肛门括约肌收缩（anal sphincter contraction，ASC）存在，则为运动不完全损伤。

（3）运动评分　脊髓损伤的肌力评定不同于单块肌肉，需要综合进行。评定时分左、右两侧进行。评定标准：采用 MMT 法测定肌力，每一组肌肉所得分值与测得的肌力级别相同，从 1 ～ 5 分不等。如测得肌力为 1 级则评 1 分，5 级则评 5 分。上肢双侧相加最高 50 分，下肢双侧相加最高 50 分，共 100 分。评分越高表示肌肉功能越佳，据此可评定运动功能。

2. 脊髓损伤程度评定

（1）完全性脊髓损伤　在损伤平面以下的最低位骶段，感觉、运动功能的完全丧失。骶段的感觉功能包括肛门皮肤黏膜交界处感觉及肛门深感觉，运动功能是肛门指检时肛门外括约肌的自主收缩。

（2）不完全性脊髓损伤　脊髓损伤后，损伤平面以下的最低位骶段仍有运动或（和）感觉功能存留。不完全性脊髓损伤提示脊髓损伤平面未发生完全性的横贯性损害，临床上不完全性脊髓损伤有不同程度的恢复可能。

（3）ASIA 残损指数　反映脊髓损伤功能障碍的程度，基本是一个定性指标，故使用时应同时应用运动评分及感觉评分（表 7-2）。

表 7-2　ASIA 残损指数

分级	损伤程度	描述
A 级	完全损伤	骶段运动、感觉功能完全丧失
B 级	不完全损伤	脊髓功能损伤平面以下至骶段 S_4 存在感觉功能，但无运动功能
C 级	不完全损伤	脊髓损伤平面以下有运动功能保留，但平面以下至少一半的关键肌的肌力在 3 级以下
D 级	不完全损伤	脊髓损伤平面以下有运动功能保留，至少一半关键肌的肌力大于或等于 3 级
E 级	正常	运动、感觉功能正常

NOTE

若患者被评为 C 级或 D 级，则其为不完全性损伤，即在 S_4 节段有感觉或运动功能的存留。此外，该患者必须具备以下两点之一：①肛门括约肌有自主收缩。②运动平面以下保留有运动功能的节段超过 3 个。E 级仅适用于既往有脊髓损伤病史，在随诊时功能恢复至正常的病例，不适用于初诊检查无神经损伤的病例。

3. 脊柱稳定性评定　脊柱稳定性的重建（内固定或外固定）、无严重的并发症或未处理的多发伤及生命主要体征平稳是开展康复治疗的基本条件。脊柱稳定性评定主要通过临床检查特别是影像学检查结果来确定。

4. 其他的评定　包括生活能力评定、关节活动度、直肠功能评定、肌张力评定、自助具与步行矫形器的评定、泌尿与性功能评定、心肺功能评定及脊髓损伤后社会支持状况评定等。

5. 自然病程分期

（1）脊髓休克及脊髓休克期　脊髓休克是指在严重脊髓损伤后产生的受损害水平以下的脊髓神经功能立即、完全的丧失，其临床特点为损伤水平以下的运动功能丧失，表现为肌力低下的弛缓性瘫痪，各种脊髓反射包括病理反射的消失及排尿、排便功能的消失。

脊髓休克期是脊髓损伤后产生的一个暂时或过渡状态的时期。其特征主要表现在两个方面：①脊髓休克存在是有时限的。伤后立即出现，可持续数小时至数周。脊髓损伤后并不一定都发生脊髓休克，特别是在颈段损伤。严重的脊髓损伤后可发生脊髓休克，儿童一般持续 3 ～ 4 天，成年人多为 3 ～ 6 周。②脊髓休克的存在既可能预示脊髓功能永久的丧失，也可能预示着脊髓功能的暂时丧失。脊髓休克发生后，脊髓损伤水平以下脊髓反射活动的恢复是脊髓休克结束的标志。

（2）脊髓“苏醒”期（脊髓休克结束后的时期）　脊髓休克期结束后，脊髓损伤水平以下的反射开始恢复（包括生理反射及病理反射），即损伤水平以下的反射弧功能恢复，下运动神经元功能也开始恢复。对于不完全损伤患者，此时脊髓损伤水平以下的感觉运动功能可出现恢复，对于完全损伤患者，此时脊髓损伤水平以下可出现反射亢进或病理反射，说明脊髓休克期结束后，脊髓损伤远端可能存在脊髓“苏醒”。

【康复治疗】

1. 脊髓完全损伤康复目标基本确定　脊髓损伤康复的效果可因损伤平面的不同所造成的残疾程度不同而有所不同。总体来说，颈髓损伤所造成的四肢瘫痪康复效果比胸腰段损伤所造成的损伤康复效果要差。一般情况下，颈 4 损伤的患者，基本生活要靠别人辅助，但可依靠自助具吃饭，可以靠头部控制长靠背电动轮椅。颈 5 损伤的患者，桌上的动作可自理，其他仍需别人辅助，可使用长靠背电动轮椅。颈 6 损伤的患者，日常生活动作可大部分自行完成，可水平移动，可推动手动轮椅。颈 7 损伤的患者，日常生活动作可自理，可翻身坐起，可支撑起身体做转移动作，使用手动轮椅自如。颈 8 ～胸 1 损伤的患者，可使用长下肢支具及双拐小范围步行。胸 12 损伤的患者躯干平衡好，用长支具、双拐可步行、上下楼梯。腰 1 损伤的患者基本同胸 12，但骨盆可上提。腰 2 损伤的患者可用支具完成实用性步行。腰 4 ～骶 1 损伤的患者可用短下肢支具步行。康复目标及训练方式详见表 7-3、表 7-4。

表 7-3 脊髓完全损伤康复目标基本确定

脊髓损伤水平	基本康复目标	需用支具轮椅种类
C_5	桌上动作自立、其他依靠帮助	电动轮椅、平地可用手动轮椅
C_6	ADL 部分自立、需中等量帮助	手动电动轮椅、可用多种自助具
C_7	ADL 基本自立、能乘轮椅活动	手动轮椅、残疾人专用汽车
$C_8 \sim T_4$	ADL 自立，轮椅活动支具站立	同上，骨盆长支具，双拐
$T_{5\sim8}$	同上，可应用支具治疗性行走	同上
$T_{9\sim12}$	同上，长下肢支具治疗性行走	轮椅，长下肢支具，双拐
L_1	同上，家庭内支具功能性行走	同上
L_2	同上，社区内支具功能性行走	同上
L_3	同上，肘拐社区内支具功能行走	短下肢支具，肘拐
L_4	同上，可驾驶汽车可不需轮椅	同上
$L_5 \sim S_1$	无拐足托功能步行及驾驶汽车	足托或短下肢支具

表 7-4 不同肌力水平与运动训练方式

肌力	运动方法
0 级	被动运动，如有肌电可行肌电生物反馈
1 级	被动运动，肌电生物反馈
2 级	借助或减重运动
3 级	主动抗重力运动或抗轻微阻力运动
4 级	抗较大阻力运动
5 级	抗最大阻力运动

2. 脊髓损伤分期康复 脊髓损伤可分为早期康复及中后期康复。早期康复阶段包括卧床期和初期即轮椅活动期。中后期康复是在巩固和加强早期康复训练效果的基础上，对有可能恢复步行的患者进行站立和步行训练，对不能恢复步行的患者加强残存肌力和全身耐力的训练及熟练轮椅生活技巧。

（1）早期康复 分为急性期和亚急性期，据各期的特点制定康复治疗的内容。

1）急性期（卧床期） 急性脊柱脊髓损伤后 4 周（完全性颈髓损伤患者可能卧床时间更长）。脊柱和病情的相对不稳定是这一时期的特点，患者需要卧床和必要的制动。在尽快稳定病情的基础上，在 ICU 内即应开始康复，主要以床旁康复为主。在进行 ROM 训练和肌力增强训练时，应注意避免影响脊柱的稳定，要控制肢体活动的范围和强度，并应循序渐进。（详见脊柱损伤章节）

2）亚急性期（轮椅期） 急性期结束后的 8 周或更长。患者经过内固定或外固定，重建了脊柱的稳定性。危及生命的复合伤得到了处理或控制，脊髓损伤引起的病理生理改变进入相对稳定的阶段。脊髓休克期多已结束，脊髓损伤的水平、程度基本确定。患者应逐步离床乘轮椅进入 PT 室或 OT 室进行评价与训练。

（2）中后期康复　中后期康复一般需在伤后 3 个月以后，在早期康复训练的基础上开始进行。对患者加强残存肌力和全身耐力的训练的基础上进行熟练轮椅及生活技巧的训练，对有可能恢复站立或步行的患者进行站立和步行训练。

3. 中药辨证　脊髓损伤在中医学属“痿证”，临床症状分主症与次症。

主症：肢体痿软、肢体麻木、大便不调（秘结或失禁）、小便不调（癃闭或失禁）。

次症：见下列证型描述。辨病辨证依据：主症及影像学检查为辨病依据，主症必备其一，次症为辨证参考。

（1）瘀血阻络证

除主症及或然症外，还具有下列特点：局部肿胀，痛有定处，或有皮下瘀斑，腹胀；舌质紫暗，苔薄白，脉细涩。

治法：活血化瘀，理气通络。

推荐方药：桃红四物汤或血府逐瘀汤加减。桃仁、红花、当归、赤芍、川芎、生地黄。加减：若瘀血疼痛明显，可加三七粉、蒲黄、五灵脂、香附等。或具有同类功效的中成药。

（2）气虚血瘀证

除主症及或然症外，还具有下列特点：伤处肿痛，肌肉萎缩，面色淡白，腹胀，气短乏力，心悸自汗；舌质暗淡，苔薄白或白腻，脉细缓或细涩。

治法：健脾益气，活血通络。

推荐方药：补阳还五汤加减。黄芪、当归尾、赤芍、地龙（去土）、川芎、红花、桃仁。加减：若下肢肿胀，可加鸡血藤、牛膝、姜黄、地龙、延胡索、水蛭等。或具有同类功效的中成药。

（3）脾胃虚弱证

除主症及或然症外，还具有下列特点：肌肉萎缩，神倦，气短自汗，食少腹胀，面色少华；舌淡，苔白，脉细缓。

治法：健脾益气，升阳举陷。

推荐方药：补中益气汤加减。人参、白术、山药、扁豆、茯苓、薏苡仁、陈皮、砂仁、熟地黄、山药、山茱萸、牡丹皮、泽泻、茯苓、肉桂、附子等。加减：若气虚明显，可加用黄芪，或加大人参用量；若中气下陷明显，可加用升麻；若苔腻湿浊困阻中焦，可加用砂仁、白豆蔻、小茴香等。或具有同类功效的中成药。

（4）肝肾亏虚证

除主症及或然症外，还具有下列特点：病久肌肉消减，形瘦骨立，腰膝酸软，头晕耳鸣；舌红绛，少苔，脉细数。

治法：滋养肝肾，养阴填精。

推荐方药：补肾健髓汤或益髓丹。熟地黄、山药、山茱萸、牡丹皮、泽泻、茯苓、枸杞子、菟丝子、牛膝、杜仲。加减：若久病阴损及阳，症见怕冷，阳痿，小便清长，舌淡，脉沉细无力，可加补骨脂、肉桂、附子、肉苁蓉、巴戟天等温肾壮阳。或具有同类功效的中成药。

（5）气血两虚证

除主症及或然症外，还具有下列特点：面色苍白或萎黄，头晕目眩，气短懒言，心悸怔忡，

NOTE

饮食减少；舌淡苔薄白，脉细弱或虚大无力。

治法：健脾益胃，益气养血。

推荐方药：八珍汤加减。当归、熟地黄、川芎、山茱萸、人参、白芍、茯苓、炒白术、炙甘草、防风、浮小麦等。加减：若以血虚为主，眩晕心悸明显，可加大熟地黄、白芍用量；若以气虚为主，气短乏力明显，可加大人参、白术用量；若见不寐者，可加酸枣仁、五味子等。或具有同类功效的中成药。

4. 针灸治疗 针灸治疗是治疗脊髓损伤的主要方法之一。针刺夹脊穴和督脉穴可以调理督脉和膀胱经气血，改善病变局部的微循环，并能通过直接刺激脊神经后支来调节其神经功能，进而提高受损神经元的耐受性，促进相应神经元再生修复，激活相关神经通路，从而达到逐渐恢复瘫痪肢体功能的目的。此外还根据受损神经的不同而选取不同穴位，如：腋神经取极泉；桡神经取曲池、手三里等；正中神经取曲泽、臂中、内关等；患者的运动功能均有一定恢复的取伤损脊髓阶段上下方的大椎、灵台、腰阳关等；上肢瘫痪加手三里、合谷、曲池等；下肢瘫痪加足三里、太溪、阳陵泉等；大小便障碍加肾俞、气海、关元等穴位。针灸在治疗脊髓损伤、修复受损脊髓神经、促进下肢功能恢复、调整微循环上确有不错的效果，但在治疗方法上应注重灵活性和个体性。针对不同患者受损程度的不同，而选取经络和主穴应不同。强调个体化治疗，采用中医辨证取穴。

5. 脊髓损伤相关并发症的治疗

（1）运动功能障碍的治疗

1）功能训练 ①肌力训练：其重点是肌力达到 3 级，可以逐步采用渐进抗阻练习；肌力 2 级时可以采用滑板运动或助力运动；肌力 1 级时采用电子生物反馈或功能性电刺激等方式进行训练。②肌肉牵张训练：包括腘绳肌、内收肌牵张和跟腱牵张。腘绳肌牵张是为了使患者直腿抬高大于 90°，以实现独立保持坐位。内收肌牵张是为了避免患者内收肌痉挛而造成会阴部清洁困难。跟腱牵张是为了保证跟腱不发生挛缩，以进行步行训练。③垫上训练：翻身、肘胸位、手膝位、双肘支撑位下缓慢坐起、帮助下坐起动作、卧坐转移。④坐位训练：正确独立的坐姿是进行转移、轮椅和步行训练的前提。床上坐姿可分长坐（膝关节伸直）和短坐。膝关节屈曲实现长坐才能进行床上转移训练和穿裤、袜和鞋的训练，其前提是腘绳肌牵张度必须良好，髋关节活动度超过 90°。⑤轮椅训练：经过前述垫（床）上训练后，患者逐步适应并学会操作轮椅，借助轮椅完成各种活动，对于 T_{10} 以上脊髓损伤患者，大多数终身要与轮椅为伴。此期康复目标主要是学会安全使用轮椅及轮椅保养、维修，在轮椅上完成各种转移活动。⑥平行杆内站立训练：治疗师面对患者站立，患者坐在轮椅上，身体前倾，双手握住平行杆，肘抬高至与腕垂直做支撑动作，双手向下支撑，防止身体前倾；双脚负重后，髋关节过伸展，同时头与双肩后伸，双手沿平行杆稍向前移动，保持站立。在此基础上练习单手握杆进行平衡训练、重心转移训练等。⑦步行训练：A. 平行杆内步行训练：根据不同的步行障碍特点，制定不同的训练计划脊髓损伤患者可应用三种步态行走，即摆至步、摆过步和四点步。患者首先要掌握平行杆内的步行技巧，这是将来借助于拐杖行走的基础。B. 拄拐步行练习：交替拖地步行、同时拖地步行、四点步行、三点步行、两点步行。⑧上、下阶梯训练：L_1 ～ L_2 损伤患者可进行上下阶梯训练。主要有从前方上阶梯、后退上阶梯、下阶梯、安全卧倒和重新爬起等训练。⑨日常生活活动能力训练：SCI 患者训练日常生活活动能力尤其重要。根据受伤部位影响的功能，患者体

NOTE

重、身材比例、肌力、肌张力、肌肉痉挛程度、年纪、智力、动机、家属支持、文化背景、家庭环境、社会环境等因素制定治疗相应目标。自理活动包括吃饭、梳洗、上肢穿衣等，在床上可进行时，就可过渡到轮椅水平。洗澡可在床上或洗澡椅上给予帮助完成。转移、行走、沟通、环境处理、家务处理、社区生活技巧、健康处理、安全处理及使用家电等能力的提高。可运用力学原则及代偿方法、利用辅助性科技装置等方法有利于动作的完成。有条件的单位可予环境控制系统及护理机器人最大程度帮助四肢瘫患者生活自理。⑩辅助器械的应用：为恢复患者的功能，可按损伤水平的不同提供不同的辅助器械或自助具。

2）针刺治疗

取穴：主穴取损伤平面上下各1～2个棘突旁的夹脊穴2～4对。头针取顶颞前斜线，顶旁1线，顶旁2线。加减上肢取曲池、外关、合谷；下肢取环跳、委中、承山、悬钟、昆仑、太冲、次髎、三阴交、阳陵泉。

针刺方法：常规操作。头针采用长时间留针间断行针法，用0.30×40mm毫针，常规消毒后，按上述穴区向前或后透刺，常规进针法刺至帽状腱膜下。针后捻转，200次/分钟，每根针捻转1分钟，留针3～4小时。留针期间，开始每隔30分钟捻转1次，重复两次，然后隔两小时捻转1次，直至出针。可在留针期间进行肢体的功能训练。

3）推拿治疗　操作方法：①背脊部手法治疗：首先从上至下揉按患者脊背部，采用平补平泻法；其后沿督脉和两条足太阳膀胱经推拿脊背部；然后再点揉督脉和足太阳膀胱经在背部的穴位大椎、命门、肺俞、肾俞等；最后采用㨰法，以补法为主，从下至上以掌根按摩背脊部。②四肢手法治疗：硬瘫时采用提捏、点按、摇法等手法按摩手、足三阳经；软瘫时采用指针点按手、足三阳经，配合四肢关节摇法。上述操作6次为1个疗程，每日一次，每次约30分钟，休息1天，进行下一个疗程治疗。

4）物理因子疗法　根据需要可选择电疗（低频、中频、高频）、磁疗、热疗、离子导入以达到增强肌力、减轻疼痛等目的。

5）传统功法　八段锦、轮椅太极、“以宗健脊十八法”健脊体操等。

6. 神经源性膀胱

（1）功能训练

1）间歇导尿　制定严格的饮水计划，定时定量喝水、定时排尿的制度，以便合理选择导尿时机。如果患者完全不能自主排尿，使用频率可以为3～4次/日；如能部分排尿，使用频率1～2次/日。每次导尿出的尿液一般以400mL左右（生理性膀胱容量）为宜。残余尿＜80～100mL时停止清洁导尿。

2）排尿训练　①排尿意识训练：每次导尿时嘱患者做正常排尿动作，使协同肌配合以利于排尿反射的形成。②诱发逼尿肌反射排尿法：寻找患者身体触发点，刺激排尿。如下腹、大腿内侧、耻骨处、骶尾部等部位，采用叩击、摩擦、牵拉等方式以期促使出现自发性排尿放射。③体位：尽可能取站位或坐位。④应用腹压代偿性排尿训练：通过坐位身体前倾、用力屏气及手法按压下腹部等方式将腹压传到膀胱，将尿排出。注意加压时须缓慢轻柔，避免使用暴力和耻骨上直接加压。过高的膀胱压力可导致膀胱损伤和尿液返流到肾脏。

（2）针灸治疗

取穴：气海、关元、气穴、中极，加减肾俞、次髎、腰阳关、膀胱俞。

针刺方法：常规针刺后，使用清艾条温和灸，每穴 10 ～ 20 分钟，对于感觉障碍的穴位，操作者应将手指放在穴位附近体会艾火温度，以防烫伤。

（3）推拿治疗　采用揉按、推法、一指禅手法按摩中极、关元等穴。

7. 神经源性肠道

1）肠道功能训练　休克期过后，能接受指导和进食时，开始反射性排便训练。

指导患者饮食控制，以利大便形成。利用结肠反射，规定早餐或者晚餐后 30 ～ 60 分钟内排便，结合手法刺激直肠内壁，诱发大肠蠕动。卧床期间患者每日或隔日定时用手抠出大便，或坐位时从右至左按摩腹部，利用重力，帮助排便。此外，每日站立和肌肉活动非常重要，可增加肠道蠕动，防止便秘。

2）针刺治疗

取穴：水道、归来、天枢、八髎。

针刺方法：毫针直刺 1.0 ～ 1.5 寸，得气后连接电针，调至疏密波，低刺激量，患者以无不适感为宜，留针 20 分钟。

3）推拿治疗　采用揉按、推法、一指禅手法按摩神阙、中极、关元、水道等穴。

4）物理因子疗法　①电刺激法：可采用经皮电刺激或直肠内电刺激。②生物反馈治疗：采用肌电生物反馈改善直肠和盆底部肌肉功能，放松痉挛肌肉，提高无力肌收缩。

5）直肠灌肠和排气　在通便效果不佳、大便干结、量大、排出困难时，可以用肥皂水灌肠，肠道瘀积气体过多，可以插管排气，以缓解腹胀。

6）行为疗法　①建立适合患者的生活习惯：包括建立良好的饮水、饮食习惯，一次饮水适量，不要过饮或少饮。饮食上应注意患者每日所必需的热量，增加纤维素含量高的食物，减少高脂肪、高蛋白质食物的大量摄入，杜绝不良饮食习惯。此外，还要建立良好的排便习惯（排便时间、频率、排便量、排便体位，排便环境）。②注意调节粪便稠度：养成每日肠道排空（栓剂和手指刺激）的习惯，避免口服泻药。

7）心理疗法　帮助患者克服由于排便困难所产生的精神压力，学会自我调控情绪，配合治疗师顺利完成直肠功能训练和一些相关的直肠清洁护理。

8）药物疗法　神经源性肠道出现便秘者可试服中西药缓泄剂，8 ～ 10 小时后再排便，大便干结可使用栓剂、润滑剂（开塞露）和手指合用；软化剂如磺琥辛酯钠、麻子仁丸，可防止大便干结。

8. 内科基础治疗　主要包括针对肺部感染、深静脉血栓形成、直立性低血压、压疮、尿路感染等常见合并症的预防和治疗。

9. 护理调摄　内容包括间歇导尿、饮水计划、导尿管护理、防治压疮、体位选择、饮食、心理护理、并发症的预防与护理等。

【注意事项】

1. 当患者下段胸椎或腰椎有骨折时，做屈膝、屈髋动作时要格外小心，勿使其腰椎活动。
2. 被动活动要限制在无痛范围内。
3. 颈髓损伤患者不应同时进行腕关节背屈和手指伸展。

第二节　周围神经损伤

【概述】

周围神经损伤是由脑和脊髓以外的神经节、神经丛、神经干及神经末梢组成，是传导中枢和躯体各组织间信号的装置。造成周围神经损伤的原因很多，不同的原因造成神经损伤的严重程度和波及范围是不同的。常见周围神经损伤的原因包括开放性损伤、闭合性损伤、医源性损伤、产伤、电烧伤、放射损伤及缺血性神经损伤等。本病属于中医学“伤筋”“痿证”“皮痹”“肌痹”等范畴。

常见的神经损伤可分为神经失用、轴突断裂及神经断裂。前二者神经功能可以自行恢复，而神经断裂者需要手术缝接后神经功能可部分恢复或完全恢复。

神经损伤后，可以出现该神经支配区不同程度的肌肉麻痹、感觉障碍和自主性神经功能紊乱（图 7–2）；如腕部切割伤会出现正中神经或尺神经支配区的运动和感觉功能丧失；神经干叩击试验（Tinel 征）阳性。对于一些闭合性损伤，可借助神经电生理学如肌电图、神经传导速度检查等辅助手段帮助判断神经损伤的部位、程度、修复后的预后及康复的效果。

【康复要点】

1. 周围神经损伤的评定。
2. 促进神经的再生。
3. 减慢肌肉的萎缩。
4. 增强肌力和促进运动、感觉功能的恢复。
5. 解除心理障碍。
6. 患者的再教育。

【康复评定】

1. 肌力评定　神经完全损伤后，肌肉肌力完全消失，但是在神经不完全损伤下，多表现为肌力减退，可采用徒手肌力评定方法。

2. 感觉功能评定　多采用英国医学研究会（BMRC）1954 年提出的评定标准。感觉检查包括浅感觉（痛、温、触觉）、深感觉（关节位置觉、震动觉、压痛）和复合觉（数字识别、二点辨别觉等）。另外，还需明确四肢部位外周神经的解剖特点，各神经干、股、束及其分支的组成和彼此的解剖位置关系，以及所支配的肌肉和感觉分布。了解病史、受伤机制有助于对麻痹肌肉和感觉障碍进行准确检查和全面分析。

NOTE

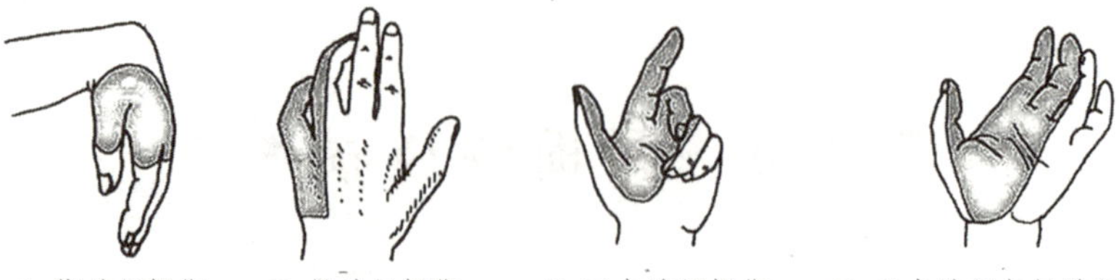

图 7–2　周围神经损伤示意图（上肢）

3. 神经电生理评定　针刺肌电图、神经传导速度、体感诱发电位检查可对神经损伤的部位、程度和神经损伤后恢复情况提供更加准确的评定依据。

4.Sunderland 分型　可分为Ⅰ度～Ⅴ度不同程度损伤（图 7–3）。Ⅰ度：主要表现在神经损伤处出现的暂时性神经传导功能中断，而神经纤维在其胞体与末梢器官之间的连续性仍保持完整。通常在 3 ～ 4 周内自行恢复。Ⅱ度：主要表现为轴突中断，但轴突周围结构完整，损伤的轴突远段出现 Wallerian 变性，但不损伤神经内膜管的完整性。可自行恢复，轴突以每日 1 ～ 2mm 速度向远端生长。Ⅲ度：包括轴突断裂，损伤的神经纤维远段出现 Wallerian 变性，神经内膜管遭到破坏致不完整，但神经束膜所受影响很小，所以神经束的连续性仍保持完整。有自行恢复的可能性，但由于神经内膜瘢痕化，恢复常不完全。Ⅳ度：神经束遭到严重破坏或发生广泛断裂，神经外膜亦受到破坏，神经束与神经外膜镶嵌在一起，两者无明显分界，但神经干的连续性保持完整。很少能自行恢复，需手术修复。Ⅴ度：整个神经干完全断裂，断裂两端完全分离，或仅以细小的纤维化组织形成瘢痕条索相连。需手术修复才能恢复。

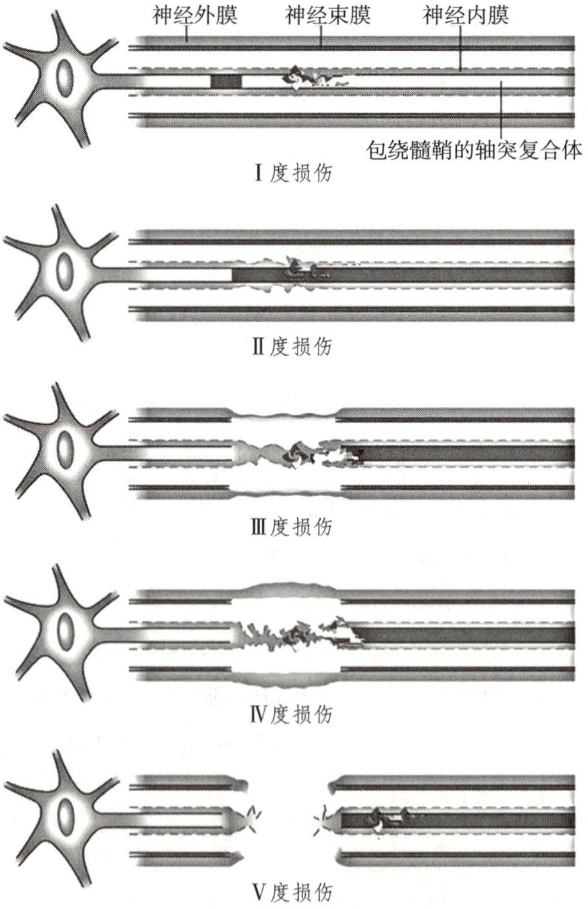

图 7–3　神经损伤示意图

5. 中医证候评定 可参考脊髓损伤章节，辨证施治。

【康复治疗】

周围神经损伤的总体处理原则：①用修复的方法治疗神经断裂。②用减压的方法解除压迫。③用药物、物理治疗促进神经生长。④用锻炼的方法恢复肢体功能。⑤用肌腱转移术重建功能。

1. 中药疗法

气滞血瘀证，宜活血化瘀、祛痹通络，选用身痛逐瘀汤加减；寒湿阻络证，宜散寒除湿、活血祛风、疏经通络，选用独活寄生汤加减；气血两虚证，宜益气养血、疏经通络，选用黄芪桂枝五物汤加减；脾肾两虚证，宜温补脾肾、通经活络，选用四君子汤合右归丸加减。

2. 针刺疗法

多取阿是穴、循经取穴，尤以手足阳明经穴位为主。

（1）臂丛神经损伤 主穴取缺盆、极泉、曲池、四渎和阳陵泉，配穴肩髃、肩贞、天宗、阳谷等。

（2）桡、尺神经损伤 主穴取大椎、肩贞、天宗。桡神经损伤加合谷、阳池、列缺、手三里、曲池；尺神经损伤加后溪、阳谷、支正、小海；正中神经损伤加外关透内关、三阳络、四渎等。

（3）坐骨神经损伤 取患侧 $L_3 \sim L_5$ 夹脊，足太阳膀胱经承扶、殷门、承筋、承山，足阳明胃经足三里、上巨虚、条口等。

（4）腓总神经损伤 取足三里、解溪、太冲，配以阳陵泉透阴陵泉、悬钟透三阴交。

3. 推拿疗法 强力的手法可使肌肉受到压迫，加重局部缺血，如遇局部血运不好，则可能会加重病情。因此，迟缓性麻痹应尽量减少手法操作时间，以穴位点按为主。

4. 物理治疗

（1）运动疗法

①保持肢体的功能位：急性期多选用石膏、特殊支具、外固定架或牵引固定，将麻痹的肢体固定于需要的位置。急性期过后，应及早转换肢体功能位，选择适宜的夹板或支具固定。

②被动运动 麻痹产生后应立即开始被动活动。如肿胀、疼痛及外伤急性症状和炎症反应明显者，在不影响外科治疗效果的基础上，应尽早从轻运动量开始被动活动，防止挛缩的发生。

③增强肌力训练：以提升肌力的爆发力和持久力为主。应在麻痹急性期肌力为 0 ～ 2 级时进行肌肉功能的再训练，加强肌肉运动的感觉训练。当肌力恢复到减重情况下，可做关节水平范围活动时，患者及应开始在协助下进行主动活动，应随时调整训练方法以配合肌力的恢复。肌力恢复到 3 级水平时，则应开始做克服重力的主动运动。肌力达到 4 级或 5 级时，可增加额外阻力训练，可通过徒手、滑车、重锤、重物阻力等方式实现。

（2）物理因子治疗

①电流电场法。

②脉冲电磁场法。

5. 作业治疗

在运动恢复的过程中，适当的作业性活动不仅能维持和改善肌肉的功能，而且还能改善患

NOTE

肢的血液运行、扩大关节的活动范围。应尽量选用需两侧肢体参加的作业内容，并且根据恢复程度逐渐增加患侧肢体的活动。训练的原则为先做被动运动，再做主动运动。常用作业内容包括砂纸上磨木块、线轴缠线、锯木、骑功率自行车等。

【注意事项】

1. 被动运动注意事项

（1）尽早开始。

（2）在无痛范围内进行。

（3）在正常 ROM 内进行，不能过度牵拉麻痹肌肉。

（4）运动速度要慢。

（5）周围神经和肌腱缝合术后，要在充分固定后进行。

2. 作业疗法注意事项

（1）根据功能障碍的部位及程度、肌力和耐力的检测结果，进行有关的作业治疗，比如：ADL 训练、编织、打字、木工、雕刻、缝纫、刺绣、泥塑、修理仪器、文艺和娱乐活动等。

（2）治疗中不断增加训练的难度与时间，以增强肌肉的灵活性和耐力。

（3）防止由于感觉障碍而引起机械摩擦性损伤。

复习思考题

1. 周围神经损伤 Sunderland 分型是什么？
2. 周围神经损伤康复要点是什么？
3. 简述周围神经损伤后被动运动时的注意事项。

第三篇　脱位中医康复

脱位病，即构成关节的骨端关节面脱离正常位置，从而引起关节功能障碍的疾病。关节脱位多发生在活动范围较大、活动较频繁的关节。在大关节脱位中，以肩关节为最多，其次为肘关节、髋关节及颞颌关节。历代有脱臼、出臼、脱骱、脱髎、骨错等多种称谓。晋代葛洪《肘后救卒方》记载了颞颌关节脱位。唐代蔺道人《仙授理伤续断秘方》首次描述了髋关节脱位，将其分为“从档内出”（前脱位）和“从臀上出”（后脱位）两种类型，利用手牵足蹬法进行复位，并介绍了“肩甲骨出”（肩关节脱位）的椅背复位法。元代危亦林《世医得效方》提出：“凡脚手各有六出臼”，还详细描述了“整顿”（整复）手法，说明了中医学对脱位及其治疗方法早就积累了丰富的经验。

第八章　上肢关节脱位康复

第一节　肩关节脱位

【概述】

肩关节脱位，亦称肩肱关节脱位，古称“肩胛骨出”“肩膊骨出臼”或“肩骨脱臼”。肩肱关节由肱骨头及肩胛盂构成，肩胛盂小且浅，只占肱骨头关节面的 1/4 ～ 1/3，而肩关节囊松弛薄弱，前方尤为明显。这种结构为增大肩关节的活动度提供了良好的条件，但对关节的稳定则是不利因素。维持关节稳定的另一因素是肌肉的作用，如若肩部的主要肌肉麻痹或部分肌肉受损伤、肌力下降，可破坏关节的相对稳定性而致关节脱位。肩关节是全身关节脱位中最常见的部位之一，好发于 20 ～ 50 岁的男性。

肩关节的稳定通过喙肩韧带、喙肱韧带、盂肱韧带和周围的肌肉肌腱增强。肩关节有丰富的滑膜囊，其中肩峰下滑膜囊在临床上意义最大，此滑膜囊紧密地连于肱骨大结节和肌腱袖的上外侧，其顶部与肩峰和喙肩韧带下面相接。肩部周围的肌肉有内外两层，外层为三角肌和大圆肌，内层为肌腱袖；肩峰下囊介于两层之间，以保证肱骨大结节顺利地通过肩峰下进行外展活动。肩关节脱位的主要病理改变是关节囊撕裂和肱骨头移位。

肩关节脱位根据脱位的时间长短和脱位次数的多少，可分为新鲜性、陈旧性和习惯性脱位；根据脱位后肱骨头所在的位置，又可分为前脱位、后脱位两种，前脱位又可分为盂下、喙突下、锁骨下及胸腔内脱位，其中以喙突下脱位最多见，后脱位极少见。

【康复要点】

1. 肩关节脱位的康复目标主要是减轻关节疼痛，减少肩关节周围炎的发生。

2. 新鲜脱位复位困难，切不可粗暴操作，以免造成骨折。

3. 解除外固定后，严格按照康复要求逐步做肩关节的各方向主动活动锻炼，不要过早参加剧烈活动，以免复发。

【康复评定】

1. 症状　肩关节疼痛，主动外展、内外旋转受限，后期可见肌肉萎缩。

2. 体征　搭肩试验（Dugas 征）及直尺试验阳性，伤臂弹性固定于肩关节外展 20°～ 30°位。肩关节局部压痛，早期伴骨折，可触及骨擦音。

3. 中医辨证　根据脱位三期辨证，分为早期、中期和后期。早期关节肿胀严重，疼痛明显，外展、内外旋转活动受限；中后期肿胀消退，疼痛减轻，关节主动运动功能活动受限，肌肉有不同程度的萎缩。

4. 评定内容

（1）疼痛评定　常用疼痛评定方法有视觉模拟评分法（VAS）、数字疼痛评分法、麦吉尔（McGl）疼痛调查表等。

（2）肩关节功能评定（Constant–Murley 肩关节功能评分）　肩部骨折脱位伴随其整个疾病发展过程的就是肩关节的运动受限和障碍，早期因骨折脱位引起疼痛而不敢活动，后期因长时间固定造成肩关节周围韧带及软组织的挛缩及纤维化形成，导致肩关节功能障碍或因肩部肌肉萎缩而使肩关节功能部分丧失，通过关节活动度测量，可以了解当前活动度指数及功能丧失的情况，为以后康复治疗、功能恢复的程度提供一个可靠的依据（表 8–1）。

表 8–1　肩关节 Constant 评分表

评分项目	分值（分）	评分项目	分值（分）
A 疼痛（15 分）		外展（°）（10 分）	
无	15	0°～ 30°	0
轻度	10	31°～ 60°	2
中度	5	61°～ 90°	4
重度	0	91°～ 120°	6
B 日常生活活动（20 分）		121°～ 150°	8
活动水平（10 分）		151°～ 180°	10

续表

评分项目	分值（分）	评分项目	分值（分）
工作限制		外旋（10分）	
无受限	4	手放于头后肘可向前	2
中度受限	2	手放于头后肘可向后	4
重度受限	0	手放于头顶肘可向前	6
娱乐限制		手放于头顶肘可向后	8
无受限	4	手可完全举过头顶	10
中度受限	2	内旋（10分）	
重度受限	0	手背可到大腿	0
睡眠影响		手背可到臀部	2
无影响	2	手背可到腰骶关节	4
偶尔影响	1	手背可到腰（第三腰椎）	6
经常影响	0	手背可到第十二胸椎	8
		手背可到肩胛间区	10
无痛活动到达位置（10分）		D 肌力评分（外展肌力）	25
腰际	2		
剑突	4		
颈	6		
头颈	8		
头上	10		
C 主动活动范围（40分）		低于70分应该立即就医	
前举（10分）			
0°～30°	0		
31°～60°	2		
61°～90°	4		
91°～120°	6		
121°～150°	8		
151°～180°	10	总分（100）	

（3）*肩关节活动度评定*　量角器检查，以肩关节前屈、后伸为例，采取直立坐位或站立位，肩关节放松，上臂自然下垂，肘关节伸直，将量角器的轴心置于肩峰处，固定臂与腋中线平行，移动臂与肱骨纵轴平行，嘱其主动将上肢缓慢前屈和后伸，将此活动范围记录登记，然后进行被动关节活动度测量并记录活动范围，同时测量其他运动方向包括内收、外展、内旋和外旋。正常肩关节的屈曲活动范围见表8-2。以此来评价关节活动范围受限是肌肉方面的原因还是关节本身所造成的。被动关节活动度的测量主要是检测关节的活动度，必要时需进行左右肩关节

NOTE

活动度的对比检测。

表 8–2 肩关节正常活动范围

活动方向	正常活动范围	活动方向	正常活动范围
前屈	0°～180°	内旋	0°～90°
后伸	0°～50°	外旋	0°～90°
外展	0°～180°	水平外展	0°～90°
水平内收	0°～45°		

（4）肌力评定　徒手肌力检查不借助任何器材，检查时要求受检者在特定的体位下，分别在减重力、抗重力和抗阻力的条件下完成标准动作。测试者通过触摸肌腹、观察克服阻力的能力及关节活动程度，来判定肌肉的收缩力量。

【康复治疗】

1. 中药疗法

（1）中药内服　新鲜脱位，早期宜活血祛瘀、消肿止痛，内服可选用肢伤一方、活血止痛汤等，外敷活血散或消肿止痛膏；中期肿痛减轻，宜舒筋活血、强壮筋骨，可选用内服壮筋养血汤、补肾壮筋汤等，外敷舒筋活络膏；后期体质虚弱者，可内服八珍汤、补中益气汤等。

（2）中药外用　外洗方可选用苏木煎、上肢损伤洗方等，煎水熏洗患处，促进肩关节功能的恢复。习惯性脱位，应着重补肝肾、壮筋骨，内服可选用补肾壮筋汤、健步虎潜丸等。对有骨折者，按骨折三期辨证用药；有合并神经损伤者，应加强祛风通络，用地龙、僵蚕、全蝎等；有合并血管损伤者，应加强活血祛瘀通络，可合用当归四逆汤加减。

2. 针灸疗法　常用毫针刺法，取穴为肩髎、肩井、肩贞、肩外俞、巨骨、天宗、曲池、阿是穴、条口透承山等，采用平补平泻或泻法，可结合灸法或用温针灸每日 1 次，10 次为 1 个疗程。

3. 推拿疗法　常用手法有推、揉、提、捏、拿、弹拨、抖、搓、扳、点按等。

（1）在早期宜采用轻手法，可用提捏拿肩周肌肉、点揉肩周穴位等方法，目的是改善患肢血液、淋巴循环，消除水肿，缓解疼痛，保持肩关节活动功能，待疼痛减轻可增加主动运动。

（2）在粘连期或中末期，可采用稍重的推拿手法，主要目的是缓解疼痛、松解粘连、增加关节活动度。患者取坐位或卧位，术者用提、捏、拿、揉等手法放松三角肌、胸肌、冈上肌、冈下肌、斜方肌、大小圆肌等肩周肌肉，用拇指、示指、中指三指对握三角肌束，做垂直于肌纤维走行方向拨动 5 ～ 6 次，再拨动痛点附近的冈上肌、胸肌各 5 ～ 6 次，然后按摩肩前、肩后、肩外侧，点揉肩、肩髎、肩贞、肩井、秉风、天宗、臂臑、曲池、手三里、合谷等穴位；继之术者一手握住肩部，一手握患者手腕部，做牵拉、抖动、旋转活动；最后帮助患者做外展、上举、内收、前屈、后伸、内旋、外旋等动作。施以上述手法时会引起不同程度的疼痛，要注意力度以患者能耐受为宜。每日或隔日治疗 1 次，10 次为 1 个疗程。

4. 运动疗法　固定后即鼓励患者做手腕及手指练功活动，新鲜脱位 1 周后去绷带，保留三角巾悬吊前臂，开始练习肩关节前屈、后伸活动；2 周后去除三角巾，逐渐开始做关节各个方向主动练功锻炼，如左右开弓、双手托天、手拉滑车、手指爬墙等。

（1）第一阶段　复位术后 1 ～ 3 周。①肩周肌等长收缩。②肘关节主动伸曲。此阶段旨在消除疼痛，减轻肌萎缩和炎症反应，避免肘关节出现失用性关节僵硬，上臂肌肉收缩的泵作用还能促进静脉回流，消除肩部肿胀。

（2）第二阶段　复位术后 4 ～ 6 周。① 90°范围内被动前屈至主动前屈：被动前屈由护士指导患者家属进行，双手分别扶住患者的肘关节和手部，活动过程中注意动作轻柔缓慢，循序渐进。主动前屈由患者自行完成，动作应轻柔缓慢，循序渐进。② 90°范围内被动外展至主动外展。③主动后伸。可教会患者家属帮助患者行被动锻炼，或教患者行爬墙练习，即肘部伸直，用手指沿着墙壁或门框尽量向上攀，维持 10 秒，每天做 3 遍。

（3）第三阶段　复位术后 7 ～ 12 周。①主动前屈超过 90°。②主动外展超过 90°。③主动后伸。④主动内收。⑤逐步进行外旋活动。教患者选择一些对肩关节有益的全身运动，如游泳、网球、跳绳等。

【注意事项】

脱位复位后，应制动 2 ～ 3 周，并按一定康复要求进行功能锻炼，不要过早参加剧烈活动，6 周内禁止做强力外旋动作。制动期间可行肘、腕、手的功能锻炼，以及上肢肌肉的舒缩活动。去除固定后，开始肩关节功能锻炼，并配合针灸、推拿、理疗，以防肩关节软组织粘连和挛缩。

第二节　肘关节脱位

【概述】

肘关节脱位占全身大关节脱位的第一位，其发病率占全身四大关节脱位的 50%左右。肘关节又名“曲脷骱”。《伤科补要·曲脷骱》说：“肘骨者，胳膊中节上下支骨交接处也。俗名鹅鼻骨，上接臑骨，其骱名曲脷。”本病多发生于青壮年，儿童与老年人少见。

肘关节脱位根据上尺桡关节与肱骨远端所处的位置可分为后脱位、前脱位、侧方脱位、分裂型脱位及骨折脱位，其中后脱位最为常见，分裂型脱位很少见。按发病时间至整复时间，可分为新鲜及陈旧脱位。

【康复要点】

1. 康复治疗尽快减轻局部肿胀、疼痛，促进肘关节囊的修复。

2. 固定期间应练习肩、腕及手指活动；单纯肘关节脱位复位 3 周后，开始屈伸肘关节锻炼；合并有骨折的肘关节脱位复位 4 周后，视骨折愈合情况，可适当活动肘关节。

3. 肘关节以自主活动为主，最大限度地恢复肘关节的功能，禁忌粗暴的被动牵拉活动，防止肘关节创伤性骨关节炎的发生。

【康复评定】

1. 症状　肘部肿胀、疼痛、畸形，屈伸功能障碍。

2. 体征　后脱位时，肘关节呈弹性固定于 120°～ 140°的半屈曲位，呈“靴状畸形”位，肘窝前饱满，肘后三角关系发生变化，前臂的掌侧明显缩短，关节的前径增宽，左右径正常。前脱位时，肘关节过伸，屈曲受限，肘窝部隆起，可触及脱出的尺、桡骨上端，与健侧对比，前臂掌侧较健肢明显变长。

3. 中医辨证　根据脱位三期辨证，分为早期、中期和后期。早期关节肿胀严重，疼痛明显，外展、内外旋转活动受限；中后期肿胀消退，疼痛减轻，关节主动运动功能活动受限，肌肉有不同程度的萎缩。

4. 评定内容

（1）疼痛评定　常用疼痛评定方法有视觉模拟评分法（VAS）、数字疼痛评分法、麦吉尔（McGl）疼痛调查表等。

（2）肘关节功能评定　采用 Mayo 肘关节功能评分标准（MEPS）评定法，主要从疼痛、运动功能、关节稳定性和日常活动方面进行评分。90 分以上为优，75 ～ 89 分为良，60 ～ 74 分为中，小于 60 分为差，见表 8–3。

表 8–3　Mayo 肘关节功能评分标准（MEPS）

功能评价内容	得分（分）
疼痛（45 分）	
无疼痛	45
轻度疼痛：偶尔疼痛	30
中度疼痛：偶尔疼痛，需服止痛药，活动受限	15
重度疼痛：丧失活动能力	0
运动功能（20 分）	
运动弧在 100°以上	20
运动弧在 50°～ 100°	15
运动弧在 50°以下	5
稳定性（10 分）	
稳定：没有明显的内翻外翻不稳	10
中度不稳：内外翻不稳＜ 10°	5
明显不稳：内外翻不稳＞ 10°	0
日常活动（25 分）	
梳头	5
吃饭	5
个人卫生	5

NOTE

续表

功能评价内容	得分（分）
穿衬衣	5
穿鞋	5
最高得分	100
优＝90 分以上，良＝75～89 分，中＝60～74 分，差＝小于 60 分	

（3）肘关节活动度评定　见表 4-2。

（4）肌力评定　徒手肌力检查不借助任何器材，检查时要求受检者在特定的体位下，分别在减重力、抗重力和抗阻力的条件下完成标准动作。测试者通过触摸肌腹、观察克服阻力的能力及关节活动程度，来判定肌肉的收缩力量。详见第一章第二节。

【康复治疗】

1. 中药疗法

（1）中药内服　新鲜脱位，早期宜活血祛瘀、消肿止痛，内服可选用活血止痛汤等，外敷活血散或消肿止痛膏；中期肿痛减轻，宜舒筋活血、强壮筋骨，可选用内服壮筋养血汤、补肾壮筋汤等，外敷舒筋活络膏；后期体质虚弱者，可内服八珍汤、补中益气汤等。

（2）中药外用　外洗方可选用苏木煎、上肢损伤洗方等，煎水熏洗患处，促进肘关节功能的恢复。习惯性脱位，应着重补肝肾、壮筋骨，内服可选用补肾壮筋汤、健步虎潜丸等。对有骨折者，按骨折三期辨证用药；有合并神经损伤者，应加强祛风通络，用地龙、僵蚕、全蝎等；有合并血管损伤者，应加强活血祛瘀通络，可合用当归四逆汤加减。

2. 针灸疗法　常用毫针刺法，取穴为天井、小海、肘髎、尺泽、曲泽、少海等，采用平补平泻或泻法，可结合灸法或用温针灸每日 1 次，10 次为 1 个疗程。

3. 推拿疗法　按揉腧穴镇痛法：患者坐于靠背椅。医者用拇指依次按压伤侧的天鼎、缺盆、中府、极泉穴各半分钟。

（1）摩法　患肢旋前位及旋后位分别按摩，操作者一手握腕部，一手拇指由前臂中部向上臂中部按摩，每日 10 次为 1 个疗程。

（2）揉法　患肢旋前位及旋后位分别按揉 3 分钟，操作者拇指由前臂中部向上臂中部按揉。

（3）按法　依次按压曲池、尺泽、小海、少海、天井穴，每穴位按压 1 分钟后，以感到酸胀感为宜，再握肘顺时针、逆时针旋转肘关节各 1 分钟，滑润关节。

（4）松解粘连　患者旋后位，肘后垫矮枕，被动过伸压肘 2～3 分钟。

（5）摇摆肘关节　一手拇示指固定内外髁，一手握腕部，顺时针摇摆肘关节 3 分钟，逆时针摇摆肘关节 3 分钟。

4. 运动疗法

（1）第一阶段　功能锻炼鼓励患者早期活动肩、腕及手指各关节。解除固后，练习肘部伸、屈及前臂旋转主动活动，严禁强力扳拉防止关节周围软组织发生损伤性骨化。每天分时段进行锻炼。

NOTE

（2）第二阶段　于患者病程 2 ～ 3 周时，嘱其逐步进行肘关节屈、伸及前臂旋前、旋后等主动运动。

（3）第三阶段　当病程为 3 ～ 6 周时，由于此时患者肘关节经长时间制动，其前臂及上臂肌肉均有不同程度萎缩、肌力下降等，该时期治疗除了增加肘关节的生理活动范围外，还应重视增强患者肌肉力量的训练。肌力训练又以患者主动运动及抗阻运动为主。当进行抗阻运动时，先采用徒手抗阻力方式进行，力量要轻柔，待患者适应后，再采用上肢关节活动器、肘关节活动器、腕关节活动器及哑铃等进行锻炼。

（4）第四阶段　对于病程 6 周以上的患者，除上述治疗外，还要及时加入日常生活活动能力（ADL）训练，如旋转门手柄、拧手巾等，并鼓励患者在日常生活中尽量使用患侧肢体。

上述治疗每日训练强度以患者有轻度疲劳感，经 12 小时休息后疲劳程度减轻，不引起关节肿胀及疼痛为度。

【注意事项】

肘关节脱位后，血肿极易纤维化或骨化，产生肘关节僵硬或骨化性肌炎，故脱位整复后，应鼓励患者尽早主动锻炼肘关节活动，避免粘连。但必须禁止肘关节的粗暴被动活动，功能锻炼应该循序渐进，以免增加新的损伤，加大血肿，产生骨化性肌炎。

复习思考题

1. 肘关节的康复评定内容包括哪些？
2. 肘关节的运动疗法中，如何进行抗阻力运动？

第九章　下肢关节脱位康复

第一节　髋关节脱位

【概述】

髋关节是结构相对稳定的关节，一般均由强大的暴力造成髋关节脱位，故患者多为活动力强的青壮年男性。髋关节由髋臼和股骨头组成。髋臼位于髋骨外侧中部，朝向前外下方。髋臼下缘之缺口，由位于髋臼切迹之间的横韧带弥补，使之成为完整的球窝，通过髋臼切迹与横韧带之间的小孔，股骨头圆韧带动脉进入股骨头。髋臼及横韧带四周镶以一圈关节盂缘软骨，借以增加髋臼深度。股骨头呈球状，其 2/3 纳入髋臼内。此外，关节囊及周围韧带、肌肉对髋关节的稳定亦起重要作用。

髋关节脱位多因车祸、塌方、高处坠落等强大暴力造成。直接暴力和间接暴力均可引起脱位，以间接暴力多见，发生脱位时软组织损伤亦较严重，且往往合并其他部位多发损伤。

【康复要点】

1. 整复脱位的髋关节。
2. 恢复髋关节周围肌群肌力及髋关节运动功能。
3. 预防髋关节创伤性关节炎、股骨头坏死及神经血管损伤等并发症。

【康复评定】

1. 症状　髋关节疼痛，髋关节主动活动丧失，后期周围软组织挛缩。

2. 体征　髋关节局部疼痛，根据脱位类型出现“粘膝征”阳性或阴性，合并股骨骨折、骨盆骨折患者，可触及骨擦感。

3. 评定内容

（1）疼痛评定　疼痛评定常用疼痛评定方法有视觉模拟评分法（VAS）、数字疼痛评分法等。

（2）肿胀的评估　髋关节脱位处肿胀严重，取双侧肢体对称位置，观察肿胀程度。

（3）运动感觉功能评估　髋关节功能受限和障碍，早期因脱位引起疼痛，出现保护性痉挛，后期因复位后长时间固定造成髋关节周围韧带及软组织的挛缩，导致关节僵硬；或因出现股骨头缺血性坏死、创伤性关节炎等晚期并发症使得髋关节活动受限。通过关节活动度测量，为以后康复治疗、恢复功能提供可靠依据。

（4）脱位整复难易度及预后情况评定　通过询问病史、体格检查、研读X线片或CT、MRI等手段，对脱位整复难易程度及预后情况进行评估。对有无血管神经损伤及创伤性关节炎、股骨头坏死等并发症进行准确及时的评估。

（5）髋关节活动度检查　以髋关节伸直，髌骨向前为中立位，嘱其主动将髋部屈曲、后伸、外展、内收、内旋、外旋，将此活动范围登记记录，然后进行被动关节活动度测量并记录。必要时需进行双侧活动度对比检测。

（6）髋关节功能评定　髋关节脱位后可引起髋关节创伤性关节炎、股骨头坏死等并发症，髋关节功能评定可参照Harris评分表（表15-1）。

（7）髋关节功能评定　检查时要求受检者在特定的体位下，分别在减重力、抗重力和抗阻力的条件下完成标准动作。检查者通过触摸肌腹、观察克服阻力的能力及关节活动程度等，来判定肌肉的收缩力量。检查者必要时可先做示范动作，对于小儿及不能合作的患者应耐心反复地进行检查。

【康复治疗】

1. 髋关节脱位手法复位术后康复治疗

髋关节脱位整复后即可在牵引制动下，行股四头肌及踝关节锻炼。解除固定后，可先在床上做屈髋、屈膝、内收、外展和内、外旋锻炼，以后逐步做扶拐不负重锻炼。3个月后，做X线摄片及MRI检查，必要时可行髋关节血管造影，查见股骨头血供良好，方可逐渐拄拐下地行走。中心性脱位，关节面因有破坏，床上练习可适当提早，而负重锻炼则应相对推迟，以减少创伤性关节炎及股骨头缺血性坏死发生的可能性。

（1）第一阶段（术后1～4周）①复位后，可采用皮肤牵引或骨牵引固定，患肢两侧置沙袋防止内、外旋，牵引重量5～7kg。通常牵引3～4周，中心性脱位牵引6～8周，要待髋臼骨折愈合后才可考虑解除牵引。②合并同侧股骨干骨折者，一般以股骨髁上骨牵引，牵引时主要考虑股骨干骨折的部位及移位方向，时间及注意事项与股骨干骨折相同。患肢置于屈膝屈髋30°位，患肢不负重，不活动髋关节，可行踝关节背伸、屈曲运动；肌肉力量：行股四头肌、小腿三头肌及踝背伸肌等长收缩训练。

（2）第二阶段（术后5～12周）①在床上主动屈伸髋关节，逐渐增加运动幅度，行患肢外展、坐起、躺下等主动练习，并行股四头肌、小腿三头肌及踝背伸肌等长收缩训练，条件具备后拄拐离床功能锻炼。②下床时患肢先移至健侧床边，健侧腿先离床，并使脚着地，患肢外展、屈，由他人协助抬起上身使患腿离床并使脚着地，每次站立5～10分钟，每天2～3次，时间可逐渐延长。

（3）第三阶段（术后3个月～1年）①逐渐增加拄拐负重行走时间，适量行抗阻力训练。②增加髋关节活动度训练，以前屈、后伸、外展、内收为主。

（4）第四阶段（术后1年以上）①各肌群的渐进抗阻训练，直到与健侧相比无区别。②本体感觉训练：在平衡垫上进行，慢慢由睁眼到闭眼。③患肢下蹲，达到缓慢控制的程度。

2. 髋关节脱位切开复位后康复治疗

对于陈旧性骨折手法复位困难、脱位合并髋臼骨折出现关节不稳等情况时，可行手术切开复位整复髋关节脱位。通过康复治疗可以巩固手术效果，改善和恢复关节功能，加快周围软组织损伤的修复，防止肌肉萎缩，以及减少创伤性关节炎及股骨头坏死等并发症发生的可能性。

术后 48 小时换药，拔除引流管，10 ～ 14 天拆线。持续骨牵引 3 ～ 4 周，中心性脱位牵引 6 ～ 8 周。治疗阶段参考髋关节脱位手法复位术后相关内容。

3. 髋关节并发症的康复

（1）肿胀的早期康复治疗

1）中药内服　损伤早期，以活血化瘀为主。患处肿胀、疼痛较甚，方选活血舒肝汤；腹胀、大便秘结、口干舌燥苔黄者，宜加通腑泄热药如厚朴、枳实、芒硝等。中期理气活血、调理脾胃，兼补肝肾，以四物汤加续断、五加皮、牛膝、陈皮、茯苓等。后期补气血、养肝肾、壮筋骨、利关节，方选健步虎潜丸或六味地黄丸。

2）中药外用　早期可敷消肿散，后期以海桐皮汤或下肢损伤洗方熏洗。

3）推拿治疗　早期可用轻手法，以舒筋活血为原则，改善患肢末梢血运，消肿止痛，防止软组织粘连，维持关节动度。

4）物理治疗　利用电疗、热疗、光疗等现代康复技术，提高局部新陈代谢，促进组织水肿与血肿消散，起到减少术后粘连等作用。

（2）髋关节软组织粘连、肌肉挛缩，功能受限

1）针灸治疗　常用取穴为髋关节周围阿是穴、合谷、关元、三阴交、至阳、血海、梁丘、足三里、阳陵泉、犊鼻、环跳、承山、昆仑、阴廉、委中、承扶、悬钟等，可结合灸法或用电针，每日 1 次，2 周为 1 个疗程。

2）推拿治疗　可让患者取仰卧位，在患侧臀部用柔和的手法，重点在髋关节，同时配合髋关节的内收、外展及旋转活动，在大转子的内下方用轻快的弹拨法。再嘱患者屈髋屈膝，在患侧腹股沟中点内下方先用轻柔的按揉法治疗，随后改为轻快的弹拨法。随后在大腿内侧行轻柔的㨰法沿内收肌往返治疗，最后取侧卧位，患肢在上，屈曲髋、膝关节，在髋部及腰骶部用擦法，以透热为度。

3）现代康复方法　①运动疗法：以髋关节功能训练为主，通过功能锻炼和被动手法治疗改善髋关节功能。整复后即可在牵引制动下，行股四头肌及踝关节锻炼。解除固定后，可先在床上做屈髋、屈膝、内收、外展和内、外旋锻炼，以后逐步做扶拐不负重锻炼。②物理因子疗法：见肿胀的早期治疗。

（3）髋关节创伤性关节炎

普遍先行保守治疗，如针灸、推拿、物理治疗，如无效可做髋关节镜或关节置换术。康复方法参照股骨颈骨折手术后康复相关内容。

（4）股骨头坏死

根据股骨头坏死分期（0 ～Ⅳ期）进行系统治疗，Ⅰ、Ⅱ期患者应限制负重，或使用牵引疗法降低关节内压力，可运用推拿手法，改善髋关节周围软组织血运、缓解肌肉痉挛、增加关节活动度。

【注意事项】

股骨头缺血性坏死是髋关节脱位常见的晚期并发症。早期复位是预防股骨头坏死的最有效方法。髋关节脱位患者一般 2 ～ 3 个月内患肢不允许完全负重，以免缺血的股骨头受压而塌陷，复位后每两个月摄片 1 次，约 1 年以上证明股骨头血运良好，方可逐渐离拐，恢复正常活动。

第二节 膝关节脱位

【概述】

膝关节是人体最大、结构最复杂的关节，由股骨远端、胫骨近端和髌骨构成，属屈戌关节。膝关节囊、内外侧副韧带、前后十字交叉韧带、半月板等连同周围的韧带和肌肉，共同保持了其稳定性。腘动脉主干位于腘窝深部，紧贴股骨下段、胫骨上段，位于关节囊与腘肌筋膜之后。腓总神经在腘窝上外侧沿股二头肌腱内缘下行，之后越过腓肠肌外侧头后面，走行于股二头肌腱和腓肠肌腱之间，在此处贴近膝关节囊；并向下沿腓骨头后面绕过其下之颈部，向前内穿过腓骨长肌起点，分为深浅两支。

膝关节脱位比较少见，好发于青壮年，因膝关节内外有坚强的韧带结构维护其稳定性，只有在遭受强大暴力造成脱位时，才会并发韧带、半月板损伤，而且可发生骨折乃至神经、血管的损伤。

膝关节脱位由强大的直接暴力或间接暴力引起，以直接暴力居多。膝关节完全脱位时，常造成关节周围软组织的严重撕裂和牵拉伤，并可使肌腱及韧带附着的骨骼如胫骨结节、胫骨棘及胫、股骨髁撕脱或挤压骨折。因膝关节位置表浅，脱位可为开放性。前、后脱位常伴有腘动、静脉损伤。若不及时处理，则可导致肢体坏死而截肢。内侧严重脱位引起的腓总神经损伤，多数是广泛被撕裂而造成永久性病变。

【康复要点】

1. 整复脱位的膝关节。
2. 恢复膝关节周围肌群肌力及膝关节运动功能。
3. 预防膝关节创伤性关节炎、半月板损伤及神经血管损伤等并发症的发生。

【康复评定】

1. 症状 膝关节疼痛、肿胀，关节活动度减少或消失。

2. 体征 膝关节畸形及弹性固定，常有下肢短缩畸形。

3. 评定内容

（1）疼痛评定 常用疼痛评定方法有视觉模拟评分法（VAS）、数字疼痛评分法等。

（2）肿胀的评估　脱位处肿胀严重，两侧肢体要对称位置观察肿胀程度。

（3）运动感觉功能评估　因完全脱位出现明显畸形，常出现下肢短缩；合并前后交叉韧带断裂时，抽屉试验呈阳性；合并内、外侧副韧带断裂时，侧向试验呈阳性；出现小腿与足趾苍白、发凉或膝部发绀、腘窝部血肿、足背动脉和胫后动脉搏动消失，表示腘动脉损伤可能；出现胫前肌麻痹，小腿与足背前外侧皮肤感觉减弱或消失，提示腓总神经损伤。

（4）脱位整复难易度及预后情况评定　通过询问病史、体格检查、研读X线片或CT、MRI等手段，对脱位整复难易度情况进行评估，手法复位难度大时，应及时行手术切开探查复位，对有无韧带、肌腱、关节囊嵌顿，有无血管神经损伤进行准确及时的评估。

（5）膝关节活动度评定　以膝关节伸直、髌骨向前为中立位，嘱其主动将膝部屈曲、过伸、内旋、外旋，将此活动范围记录，然后进行被动关节活动度测量并记录。必要时需进行双侧活动度对比检测，可使用通用量角器或电子量角器进行测量。

（6）膝关节功能评定　根据患者膝部疼痛、关节活动度、主动伸展受限、内外翻畸形、步行能力及日常动作6个方面进行综合评定，总分为100分（表5-2）。也可以通过以下量表评定膝关节功能及稳定性。

1）Lysholm量表　从疼痛、不稳定、交锁、肿胀、跛行、爬楼梯、下蹲、支撑8个方面进行评价。

2）KOOS评分　包含膝关节评估及膝关节韧带检查，从疼痛、运动水平及日常活动能力进行评价。

3）JKOM评估表　根据亚洲人的生理特点、生活方式、环境特征制定，从疼痛、僵硬、生活状态等方面进行评价。

（7）肌力评定　通过触摸肌腹、观察克服阻力的能力及关节活动程度等，来判定肌肉的收缩力量。

1）抗阻训练（resistance training）　可以针对性加强特定肌肉的力量，包括等长、等张和等速肌力训练。典型动作包括踝负重下等张膝伸展和屈曲训练、下蹲和爬梯训练，以及仰卧位膝关节伸展时等长股四头肌收缩训练。

2）徒手肌力评定（manual muscle testing）　根据受检者肌肉或肌群的功能，让患者处于不同的受检位置，让患者在减重、抗重力或抗阻力的状态下做一定的动作，并使动作达到最大的活动范围。

3）等速肌力评定　使用等速肌力测定仪，在预定角速度下，测定特定部位肌群相关参数。

【康复治疗】

1.膝关节脱位手法复位术后康复治疗　膝关节脱位属于急症，确诊后需立即在充分的麻醉下行手法复位。

（1）第一阶段（术后1～4周）　①早期复位，膝关节加压包扎，用长腿石膏托或夹板固定膝关节屈曲20°～30°位，6～8周。禁止伸直位固定，以免加重血管、神经损伤。②固定制动后即可鼓励患者行股四头肌收缩及踝、趾关节屈伸功能锻炼。

（2）第二阶段（术后5～8周）　①继续在床上主动行股四头肌收缩及踝、趾关节屈伸功能锻炼。②在固定支撑保护下，下床拄拐行不负重步行锻炼。

（3）第三阶段（术后9周以上） ①逐渐增加拄拐负重行走时间，适量行抗阻力训练，测定股四头肌肌力是否恢复正常。②增加膝关节活动度训练，以屈伸为主。

2. 膝关节脱位手术治疗后康复 因韧带、肌腱、关节囊嵌顿而手法复位失败的，需早期手术复位；合并血管、神经损伤在复位后未见恢复的需及时进行手术查探，发现血管、神经断裂应早期修补。

术后48小时换药，10～14天拆线。石膏托固定膝关节于屈曲位，治疗阶段参考膝关节脱位手法复位术后。

3. 膝关节脱位并发症的康复

（1）肿胀的早期康复治疗

1）中药内服 初期以活血化瘀、消肿止痛为主，方用桃红四物汤加牛膝、延胡索、川楝子、泽泻、茯苓或服用跌打丸等；中期宜用舒筋活络，用丹栀逍遥散加独活、牛膝、续断、木瓜等；后期可补肝肾、壮筋骨，宜选用补肾壮筋汤加续断、五加皮等。存在神经牵拉症状，中期可加全蝎、蜈蚣、白芍；后期选用黄芪桂枝五物汤加续断、牛膝、全蝎、僵蚕。

2）中药外用 脱位整复后，早期可外敷消肿止痛膏以消肿止痛；中期可用消肿活血汤外洗以活血舒筋；后期可用苏木煎熏洗以利关节。

（2）膝关节粘连、挛缩，功能受限

1）针灸治疗 常用的有普通针刺、火针、电针、温针灸、穴位注射等方法，取穴多用犊鼻、阳陵泉、血海、足三里、内膝眼、梁丘、阴陵泉、鹤顶、阿是穴、委中、三阴交、膝阳关、中脘、下脘、气海、关元等，治疗过程中可配合灸法，每日1次，2周为1个疗程。

2）推拿治疗 早期以活血祛瘀、消肿止痛为原则。先点按血海、阴陵泉、三阴交等穴位。然后在损伤局部及其上、下方施揉、摸、擦等法。新鲜损伤肿痛明显者手法宜轻，后期肿胀消退，手法可逐渐加重。

3）针刀治疗 适用于软组织粘连、挛缩，手术或创伤引起的后遗症，可恢复局部的组织平衡状态，有松解瘢痕、解除挛缩、疏通组织、改善循环、减张减压等作用。

4）现代康复方法 ①运动疗法：复位固定后，即可做股四头肌收缩及踝、趾关节屈伸。4～6周后，可在夹板固定下，做扶双拐不负重步行锻炼，8周后可解除外固定。先在床上练习膝关节屈伸，待股四头肌肌力恢复及膝关节屈伸活动等稳定以后，才可逐步负重行走。②物理疗法：利用药物离子导入法、热传导疗法、红外线、激光疗法等现代康复技术促进机体康复，减轻组织水肿，加快血肿消散，减少软组织粘连。

（3）膝关节创伤性关节炎 普遍先行保守治疗，如针灸、推拿、物理治疗，如无效可做膝关节镜探查或关节置换术。康复方法参照膝骨关节炎。

【注意事项】

不宜过早做膝关节屈伸活动，如有膝关节明显不稳，应继续延长固定时间，预防创伤性关节炎的发生。

NOTE

第三节　跖跗关节脱位

【概述】

跖跗关节又称 Lisfranc 关节，临床上把跖跗关节脱位又称为 Lisfranc 损伤。该疾病存在极轻微的发病可能性，也存在出现非常严重症状的可能性，有 20% 的病例 X 线片表现不明显，早期易被漏诊。跖跗关节解剖上可分为 3 部分（三柱系统）：内侧柱为内侧楔骨和第 1 跖骨；中柱为第 2、3 楔骨及第 2、3 跖骨；外侧柱为骰骨及第 4、5 跖骨。Lisfranc 韧带位于第 2 跖骨基底和内侧楔骨之间，强而有力，增加了第 2 跖骨基底与楔骨间凹槽的稳定性。

轻度的跖跗关节脱位多见于运动损伤，严重的跖跗关节脱位多见于高处坠落、重物砸伤足背及车祸等强大暴力。足部背侧韧带较足底侧韧带薄弱，因此跖跗关节脱位都向足背侧移位。直接暴力可以引起骨折和软组织损伤，间接暴力作用于足部跖屈位时，亦可以合并楔骨、骰骨和跖骨基底部骨折。足背动脉在第 1、2 跖骨间穿至足底，在发生跖跗关节脱位时要警惕可能合并的血管损伤。

【康复要点】

1. 整复脱位的跖跗关节。
2. 恢复足弓高度及维持跖跗关节稳定。
3. 预防腓深神经及足背动脉血管损伤等并发症的发生。

【康复评定】

1. 症状　损伤后前足或背部肿胀、疼痛、功能丧失，足部畸形呈弹性固定。

2. 体征　分离性脱位者，足部呈外旋、外展畸形，足宽度增大，足弓塌陷。开放性骨折脱位者软组织损伤严重，可有骨端外露或骨擦音，有血管损伤时前足变冷、苍白。

3. 中医辨证　根据脱位三期辨证：早期关节周围筋肉损伤，疼痛、肿胀严重，关节功能障碍；中期筋肉尚未修复，但肿胀消散，疼痛减轻；后期关节僵硬，活动受限，出现股骨头缺血性坏死或创伤性关节炎，不能长时间负重。

4. 评定内容

（1）疼痛评定　常用疼痛评定方法有视觉模拟评分法（VAS）。

（2）肿胀的评估　脱位处肿胀严重，取双侧对称位置观察肿胀程度。

（3）感觉功能评估　出现足下垂及足拇指下垂，无法背伸，提示腓深神经损伤；足趾苍白、发凉，足背动脉搏动消失，提示足背动脉损伤。

（4）脱位整复难易度及预后情况评定　通过采集病史、结合体格检查及患者诉求、研读 X 线片或 CT、MRI 等检查方法，对脱位整复难易度情况进行评估；对有无血管神经损伤进行准确及时的评估。

NOTE

（5）肢体功能检查　足部内外翻功能受限，早期因脱位引起疼痛，后期因复位后长时间固定造成跖跗关节周围韧带及软组织挛缩，导致关节僵硬；通过关节活动度测量，为以后康复治疗、恢复功能提供可靠依据。

（6）关节活动度检查　使足外缘与小腿呈 90°，无内外翻，嘱其主动将足部屈曲、背伸、内翻、外翻，将此活动范围登记记录，然后进行被动关节活动度测量并记录。必要时需进行双侧活动度对比检测。

（7）踝 – 后足评分系统（american orthopedic foot and ankle society，AOFAS）　其中评分≥ 90 分为优，80 ～ 89 分为良，70 ～ 79 分为可，＜ 70 分为差。

【康复治疗】

1. 跖跗关节脱位手法复位术后康复治疗　适用于跖跗关节韧带损伤Ⅰ期患者，跖跗关节稳定，足弓高度未丢失，石膏托连脚踝固定于踝关节背伸 90°中立位。固定后早期主动行足趾活动，逐渐增加运动幅度。

（1）第一阶段（术后 1 ～ 4 周）　①复位后，必须做有效的固定。②采用一直角足底后腿托板，连脚固定踝关节背伸 90°中立位。足弓处加厚棉垫托顶，以维持足弓；在足背处或足两侧脱出跖骨头处加压力垫，然后上面加一大小与足背相等的弧形纸板，用绷带加压将纸板连足底托板一并包扎固定 3 ～ 4 周。③小腿石膏管型制动，但在足背及足外侧缘应仔细塑型加压，1 周后须更换石膏，其后如有松动应再次更换以维持复位的稳定。固定 8 ～ 10 周后去除。此阶段可在足趾引导下进行胫后肌腱、腓骨肌腱力量训练。

（2）第二阶段（术后 5 ～ 12 周）　在床上主动行足趾活动，逐渐增加运动幅度，另行股四头肌、小腿三头肌及踝背伸肌等长收缩训练。

（3）第三阶段（术后 3 个月～ 1 年）　①拄拐负重行走，适量行抗阻力训练。②增加跖跗关节活动度训练，以跖屈、背伸、内翻、外翻为主。

（4）第四阶段（术后 1 年以上）　①各肌群的渐进抗阻训练，直到与健侧相比无区别。②患肢下蹲，达到缓慢控制的程度。

2. 跖跗关节手术治疗后康复　适用于跖跗关节韧带损伤Ⅱ、Ⅲ期患者，尽量在闭合复位下使用经皮螺钉进行内固定，避免因切开复位带来的二次损伤。术后 48 小时换药，10 ～ 14 天拆线。石膏托固定踝关节于 90°中立位，治疗阶段参考手法复位术后康复。

3. 跖跗关节脱位并发症的康复

（1）肿胀的早期康复治疗

1）中药内服　开放性患者，早期应用清热解毒药物，如金银花、连翘、蒲公英等。损伤早期，以活血化瘀为主；中期理气活血、调理脾胃、兼补肝肾，以四物汤加续断、五加皮、牛膝、陈皮、茯苓等；后期补气血、养肝肾、壮筋骨、利关节，方选健步虎潜丸或六味地黄丸。

2）中药外用　早期可敷消肿止痛膏，应用下肢损伤洗方或海桐皮汤熏洗。

（2）跖跗关节后期功能受限

1）针灸治疗　常用取穴为跖跗关节周围阿是穴，以及踝关节周围穴位如丘墟、太溪、申脉、照海、商丘等，配穴可选择三阴交、至阳、血海、梁丘、足三里、阳陵泉、犊鼻、承山、昆仑、阴廉、委中等，可结合灸法或用电针，每日 1 次，2 周为 1 个疗程。

2）推拿治疗　早期可用轻手法，以舒筋活血为原则。后期可先让患者取仰卧位，在患侧局部用柔和的手法，配合跖跗关节的内翻、外翻活动。再取俯卧位，分别在跖屈、背伸状态下先用轻柔的按揉法治疗，随后改为轻快的弹拨法，以透热为度。

3）物理疗法　利用中药离子导入、热能传导、微波疗法等现代康复技术改善局部血液循环，松解周围软组织粘连，减轻炎症水肿。

【注意事项】

跖跗关节脱位复位后多不稳定，须经常检查复位和固定情况，加以调整，以免松动，造成再脱位。当发现有症状的慢性跖跗关节不稳定时，需要手术融合第 1 ～ 3 跖趾关节。

复习思考题

1. 脊髓完全损伤康复目标如何确定？
2. 什么是 ASIA 残损指数？
3. 简述脊髓损伤的中医辨证治疗。
4. 周围神经的 Sunderland 分型是什么？对康复治疗有何指导意义？
5. 肩关节脱位如何进行功能评定？
6. 肩关节脱位康复治疗有哪些？
7. 肘关节的康复评定内容包括哪些？
8. 肘关节的运动疗法中，如何进行抗阻力运动？
9. 髋关节脱位的康复评定有哪些？
10. 髋关节脱位有哪些康复治疗方法？
11. 如何进行膝关节脱位的康复评定？
12. 如何进行膝关节脱位康复治疗？
13. 跖跗关节脱位的康复评定内容有哪些？
14. 简述跖跗关节的“三柱”是如何构成的。

第四篇　筋伤中医康复

第十章　上肢筋伤康复

第一节　肩周炎

【概述】

肩周炎，即肩关节周围炎，又称“五十肩”“冻结肩”，属中医学“肩痹”范畴。中医学认为，本病是年老体衰、气血虚损、筋失濡养、风寒湿邪侵袭肩部，引起经脉拘急而致。肝肾亏虚、气血不足、血不荣筋是内因，外伤劳损、风寒湿邪侵袭为外因。西医学认为，本病是肩关节周围软组织的慢性损伤性炎症。其病理变化比较复杂、广泛，主要表现为关节囊、滑囊、肱二头肌腱、肩袖、喙肩韧带等退行性变。本病病因尚不明确，西医学认为，是因上肢骨折、脱位等外伤后固定太久、肩周软组织退行性病变、肩部损伤后治疗不当所致，或因肩部感受风寒而诱发。临床以肩痛、肩关节活动障碍为其特征。常见于 50 岁左右的成年人，女性多于男性。

早期组织学改变为充血、水肿，炎性渗出及炎细胞浸润，继之出现组织纤维化，随着病变进展，纤维化逐渐加重，发生粘连，使组织硬化和缩短，失去弹性，极大地限制了肩关节活动。病变早期在关节囊，晚期则波及关节以外的其他组织，呈进行性纤维化。本病按病理过程分为急性期、冻结期和缓解期三期。急性期又称早期、疼痛期、冻结进行期，持续时间 10 ～ 36 周，以肩关节周围疼痛为主，压痛范围广泛，在喙肩韧带、喙突、肩峰下、冈上肌、肱二头肌长头腱等处均有压痛，逐渐出现肩关节活动受限；粘连期又称中间期、冻结期、僵硬期，持续时间 4 ～ 12 个月，肩关节活动明显受限，甚至关节“冻结”不能活动，以外展、外旋、上举、后伸等最为显著，严重者可出现三角肌、冈上肌、冈下肌等肩胛带肌的萎缩，尤以三角肌萎缩明显，可伴有持续疼痛，但疼痛症状逐渐减轻；恢复期又称末期、缓解期，持续时间 5 ～ 26 个月，疼痛逐渐减轻，肩关节活动亦逐渐恢复，亦有恢复不全者。

本病以肩关节内外粘连、疼痛、活动受限为主要临床特点。急性期可见肩部肌肉痉挛性疼痛，其特点是疼痛范围较广、活动时加剧，夜间尤甚，压痛部位较多，伴有上肢外展、后伸及旋转活动受限。本期的康复目标是缓解疼痛，避免肩关节粘连，增加关节活动度。康复方法主要包括：①一般治疗，如全身休息、局部制动、肩部保暖等。②药物治疗，可口服非甾体类药物如布洛芬、美洛昔康、塞来昔布等，肌肉痉挛明显者可用肌肉松弛剂，疼痛严重明显影响睡眠的，可适量用安定等镇静药物。③物理治疗，可采用超短波、中频电疗、超声波、热疗等治疗方法。④运动疗法，如肩关节的“摆动”运动、“耸肩”运动等。

中末期或慢性期，患者肩臂肌肉萎缩，尤以三角肌为明显。本期康复目标是以继续增加关节活动度为主，增强肌力，恢复上肢的运动功能。康复方法包括增加关节活动度训练、强化肌力训练、关节松动技术、物理因子疗法等。中医治疗方法包括手法、练功及针灸、推拿等。

【康复要点】

1. 缓解肩周疼痛，增加关节活动度。
2. 增强肌力，尽快恢复上肢的运动功能。

【康复评定】

1. 症状 肩周疼痛，活动时加重，以夜间为甚，常因天气变化及劳累而诱发肩关节活动受限。

2. 体征 肩部肌肉萎缩，肩前、后、外侧可有压痛，外展功能受限明显。

3. 中医辨证 可分为风寒湿阻证、脉络瘀滞证和气血亏虚证三型。

4. 疼痛评定 疼痛评定常用疼痛评定方法有视觉模拟评分法（VAS）、数字疼痛评分法、麦吉尔（McGill）疼痛调查量表等。

5. 肩关节活动度评定 通常在治疗前后采用关节角度尺测量患者的前屈、后伸、外展内旋和外旋等活动度。正常肩关节活动度为前屈 0°～ 180°、后伸 0°～ 50°、外展 0°～ 180°、内旋 0°～ 90°、外旋 0°～ 90°、水平内收 0°～ 45°、水平外展 0°～ 90°。

6. 肌力评定 通常采用徒手肌力评定法对肩关节前屈、后伸、外展、外旋、内旋五大肌群进行肌力评定，并与健侧对照。

7. 肩关节功能评价量表 肩关节功能评定根据患者肩部疼痛（P）、关节活动度（R）、日常生活活动能力（A）、肌力（M）及关节局部形态（F）五个方面进行综合评定，总分（T）为 100 分。P：根据患者自觉疼痛和影响活动评分，总分 30 分；R：根据患侧肩关节 ROM 评分，总分 25 分；A：根据 7 项 ADL 评分，总分 35 分；M：根据 Lovett 分类法，徒手肌力检查肩关节 5 大肌群（前屈、后伸、内旋、外旋和外展）的肌力进行综合评分，总分 5 分；F：根据肩关节有无脱位、畸形、假关节形成及其程度进行评分，总分 5 分；然后在治疗前后分别进行评测，分值越高，肩关节功能越好（表 10–1）。

NOTE

表 10-1　肩关节功能评价量表

<table>
<tr><th>项目</th><th colspan="7">评分标准</th><th>得分</th><th>小计</th></tr>
<tr><td rowspan="6">1. 疼痛
（30 分）</td><td colspan="6">无</td><td>30</td><td rowspan="6"></td><td rowspan="6"></td></tr>
<tr><td colspan="6">有时略微疼痛，活动无障碍</td><td>25</td></tr>
<tr><td colspan="6">轻度疼痛，普通活动无障碍</td><td>20</td></tr>
<tr><td colspan="6">中度疼痛，能够忍受</td><td>10</td></tr>
<tr><td colspan="6">高度疼痛，活动严重受限</td><td>5</td></tr>
<tr><td colspan="6">因疼痛而完全不能活动</td><td>0</td></tr>
<tr><td rowspan="6">2. 肩关节活动范围
（25 分）</td><td></td><td>6</td><td>5</td><td>4/3*</td><td>2</td><td>1</td><td>0</td><td rowspan="6"></td><td rowspan="6"></td></tr>
<tr><td>前屈</td><td>> 150°</td><td>149°～ 120°</td><td>119°～ 90°</td><td>89°～ 60°</td><td>59°～ 30°</td><td>< 30°</td></tr>
<tr><td>外展</td><td>> 150°</td><td>149°～ 120°</td><td>119°～ 90°</td><td>89°～ 60°</td><td>59°～ 30°</td><td>< 30°</td></tr>
<tr><td>外旋</td><td></td><td>> 60°</td><td>59°～ 40°</td><td>39°～ 20°</td><td>19°～ 10°</td><td>< 10°</td></tr>
<tr><td>内旋</td><td></td><td>> 60°</td><td>59°～ 40°</td><td>39°～ 20°</td><td>19°～ 10°</td><td>< 10°</td></tr>
<tr><td>后伸</td><td></td><td></td><td>> 45°</td><td>44°～ 30°</td><td>29°～ 15°</td><td>< 15°</td></tr>
<tr><td>3. 肌力
（5 分）</td><td>5 级
5</td><td>4 级
4</td><td>3 级
3</td><td>2 级
2</td><td>1 级
1</td><td>0 级
0</td><td></td><td></td><td></td></tr>
<tr><td rowspan="8">4. 日常生活活动能力
（35 分）</td><td colspan="2"></td><td>容易完成</td><td colspan="2">勉强、疼痛、困难</td><td colspan="2">无法完成</td><td rowspan="8"></td><td rowspan="8"></td></tr>
<tr><td colspan="2">穿上衣</td><td>5</td><td colspan="2">3</td><td colspan="2">0</td></tr>
<tr><td colspan="2">梳头</td><td>5</td><td colspan="2">3</td><td colspan="2">0</td></tr>
<tr><td colspan="2">翻衣领</td><td>5</td><td colspan="2">3</td><td colspan="2">0</td></tr>
<tr><td colspan="2">系围裙</td><td>5</td><td colspan="2">3</td><td colspan="2">0</td></tr>
<tr><td colspan="2">使用手纸</td><td>5</td><td colspan="2">3</td><td colspan="2">0</td></tr>
<tr><td colspan="2">擦对侧腋窝</td><td>5</td><td colspan="2">3</td><td colspan="2">0</td></tr>
<tr><td colspan="2">系腰带</td><td>5</td><td colspan="2">3</td><td colspan="2">0</td></tr>
<tr><td rowspan="2">5. 局部形态
（5 分）</td><td colspan="2">无异常</td><td colspan="2">轻度异常</td><td>中度异常</td><td colspan="2">重度异常</td><td rowspan="2"></td><td rowspan="2"></td></tr>
<tr><td colspan="2">5</td><td colspan="2">3</td><td>2</td><td colspan="2">0</td></tr>
<tr><td colspan="10">（备注：* 外旋、内旋、后伸为 3 分）　　总分：　分</td></tr>
<tr><td colspan="10">评定者：　　　　评定日期：　年　月　日</td></tr>
</table>

【康复治疗】

肩周炎的治疗主要采用非手术疗法。由于肩周炎的主要临床问题是肩关节周围疼痛和活动受限，因此，康复治疗目的主要是缓解疼痛和恢复关节活动度。

NOTE

1. 中药疗法

（1）*中药内服* 风寒湿阻证治以祛风散寒、宣痹通络，方用蠲痹汤加桑枝、海桐皮等；气血瘀滞证治以活血化瘀、通络止痛，方用身痛逐瘀汤加减；气血亏虚证治以益气养血、舒筋通络，方用黄芪桂枝五物汤加鸡血藤、当归等。

（2）*中药外用* 可外贴关节止痛膏、宝珍膏、伤湿止痛膏等，亦可选用海桐皮汤热敷。

2. 手法治疗 常用手法有推、拿、揉、捏、弹拨、抖、搓、提、扳、点按等。

（1）在早期宜采用轻手法，可用提捏拿肩周肌肉、点揉肩周穴位等方法，目的是改善患肢血液、淋巴循环，消除水肿，缓解疼痛，保持肩关节活动功能。待疼痛减轻，可增加主动运动。

（2）在中末期，可采用稍重的手法，主要目的是缓解疼痛、松解粘连、增加关节活动度。患者取坐位或卧位，术者用提、捏、拿、揉等手法放松三角肌、冈上肌、冈下肌、斜方肌、大小圆肌等肩周肌肉，用拇、食、中指三指对握三角肌肌束，做垂直于肌纤维走行方向拨动5～6次，再拨动痛点附近的肌群各5～6次，然后按摩肩前、肩后、肩外侧，点揉肩髃、肩髎、肩贞、肩井、秉风、天宗、臂臑、曲池、手三里、合谷等穴位。继之术者一手握住肩部，一手握患者手腕部，做牵拉、抖动、旋转活动。最后帮助患者做外展、上举、内收、前屈、后伸、内旋、外旋等动作。施以上述手法时会引起不同程度的疼痛，要注意力度以患者能耐受为宜。每日或隔日治疗1次，10次1个疗程。

3. 针灸疗法 常用毫针刺法，取穴为肩髃、肩髎、肩井、肩贞、肩外俞、巨骨、天宗、曲池、阿是穴，条口透承山等，采用平补平泻或泻法，可结合灸法或用温针灸，每日1次，10次1个疗程。

4. 传统运动疗法 根据个人情况选择练习五禽戏、八段锦、太极拳等保健功法以改善关节活动度，增加肌肉力量。

5. 运动疗法

（1）*肩关节环绕练习* 患者在早晚做内旋、外旋、外展、环转上臂动作，反复锻炼，锻炼时必须缓慢持久。

（2）*爬墙锻炼* 患者侧面靠墙站立，以手指接触墙壁缓慢逐步向上移动，做肩外展上举动作，在墙壁上做高度标记，逐日增加上臂外展上举的高度，每日2～3次，每次5～10分钟。

（3）*拉环运动* 双手分别握住滑轮拉环的两个环，以健侧上肢向下牵拉以帮助活动患侧肩关节外展、上举功能。锻炼必须循序渐进，持之以恒，避免操之过急。

6. 其他疗法

（1）*关节松动术* 是治疗肩周炎疼痛及活动受限的一种有效实用的手法。根据Maitland手法分级，对早期疼痛为主者，采用Ⅰ～Ⅱ级手法；病程较长以关节活动障碍为主者，采用Ⅲ～Ⅳ级手法。针对不同方向的活动障碍，分别应用分离、长轴牵引、外展向足侧滑动、前后向滑动和后前向滑动等手法进行治疗。

（2）*物理因子治疗* 具有解除痉挛、消除炎症、改善局部循环、松解粘连等作用。在早期使用物理因子治疗，不仅能缓解症状，还能延缓病变进展、缩短病程。可采用超短波、光疗、中频电疗、超声波、磁热疗、蜡疗等方法。对老年患者不可长期电疗，以防软组织弹性更加减低，有碍功能恢复。

NOTE

（3）*麻醉下扳法* 对病程较长，关节广泛粘连，疼痛轻微或消失，以关节僵硬活动受限为主者，可在臂丛麻醉或全麻下采用手法扳法，以松解肩关节周围粘连。手法松解后应立即冰敷，以止血、止痛，减轻关节肿痛，术后鼓励患者进行主动锻炼。

【注意事项】

本病病程长、疗效慢，部分患者虽可自行痊愈，但时间长，痛苦大，功能恢复不全。在疾病发作期应注意休息和局部防寒保暖，防止不正确的运动方式造成进一步损伤。让患者尽可能使用患侧上肢进行日常生活活动，如穿脱衣服、梳头、洗脸等动作，以增强患侧肩关节的运动功能。尽量减少使用患侧上肢提举重物。指导患者自我进行功能锻炼。锻炼应在无痛范围内进行，注意避免肩关节的再次受伤。

本病为自限性疾病，多数人常可以不治而愈，更不会发展为严重的残疾。因此，要鼓励患者树立信心，加强自主练功活动，注意肩部保暖，以增进疗效、缩短病程、加速痊愈。

第二节　肩袖损伤

【概述】

肩袖又称腱袖、旋转袖，是覆盖于肩关节前、上、后方的冈上肌、冈下肌、小圆肌、肩胛下肌等肌腱组织的总称。肩袖损伤在临床上较为常见，好发于40岁以上患者，随着年龄的增长，肩袖肌腱逐渐发生退行性变，以致肌腱变脆，其弹性和韧性均降低，轻微外力即可造成肌腱撕裂而发生肩袖损伤。

肩袖损伤可分为肩袖肌腱炎和肩袖撕裂，多因外伤、肌腱退变和慢性劳损所致。临床表现主要为肩痛，肩上举反弓痛、外展痛、内外旋痛及抗阻痛。肩峰前外缘、肱骨大结节等处有压痛，疼痛弧征阳性。肌腱撕裂常有外伤史，伤前肩部无症状，伤后肩部有暂时性疼痛，次日疼痛加重，持续4～7天，患者不能自由使用患肩。当上臂伸直肩关节内旋、外展时，大结节与肩峰间压痛明显。肩袖完全撕裂时，因其丧失对肱骨头的稳定作用，将严重影响肩关节外展功能，日久三角肌也可出现萎缩，但不如冈上肌、冈下肌显著。

肩袖撕裂进行及时正确诊断比较困难，临床上常出现漏诊、误诊，尤其对于急性外伤性肩袖撕裂，常由于未及时诊断治疗，导致慢性肩部疼痛、肩关节活动受限。因此，早期进行及时正确的诊断十分重要。凡有肩部外伤史、肩前方疼痛伴大结节近侧或肩峰下区域压痛者，同时合并某一项或多项特殊体征，都应考虑到肩袖撕裂的可能。X线摄片检查进行关节内充气或碘油造影，如发现肩关节腔与肩峰下滑囊阴影相互贯通，表示肩袖完全撕裂，但对肩袖的部分撕裂则不能做出正确诊断。CT、MRI、超声波检查等都有助于诊断。常规X线摄片检查有助于鉴别和排除肩部骨折、脱位及其他骨关节疾病。关节镜检查可明确诊断肩袖损伤，主要用于一些诊断较困难的病例。

NOTE

【康复要点】

1. 主要是防止关节粘连，提高关节活动度，增强肩关节周围肌肉力量。

2. 主动关节活动训练包括耸肩、扩胸。

3. 肌肉力量训练包括肱二头肌、肱三头肌、胸大肌、背阔肌，以及斜方肌等肩周肌群，训练均需按照无痛原则进行。

4. 手法按摩肩关节前方的肌肉等软组织可以降低肩关节前方的张力，按摩上斜方肌可以减轻疼痛。

【康复评定】

1. 症状 常见肩前方痛，位于三角肌前方及外侧。急性期疼痛剧烈呈持续性，慢性期呈自发性钝痛。肩部活动后或增加负荷后症状加重。被动外旋肩关节或过度内收也使疼痛加重。

2. 体征 ①局部有压痛，多见于肱骨大结节近侧或肩峰下间隙部位。②功能障碍，肩袖大型断裂者，肩上举及外展功能均受限。外展与前举范围均小于 45°。③肌肉萎缩，病史超过 3 周以上，肩周肌肉有不同程度的萎缩，以三角肌、冈上肌及冈下肌较常见。④关节继发性挛缩，病程超过 3 个月，肩关节活动范围有不同程度的受限。以外展、外旋及上举受限程度较明显。另外，肩坠落试验、撞击试验及疼痛弧征可为阳性。

（1）*落臂试验* 检查者将患者肩关节被动外展至 90°～ 120°，屈曲 30°，拇指向下，撤出支持后患肩不能保持原位置，无力坠落者为阳性。

（2）*撞击试验* 检查者用手向下压迫患者患侧肩胛骨，同时被动上举患臂，如在肩峰下间隙出现疼痛或伴有不能上举则为阳性。

（3）*疼痛弧征* 肩关节主动或被动外展至 60°～ 120°时疼痛，外旋时疼痛加重，外展超过 120°时疼痛减轻或消失。

3. 中医辨证

（1）*瘀滞型* 肩部疼痛肿胀，以夜间为甚，痛处固定，拒按，肩部活动时闻及摩擦音；舌质暗红，或有瘀斑，苔白或薄黄，脉弦或细涩。

（2）*虚寒型* 肩部酸胀，劳累后疼痛加重，遇寒痛剧，得温缓。舌质薄白，脉沉细无力。

4. 疼痛评定 临床常采用视觉模拟评分指数（visual analogous scale，VAS）。

5. 肌力评定 徒手肌力检查对肌腱损伤的诊断和疗效评定有着重要的作用，尤其对肌腱撕裂的临床诊断有着重要意义。通常肌腱损伤者，其肌肉或所在肌群的肌力明显减低。针对肩袖损伤，可选择性地检测肩关节外展、内旋或外旋肌肉或肌群的肌力。

6. 关节活动度评定 关节活动度测定是肌腱损伤后关节功能检查中最常用的评定项目之一。不论是肌腱损伤后的疼痛或炎症粘连、继发性或失用性关节挛缩及肌肉短缩，均可引起关节活动障碍及肢体柔韧性障碍，从而影响关节活动度。肩袖损伤可导致肩关节的活动范围减小。

7. 上肢功能评定 肩袖损伤可影响上肢功能，临床常用的上肢功能评定量表有加州大学洛杉矶分校（UCLA）肩关节评分系统，纽约特种外科医院（HSS）肩关节评分系统，以及日本骨科协会（JOA）肩关节疾患治疗效果判定标准。

【康复治疗】

对于急性和部分肩袖撕裂者多采用保守治疗，若保守治疗效果不佳及肩袖完全撕裂者宜手术治疗。

1. 中药疗法 可内服活血化瘀、消肿止痛、补益肝肾、强壮筋骨和补血荣筋等中药治疗；也可用中药外敷或熏洗治疗。

2. 急性期处理 对于损伤急性期的患者应慎用理筋手法，避免加重病情。在功能恢复期可在肩关节周围施行局部按摩、弹拨、拿捏、点按穴位等手法，并配合适度肩关节外展、内收、上举等活动，以争取早日恢复肩关节正常活动功能。肩袖部分撕裂的处理主要是保护患部，避免肌腱再受损伤，可用防护支持带或矫形器具固定患部，将肩关节置于外展、外旋、前屈位，固定 5 周左右。以限制关节的活动，加强关节的稳定性，保护愈合未坚的肌腱，保证其良好愈合。在解除外固定后可施以适当的理筋手法治疗。肌腱完全撕裂的者，在 PRICE，即 protection（保护）、rest（休息）、ice（冷敷）、compression（压迫包扎）和 elevation（抬高患肢）常规处理的基础上，必须尽早手术缝合修复肌腱，使肌腱的连续性完全恢复。

3. 慢性期康复 部分肩袖撕裂者通常以按摩、理疗和功能训练为主，适当配以消炎、镇痛药物治疗。肩袖完全撕裂者术后需固定 4 ～ 6 周，固定期间，进行固定部位肌肉的等长收缩练习，未受累关节进行关节主动运动和肌肉的等张收缩练习，配合药物、理疗、运动疗法等直到肌腱愈合（8 ～ 10 周）。

4. 练功活动 固定期间宜做握拳和腕部练功活动。解除外固定后，应积极进行肩部练功活动。开始时可在旁人帮助下被动上举，循序渐进，逐渐练习侧方外展、上举无痛至最大范围，并配合做增强肌力训练。

随着关节镜技术的发展，现在肩袖损伤大多在关节镜下做微创治疗，临床效果良好。

【注意事项】

经常从事肩部活动者，要注意变换体位和姿势，改变长时间反复同一动作，避免肩部劳损。从事投掷、棒球、举重等运动的运动员，训练运动和比赛前应充分做好准备活动，预防损伤发生。伤后初期不宜做肩部练功活动，避免损伤加重，延缓愈合。后期应循序渐进练功，3 个月内应避免提举重物和攀岩等动作。

第三节 肱骨外上髁炎

【概述】

肱骨外上髁炎是指因外伤、慢性劳损导致的前臂伸肌总腱与肱骨外上髁连接处的无菌性炎症。可引起肘关节外侧局限性疼痛，并影响伸腕和前臂旋转功能，其实质是肌腱组织的退行性改变。

肱骨外上髁是肱骨外髁外上缘的骨性突起，有桡侧腕长、短伸肌，旋后肌，指总伸肌，小指固有伸肌和尺侧腕伸肌的肌腱，在环状韧带平面形成腱板样的总腱附着，此处有微细的血管神经穿出。前臂伸肌总腱与肱桡关节、桡骨颈和环状带密切接触，在病理上亦相互影响。因网球运动员较常见，故又称网球肘。

肱骨外上髁炎发病缓慢，一般无明显外伤史，老年患者多由日常工作引起，年轻患者多与运动损伤有关。逐渐出现肘关节外侧疼痛，在用力握拳、伸腕时加重。前臂活动，尤其是前臂旋后运动时，如用力拧物动作，疼痛加剧。握力减退，前臂无力，旋转活动受限，但屈伸活动正常。局部压痛明显，压痛点一般在肱骨外上髁部，也可见于肱桡关节间隙及桡骨头处，压痛可沿桡侧伸肌总腱方向扩散。前臂伸肌腱牵拉试验阳性（Mills 征）、伸腕抗阻试验阳性。X 线摄片检查多为阴性，病程较长者可见肱骨外上髁部骨质密度增高的钙化阴影或骨膜增厚影像。

【康复要点】

1. 对早期或病程短、症状轻微的网球肘患者，应注意休息、避免有害活动。

2. 通过肘关节主动活动，达到保持关节活动度、增加组织柔韧性、缓解肌肉紧张、减轻疼痛、加强关节的动态稳定性的效果。

【康复评定】

1. 症状　网球肘的常见的症状包括肘部外侧疼痛，握力减弱，部分患者在用力握拳、伸腕时可因疼痛而无法持物，个别患者活动前臂时会有肘关节弹响。严重者可出现日常功能受限，甚至在进行拧毛巾、扫地等日常活动时也会感到困难。

2. 体征　局部压痛明显，压痛点一般在肱骨外上髁部，也可见于肱桡关节间隙及桡骨头处，压痛可沿桡侧伸肌总腱方向扩散。前臂伸肌腱牵拉试验阳性（Mills 征）也提示网球肘的发生；伸腕抗阻试验疼痛而且力弱也是重要体征。

3. 疼痛程度的评估　采用 Nirschl 肌腱病疼痛分期（表 10–2）。

表 10–2　Nirschl 肌腱病疼痛分期

分期	症状
1 期	运动后轻度疼痛，24 小时内缓解
2 期	运动后疼痛超过 48 小时，通过热身缓解
3 期	运动时疼痛但不影响运动
4 期	运动时疼痛且影响运动
5 期	日常重体力活动引起疼痛
6 期	间歇性静息痛但不影响睡眠，日常轻体力活动可引起疼痛
7 期	持续性的静息痛（钝痛），影响睡眠

4. 网球肘的疗效评估　采用 Verhaar 网球肘疗效评分，分优、良、可、差 4 个等级（表 10–3）。

表 10-3　Verhaar 网球肘疗效评分

评分	分级	临床表现
1	优	外上髁疼痛完全解除，患者对治疗结果满意，没有感到握力下降，腕关节背伸时不诱发疼痛
2	良	外上髁疼痛偶尔发生，用力活动以后出现疼痛，患者对治疗结果满意，没有或感到握力有轻微下降，腕关节背伸时不诱发疼痛
3	可	用力活动后外上髁感到不舒服，但是与治疗以前相比要好得多，患者对治疗结果满意或中等满意，感到握力轻度或中度下降，腕关节背伸时诱发轻度或中度疼痛
4	差	外上髁的疼痛没有减轻，患者对治疗结果不满意，感觉握力明显下降

【康复治疗】

中医治疗以手法为主，配合药物、针灸、针刀和封闭等方法治疗。

1. 中药疗法

（1）中药内服　风寒阻络证，治宜祛风散寒、通络宣痹，方用蠲痹汤加减；湿热内蕴证，治宜清热除湿，方用加味二妙散加减；气血亏虚证，治宜补气补血、养血荣筋，方用人参养荣汤加减。

（2）中药外用　可用消瘀膏外敷，或用海桐皮汤熏洗患肘。

2. 理筋手法　采用肘部弹拨法、分筋法、屈伸法、顶推法，以达到缓解痉挛、活络止痛的目的。

患者正坐，医者先用拇指在肱骨外上髁及前臂桡侧痛点处做弹拨、分筋法。然后医者一手由背侧握住腕部，另一手掌心顶托肘后部，拇指按压在肱桡关节处，握腕部之手使桡腕关节掌屈，并使肘关节做屈、伸的交替动作，同时另一手于肘关节由屈曲变伸直时在肘后部向前顶推，使肘关节过伸加大肱桡关节间隙，以舒筋活络、松解粘连。

3. 固定方法　一般可使用宽度为 6 ～ 8cm 的带搭扣的弹性绷带固定肘部，轻度限制肘部运动。对于疼痛严重者可用三角巾悬吊患肢于胸前 1 ～ 2 周，也可使用夹板或石膏托固定肘关节，使关节制动，减轻疼痛及控制无菌性炎症的进展。

4. 针灸疗法　以痛点及周围取穴，隔日 1 次。或用梅花针叩打患处，再加拔火罐，3 ～ 4 天 1 次。亦可结合温针、电针治疗。

5. 传统运动疗法　疼痛减轻后，可进行主动握拳、伸屈肘关节和前臂旋转等功能活动锻炼。

6. 运动疗法　由主、被动牵伸前臂伸肌训练和增强肌力训练三部分内容组成。

（1）主动牵伸前臂伸肌训练　患者面对墙 30 ～ 50cm 处站立，上肢伸直向前，手指向下，手背触及墙面并加压，然后将伸直的手和前臂缓慢向上滑动，当感觉到前臂伸肌有紧张感，继续向上滑动至伸肌牵拉感更明显，当达到最大的牵拉感觉时，保持该位置不动，持续 1 分钟，重复 5 ～ 10 次，每次牵伸之间休息 30 秒，每日至少练习 2 次。

（2）被动牵伸前臂伸肌训练　患者保持放松状态，治疗师一手握住上臂，另一手握住腕部使腕关节屈曲，前臂完全旋前，肘关节屈曲，然后牵伸肘关节使其伸直持续 20 秒，重复 5 ～ 10 次，每次牵伸之间休息 30 秒，每日至少治疗 2 次。

NOTE

（3）增强肌力训练 针对腕伸肌、腕屈肌、肱二头肌、肱三头肌、肩袖肌群等制定肌力训练方法，开始进行肌力训练前2周，应坚持无痛原则，训练结束后加冰敷，防止水肿发生。训练方法：腕关节屈伸训练，患者手抓握重量为0.5～1kg物体进行缓慢地屈伸腕关节练习，先掌屈然后背伸，每个方向保持1分钟，重复5～10次，每日练习至少2次；肘部屈伸训练，患者手抓握重量为0.5～1kg物体进行缓慢的肘屈伸练习；患者手抓握重量为0.5～1kg物体进行肩部各个方位活动。

7. 其他疗法

（1）针刀疗法 局部麻醉后从压痛点进针，将针刀口线与伸肌的纤维走向平行，垂直刺入，直达肱桡关节滑囊和骨面，纵行疏通剥离数刀。若有瘢痕结节，行瘢痕刮除刀法。术后压迫针孔片刻，无菌纱布包扎后，伸屈活动患肘数次。

（2）物理因子疗法 可选用中药离子导入、超短波、磁疗等方法，促进局部血液循环，加快炎症吸收，以减轻疼痛。

（3）贴扎技术 贴扎技术具有减轻疼痛、放松肌肉、增加肘关节的稳定性、消除局部水肿等作用，效果较明显。

操作方法：减轻疼痛可用X形贴布自然拉力，中间为锚，固定于肘关节外侧痛点，尾向两端延展；放松肌肉可用Y形贴布自然拉力，锚固定于背侧掌指关节处，两尾沿桡侧和尺侧腕伸肌走向延展止于肱骨外上髁；固定肘关节可用I形贴布中度拉力，中间为锚，固定于肱骨外上髁，尾向肘关节延展。此技术可在本病的各个阶段应用。

肱骨外上髁炎非手术治疗常能治愈，长期非手术治疗无效的患者可考虑手术治疗。

【注意事项】

肱骨外上髁炎是由于频繁的前臂旋前和伸腕动作活动，导致腕伸肌的起点反复受到牵拉刺激而引起。因此应尽量避免能引起肱骨外上髁疼痛的日常生活动作，如限制用力握拳伸腕动作，是治疗和预防复发的基本原则。疼痛发作期应减少活动，必要时可选择三角巾悬吊等做适当固定，待疼痛明显缓解后应及时解除固定并逐渐开始肘关节功能锻炼，但要避免使伸肌总腱受到明显牵拉的动作。

第四节 腕管综合征

【概述】

腕管综合征是由于正中神经在腕管内受压而引起的以手指麻痛乏力为主的症候群。早期表现为手部正中神经支配区（拇指、示指、中指及环指桡侧）感觉异常，如麻木或针刺样感觉；中期可出现腕部及前臂间歇性的钝痛，较少患者放射至肘部或肩部，夜间症状加重，自觉手部无力，动作不灵活；晚期大鱼际肌无力或萎缩。常见增加腕管内压的因素如下。

1. 腕管容积减小 腕横韧带可因内分泌病变（肢端肥大症、黏液性水肿）或外伤后瘢痕形成而增厚，腕部骨折、脱位可使腕管后壁或侧壁突向管腔，使腕管狭窄，压迫正中神经。

2. 腕管内容物增多　腕管内腱鞘囊肿、神经鞘膜瘤、脂肪瘤、外伤后血肿机化，以及滑囊炎、指屈肌肌腹过低或蚓状肌肌腹过高等，都将过多占据管腔内空间，而使腕管内各种结构相互挤压、摩擦，正中神经较为敏感，容易受压而产生症状。

该疾病以中老年女性多见，有劳损病史者高发。部分患者常有职业病史，虽然没有上述原因，但由于长期反复过度用力做腕背伸、掌屈动作，如程序员、木工、厨工等，腕管内压力反复出现急剧变化，在过度屈腕时腕管内压力明显上升，过度伸腕时腕管内压力比过度屈腕时更高。这种压力改变刺激正中神经，也会发生正中神经在腕管部的慢性损伤。

本病特征性症状为拇指、示指、中指及环指桡侧半的麻木、疼痛，握力减弱，拇指外展、对掌无力，握物、端物时偶有突然失手的情况。开始为间歇性，渐呈持续性、进展性，常在夜间或清晨及劳累时加重，活动、甩手、局部按摩或上肢悬垂于床边时症状缓解。严重者表现为大鱼际萎缩，患指感觉减退，出汗减少，皮肤干燥脱屑，不能做抓、握、搓、捻等动作，桡侧三指皮肤发干、发凉、色泽改变，甚至溃疡形成等。病程长者屈腕试验阳性，叩击试验（Tinel征）阳性，即用手指叩击腕横韧带处，沿正中神经分布区有如电击等异常感觉；屈腕试验（Phalen 试验）阳性，即患者手腕处于自主完全掌屈位，如正中神经支配区域在 1 分钟内出现麻痛感或刺痛等感觉异常为阳性。腕关节 X 线摄片检查，部分患者可提示有骨性腕管狭窄。腕关节 MRI 检查，可以发现腕管占位病变。肌电图检查可以帮助确定诊断。另外肌骨超声检查对于本病的诊断价值及应用已经得到了充分的证实，是一种有益的检查补充手段。

【康复要点】

1. 减轻腕管内的压力。

2. 运动训练可以通过有针对性的运动来提升软组织的弹性，增加肌肉的力量，减轻腕部的炎症反应，减轻疼痛和麻木。

【康复评定】

1. 症状　好发于中老年人，女性发病率较高，手部正中神经支配区域（拇指、示指、中指及环指桡侧半）异常感觉、麻木或针刺样感觉，中期可出现腕部及前臂间歇性的钝痛，少数患者放射至肘部或肩部，夜间症状加重。自觉手部无力，动作不灵活，晚期大鱼际肌无力或萎缩。

2. 体征　拇指对掌、外展不能，手部正中神经支配区域感觉丧失，手持物易掉落，无实物感，叩击试验和屈腕试验阳性。

3. 中医辨证　早期气血瘀滞，经脉不畅；中期气血不足，肢体筋肉失养；后期气血不足，肝肾亏虚。

4. 运动功能的评定　需进行手部肌力和腕关节活动范围评定。

5. 运动功能恢复的评定　英国医学研究院（BMRC）1954 年提出周围神经损伤后的运动功能恢复情况分为 6 级，尤其针对高位神经损伤（表 10–4）。

NOTE

表 10-4　周围神经损伤后的运动功能恢复等级

恢复等级	评定标准
0 级（M_0）	肌肉无收缩
1 级（M_1）	近端肌肉可见收缩
2 级（M_2）	近、远端肌肉均可见收缩
3 级（M_3）	所有重要肌肉能抗阻力收缩
4 级（M_4）	能进行所有运动，包括独立的或协同的
5 级（M_5）	完全正常

6. 感觉功能评定　包括触觉、痛觉、温度觉、压觉、两点辨别觉、皮肤定位觉、皮肤图形辨别觉、实体觉、运动觉、位置觉、神经干叩击试验（Tinel 征）等。

7. 感觉功能恢复评定　根据 BMRC 提出的标准，感觉功能恢复的情况也分为 6 级（表 10-5）。

表 10-5　周围神经损伤后的感觉功能恢复等级

恢复等级	评定标准
0 级（S_0）	感觉无恢复
1 级（S_1）	支配区皮肤深感觉恢复
2 级（S_2）	支配区浅感觉和触觉部分恢复
3 级（S_3）	皮肤痛觉和触觉恢复，且感觉过敏消失
4 级（S_{3+}）	感觉达到 S_3 水平外，二点辨别觉部分恢复
5 级（S_4）	完全恢复

【康复治疗】

本病治疗以降低腕管内压力、松解正中神经压迫为原则。以手法配合药物、针刀、封闭等疗法治疗，必要时行手术治疗。

1. 中药疗法　可内服活血通络、调养气血、温经通络的方剂；外贴消炎止痛膏或宝珍膏，用八仙逍遥汤或海桐皮汤熏洗。

2. 理筋手法　先在患腕压痛点及外关、阳溪、鱼际、合谷、劳宫等穴位处，施以按压、揉摩手法。然后将患腕在轻度拔伸下，缓缓旋转、屈伸腕关节数次。最后依次拔伸患手第 1、2、3、4 指，以能发生弹响为佳。每日 1 次。局部不宜过多过重施用手法，以防进一步增加腕管内压。

3. 针灸疗法　取阿是穴及太渊、阳池、阳溪、内关、外关等穴位进行针刺，每日或隔日 1 次。急性期采用强刺激，运用泻法大幅度提插捻转，以酸麻感为度。对于久病、病情较轻者，应采用轻刺激，使用平补平泻或补法。

4. 患肢制动　疼痛较重时，可选用夹板或石膏托将前臂与腕部固定于中立位，观察 1 ～ 2 周后，如症状缓解可解除外固定。

5. 传统运动疗法　疼痛减轻，在有外固定情况下，应加强练习各指伸屈活动，解除固定后练习手指、腕关节屈伸及前臂旋转活动，防止失用性肌萎缩及粘连。

6. 运动疗法　可进行腕关节屈伸、拇指屈伸、对掌、对指等主动性练习；做加大腕关节屈伸和前臂旋转度的牵引与抗阻练习，以及腕掌支撑练习。

7. 其他疗法

（1）*物理因子疗法*　冲击波治疗是狭窄性腱鞘炎常用的物理治疗方法。可根据患者感觉，按冲击能量由低向高微调，以患者能耐受为度，每次冲击 2000 ～ 3000 次。其他物理治疗包括蜡疗、磁疗、中频电治疗、超短波、超声波，均有一定的疗效。

（2）*针刀疗法*　可用小针刀松解粘连，减轻腕管内压力，解除局部痉挛，临床应用得当，具有较好的疗效。

【注意事项】

对腕部的创伤要及时、正确处理。已发生腕管综合征者，急性疼痛期要将腕关节制动，避免腕及拇指反复用力活动，避免做热疗以免加重病情。经保守治疗无效者，应尽快手术治疗，术后应尽早进行手腕部功能锻炼。

复习思考题

1. 肩周炎可分为几期？每一期的特点有哪些？
2. 肩周炎常用的评定方法有哪些？
3. 肩周炎的中医康复方法有哪些？
4. 肩袖损伤的主要体征有哪些？
5. 肩袖损伤与肩周炎如何鉴别？
6. 肩袖损伤急性期如何进行康复？
7. 什么是肱骨外上髁炎？
8. 肱骨外上髁炎常用评定方法有哪些？
9. 肱骨外上髁炎如何进行锻炼？
10. 试述腕管综合征的概念。
11. 腕管综合征的康复治疗方法有哪些？

第十一章　下肢筋伤康复

第一节　髋部筋伤

髋关节扭挫伤

【概述】

髋关节扭挫伤是指髋关节超范围活动或者姿势不正所引起的扭挫损伤。髋部周围的肌肉、韧带和关节囊因受到异常牵拉而发生撕裂、出血、肿胀等现象，并出现一系列症状。

髋关节周围肌肉丰满，韧带坚厚，软组织损伤发生率较低。一般多见于以下原因。

1. 急性外伤　由于遭受直接或间接暴力，导致髋关节囊和关节软骨的损伤，产生软骨破裂和囊内渗出、血肿，引起局部疼痛和功能障碍。青壮年多因摔跤或者高处坠下时使髋关节突然在过度屈曲、伸直、内收或外展等姿态下扭挫，使肌肉、韧带和关节囊发生伸长、部分断裂、撕裂或有嵌顿现象。

2. 慢性劳损　多由于长途行走等使髋关节过度活动，其关节马蹄形软骨受到过多的摩擦损伤，使髋关节产生无菌性炎症和粘连，从而影响关节的功能活动。

【康复要点】

1. 治疗中要防止加重髋关节周围肌肉、韧带、关节囊及相关软组织的炎症、肿胀、疼痛。
2. 治疗后预防可能出现的髋关节僵硬，肌肉肌腱粘连，萎缩，髋关节外展、内外旋转功能受限。
3. 髋关节功能的恢复锻炼。

【康复评定】

1. 症状　髋关节周围疼痛，由于扭挫导致关节周围组织损伤引起疼痛，尤其在屈伸髋关节时更为严重；髋关节周围肿胀，由于扭挫伤后患处出血，引起髋部周围的肿胀；由于髋部扭伤以后出血，血肿的吸收，可以引起人体发热，但是一般不超过38.5℃。

2. 体征　髋关节局部肿痛、活动受限，可触及压痛，患肢呈现保护性姿态。

3. 中医辨证　根据筋伤三期辨证，可分血瘀气滞证、风寒湿痹证和筋脉失养证三种证型。

4. 关节活动度评定　以髋关节内旋、外旋为例，采取仰卧位，两小腿于床缘外下垂，量角器的轴心置于髌骨下端，固定臂与地面垂直，移动臂与胫骨纵轴平行。嘱患者做髋关节内旋、外旋运动，记录活动范围；然后进行被动关节活动度测量并记录活动范围，同时测量、记录内收、外展、前屈和后伸的活动范围。正常髋关节的屈曲活动范围见表 11–1。

表 11–1　髋关节正常活动范围

活动方向	正常活动范围	活动方向	正常活动范围
屈曲	130°～140°	内旋	40°～50°
后伸	10°～15°	外旋	30°～40°
外展	30°～45°		
内收	20°～30°		

5. 肌力评定　常用徒手肌力检查，要求受检者在特定的体位下，分别在减重、抗重和抗阻的条件下完成标准动作。测试者通过触摸肌腹、观察克服阻力的能力及关节活动程度，来判定肌肉的收缩力量。

为定量评定肌力，在肌力超过Ⅲ级以上时，可用器械进行评定，如等速测试训练系统，并将测量结果记录登记（应与健侧对比测量）。

【康复治疗】

1. 中药疗法

（1）中药内服　初期宜活血化瘀、消肿止痛、舒筋活络，内服桃红四物汤加减、舒筋丸等；后期以舒筋活络为主，兼内服舒筋丸。

（2）中药外用　初期外贴消肿止痛膏、宝珍膏；后期患者可选用海桐皮汤外洗、热敷、熏蒸，促进血液流通、解除肌肉痉挛。

2. 针灸疗法

（1）治疗原则　舒筋通络止痛，活血化瘀消肿。

（2）取穴　环跳、居髎、殷门、承扶、秩边、风市、阿是穴。

（3）操作方法

1）针刺　常用毫针刺法，取穴为环跳、秩边、居髎、承扶、秩边、风市、阿是穴等，采用平补平泻或泻法。

2）灸法　结合灸法或用温针灸每日 1 次，10 次为 1 个疗程。

3）点刺放血、拔罐法　对于新伤局部血肿明显，陈伤瘀血久留、寒邪侵袭脉络等，还可用三棱针点刺，或用皮肤针重叩击出血，然后加以火罐。

3. 推拿疗法

（1）治疗原则　舒筋通络，活血化瘀，消肿止痛。

（2）取穴及部位　环跳、居髎、殷门、承扶、秩边、太溪、解溪、冲门、风市，以及髋关节附近阿是穴。

（3）主要手法　推、揉、提、捏、拿、弹拨、抖、搓、扳、点按等。

（4）操作方法

1）按揉舒筋法　患者俯卧位，点按环跳、髀关、居髎、承扶、秩边，每穴约 1 分钟；医者一手扶住健侧臀部，另一手全掌指着力，揉髋部痛点及外侧，反复施术 3 分钟；患者仰卧位，点按太溪、解溪、冲门、风市，每穴约半分钟。

2）理筋整复法　医者一手按在腹股沟处，另一手握住小腿下端，将患肢伸直，环转 5 ～ 7 次；医者一手托住大腿后侧，另一手握住踝关节，轻柔缓和，由小到大，尽量屈曲膝、髋关节，并由内向外或由外向内摇转髋关节 7 次；一助手固定骨盆，医者两手握住小腿远端，对抗拔伸髋关节 1 ～ 2 分钟。

4. 运动疗法

（1）髋关节屈伸训练：患者仰卧，健腿伸直，患腿向上向前慢慢屈曲，到终末端保持 10 秒，做 15 ～ 30 次，再换另一条腿做，每天做 2 遍。

（2）端坐椅子上，双足平踩在地板上，慢慢向胸部方向抬起一侧膝关节，维持 10 秒，再换另一侧膝关节，每组做 15 ～ 30 次，每天做 2 次，为了使练习增加难度，可以在腿部加 0.5 ～ 2.5kg 的重物进行练习。

【注意事项】

1. 尽量限制患者过度活动或负重，避免对髋关节造成进一步的损伤，采用制动卧床休息 .

2. 注意髋关节保暖、避免受风受寒、调节起居、调整饮食，多食高蛋白高钙的食物，避免滥用药物。

3. 避免将髋关节放置于易脱位的体位。

第二节　膝部伤筋

一、膝关节交叉韧带损伤

【概述】

交叉韧带是膝关节重要的稳定结构，呈铰链式连于股骨髁间窝及胫骨的髁间隆起之间，可防止胫骨沿股骨向前后移位。膝交叉韧带又可分为前后两条，前交叉韧带（anterior cruciate ligament，ACL）起自股骨外侧髁的内侧面，斜向前下方，止于胫骨髁间隆起的前部和内、外侧半月板的前角；后交叉韧带（posterior cruciate ligament，PCL）起自股骨内侧髁的外侧面，斜向后下方，止于胫骨髁间隆起的后部和外侧半月板的后角。当膝关节活动时，两条韧带各有一部分纤维处于紧张状态。因此，前交叉韧带能防止胫骨向前移位，后交叉韧带能防止胫骨向后移位外，同时还可限制膝关节的过伸、过屈及旋转活动。交叉韧带损伤常与胫侧副韧带或半月板损伤同时发生。

膝交叉韧带位置较深，非严重的外力不易引起交叉韧带的损伤或断裂，多因膝关节受到外力的打击引起。一般单纯的膝交叉韧带损伤少见，多伴有其他损伤，如膝关节脱位、侧副韧带断裂等。

当外力撞击小腿上端的后方时，可使胫骨向前移位，造成前交叉韧带损伤，有时伴有胫骨隆突撕脱骨折、内侧副韧带和内侧半月板损伤；当外力撞击小腿上端的前方时，使胫骨向后移位，造成后交叉韧带损伤，可伴有膝后关节囊破裂、胫骨隆突撕脱骨折、外侧半月板损伤。

【康复要点】

1. 早期治宜活血祛瘀、消肿止痛；后期治宜补养肝肾、舒筋活络。

2. 若进行夹板固定，则固定结束后及早进行股四头肌收缩锻炼，以防止股四头肌萎缩，并练习膝关节屈伸，逐步扶拐行走。

3. 后期可以推拿辅助膝关节屈伸锻炼。

【康复评定】

1. 症状　膝关节疼痛，主动伸膝、屈膝受限。

2. 体征　膝关节局部压痛，早期伴肿胀，可检查出膝关节积液。

3. 中医辨证　根据筋伤三期辨证，分为瘀血留滞证、筋脉失养证、湿阻筋脉证三种证型。

4. 韧带损伤程度分类法　1968 年美国运动医学会委员会将韧带损伤分为 3 种不同程度的损伤：Ⅰ度（轻度）：限于极少韧带纤维撕裂，局部疼痛；Ⅱ度（中度）：有多数韧带纤维的撕裂，较多功能丧失和明显关节反应；Ⅲ度（重度）：为韧带完全撕裂，伴明显不稳定。

5. 膝关节应力试验不稳定程度分类　不稳定（+）：关节面分离＜ 5mm；不稳定（++）：关节面分离 5 ～ 10mm；不稳定（+++）：关节面分离 10mm 或＞ 10mm。

6. Lysholm 膝关节评分量表　主要用于膝关节韧带损伤后的临床治疗效果评测。主要内容有 8 个方面（共 100 分）：①跛行（0～5 分）。②负重（0～5 分）。③是否有绞锁（0～15 分）。④关节不稳（0～25 分）。⑤疼痛（0～25 分）。⑥肿胀（0～25 分）。⑦上下阶梯（0～10 分）。⑧下蹲（0 ～ 5 分）。

7. 关节测量仪评定　可采用专门的关节测量仪进行，以通过测量膝关节在某角度下胫骨相对于股骨的移动距离。从而判定膝关节前后向稳定性。

8. 下膝周径测定

大腿周径测量：卷尺距髌骨上缘以上 15cm 处平行绕大腿一圈。

小腿周径测量：卷尺距髌骨上缘以下 10cm 处平行绕小腿一圈。

首次测量时，在大、小腿的正、背面沿皮尺的上、下缘画约 1cm 的标志线，之后的测量时皮尺均在两条标志线中间通过。

9. 膝关节活动范围（ROM）评定　膝关节屈曲 145°，伸展 0°，内旋 0°～ 30°，外旋 0°～ 40°。

10. 肌力评定　主要徒手测量股四头肌和腘绳肌肌力。

【康复治疗】

1. 中药疗法

（1）中药内服　初期宜活血祛瘀、消肿止痛，内服桃红四物汤、舒筋活血汤；后期治宜补养肝肾、舒筋活络，内服补筋丸；肌力不足者可服用健步虎潜丸、补肾壮筋汤。

（2）中药外用　外敷消瘀止痛膏或宝珍膏。

2. 针灸疗法

（1）治疗原则　活血化瘀，舒筋活络。

（2）取穴　阴陵泉、阳陵泉、委中、犊鼻、阿是穴、天井。

（3）操作方法　取上述患侧穴位，常规消毒后快速进针直达皮下，行提插捻转手法，并于天井穴处留针 20 分钟，同时配合患膝的屈伸运动，每日 1 次，7 次为 1 个疗程。

3. 推拿疗法

（1）治疗原则　舒筋活血，松解粘连，滑利关节。

（2）取穴及部位　血海、梁丘、内膝眼、外膝眼、阳陵泉、足三里、阴陵泉等，以及膝关节附近阿是穴。

（3）主要手法　㨰、揉、点、按、拨法等。

（4）操作方法

1）舒筋活血法　患者仰卧位，医生在膝关节周围行㨰法、揉法治疗，时间约 5 分钟；点按血海、梁丘、膝眼等穴位，以酸胀为度，时间约 3 分钟。

2）松解粘连法　医者以拇指揉拨膝关节周围肌肉，以松解局部粘连。

3）滑利关节法　医者双手握持膝关节内外侧，在向远端拔伸下，徐徐屈曲及伸直膝关节，以图恢复膝关节屈伸功能。

4. 运动疗法　膝关节制动期间进行股四头肌收缩锻炼，防止肌肉萎缩。解除固定后，可练习膝关节屈曲，并逐步练习扶拐行走。

5. 固定方法　没有完全断裂的交叉韧带损伤，抽尽血肿后将患膝固定于屈膝 20°～ 30°位 6 周，使韧带处于松弛状态，以便修复重建。

6. 手术治疗　对于交叉韧带完全断裂或伴有半月板、侧副韧带损伤者，须手术治疗，全面处理。

7. 康复治疗

（1）术后第 1 阶段（术后 0 ～ 2 周）　减轻疼痛及关节肿胀，早期进行肌力练习及关节活动度练习，以防止粘连及肌肉萎缩。

1）手术当天　活动足趾、踝关节；如疼痛不明显，可尝试收缩股四头肌。

2）术后第 1 天　术后 24 小时可扶双拐患肢不负重下地行走。踝泵练习，用力、缓慢、全范围屈伸踝关节以促进循环、消退肿胀、防止深静脉血栓形成。股四头肌及腘绳肌等长练习，股薄肌、半腱肌重建前交叉韧带患者，开始尝试直抬腿；髌腱重建前交叉韧带患者，如髌腱切口处疼痛较明显，可 2 ～ 3 天后再行上述练习。

3）术后第 2 天　继续以上练习，抗重力踝泵练习，开始侧抬腿练习及后抬腿练习。

NOTE

4）术后第 3 天 根据情况由医师决定开始关节活动度练习；开始负重及平衡练习，在保护下双足左右分开，微痛范围内左右交替移动重心，争取可达到单腿完全负重站立。

5）术后第 4 天 加强负重及平衡练习，逐渐至可用患腿单足站立，开始使用单拐（扶于健侧）行走，关节屈曲 0°～ 60°训练。

6）术后第 5 天 继续并加强以上练习；屈曲练习至 70°～ 80°，并开始主动屈曲训练后冰敷。

7）术后 1 ～ 2 周 主动屈曲达 90°；髌腱重建前交叉韧带患者，开始俯卧位勾腿练习，练习后即刻冰敷。股薄肌、半腱肌重建前交叉韧带患者，术后 4 ～ 6 周开始立位勾腿练习。

（2）术后第 2 阶段（术后 2 ～ 4 周） 加强关节活动度及肌力练习，提高关节控制能力及稳定性；逐步改善步态。

1）术后 2 周 被动屈曲至 90°～ 100°；强化肌力练习；如可单足站立 1 分钟，即可用单拐行走，并于室内可脱拐行走；伸膝与健侧基本相同；开始指导下主动练习屈曲。调整支具至 0°～ 70°范围屈伸，并每 3 ～ 5 日加大角度，术后 4 周至 110°。

2）术后 3 周 被动屈曲至 100°～ 110°；加强主动屈伸练习，强化肌力练习；尝试脱拐行走；髌腱重建者开始立位勾腿练习。

3）术后 4 周 被动屈曲达 120°；调整支具至 0°～ 110°范围屈伸；开始前后、侧向跨步练习。静蹲练习下肢肌力，力求达到正常步态行走。

（3）术后第 3 阶段（术后 5 周～ 3 个月） 关节活动度与健侧相同，强化肌力训练，改善关节稳定性，恢复日常生活活动能力。

1）术后 5 ～ 8 周 被动屈曲达 130°；开始患侧屈 45°位屈伸膝练习；功率自行车练习，无负荷至轻负荷。

2）术后 8 ～ 10 周 被动屈曲角度逐渐与健侧相同；“坐位抱膝”与健腿完全相同后，逐渐开始保护下全蹲；强化肌力，使用皮筋进行股四头肌、腘绳肌等肌力训练。

3）术后 10 周～ 3 个月 主动屈伸膝角度基本与健侧相同；每天俯卧位屈曲使足跟触臀部，持续牵伸每次 10 分钟。坐位抱膝角度与健侧完全相同后，开始跪坐练习。开始蹬踏练习，术后 3 个月可进行各项功能测试，为下阶段日常生活及正常运动提供客观依据。

（4）术后第 4 阶段（术后 4 ～ 6 个月） 强化肌力及关节稳定训练，全面恢复日常生活的各项活动，逐渐恢复体育运动。

1）开始膝绕环练习。

2）开始跳箱跳上跳下练习。

3）开始侧向跨跳练习。

4）开始游泳（早期禁止蛙泳）、跳绳及慢跑。

5）运动员开始基本动作的专项练习。

在此期间重建的韧带尚不足够坚固，故练习应循序渐进，不可勉强或盲目冒进，且应强化肌力以保证膝关节在运动中的稳定及安全，运动中戴护膝保护。

（5）术后第 5 阶段（术后 7 个月～ 1 年） 恢复运动期，强化肌力及跑跳中关节的稳定性，全面恢复体育运动，运动员可与教练配合逐步恢复专项训练。

【注意事项】

1. 若进行加压包扎，要适当加压，绷带松紧适中，患者稍感压力，又不会使肢体缺血。
2. 注意休息，交叉韧带损伤前三天尽量卧床休息，避免导致更加严重的损伤。
3. 抬高患肢，以促进血液回流，缓解红肿疼痛症状。
4. 休息 3 ～ 4 天后，适度练习股四头肌收缩，防止股四头肌的萎缩。
5. 伤后膝关节不稳时，可佩戴护膝保护，以增加膝关节的稳定性。

二、膝关节半月板损伤

【概述】

膝关节半月板损伤是一种因外伤引起半月板撕裂，导致膝关节疼痛、活动障碍的疾病。临床主要表现有膝关节局限性疼痛，部分患者可出现打软腿或膝关节交锁现象，膝关节间隙固定部位的局限性压痛，股四头肌萎缩等症状。半月板损伤多由扭转外力引起，当膝关节固定在半屈曲、外展位时，股骨髁猛然内旋，内侧半月板在股骨髁与胫骨之间受到旋转压力，而致内侧半月板撕裂；当膝关节固定在半屈曲、内收位时，股骨髁猛然外旋，外侧半月板在股骨髁与胫骨之间受到旋转压力，而致外侧半月板撕裂。

膝关节半月板损伤多由扭转外力引起。当膝关节固定在半屈曲、外展位时，股骨髁猛然内旋，内侧半月板在股骨髁与胫骨之间受到旋转压力，而致内侧半月板撕裂。如扭伤时膝关节屈曲程度愈大，撕裂部位愈靠后。外侧半月板损伤的机制相同，但作用力的方向相反。破裂的半月板如部分滑入关节之间，使关节活动发生机械障碍，妨碍关节伸屈活动，形成“交锁”。在严重创伤时，半月板、十字韧带和侧副韧带可同时损伤。半月板损伤的部位可发生在半月板的前角、后角、中部或边缘部。损伤的形状可为横裂、纵裂、水平裂或不规则形，甚至破碎成关节内游离体。

【康复要点】

1. 早期锻炼要防止关节粘连，肌肉萎缩。
2. 开始负重练习、活动训练、肌力训练后要适当调节关节控制能力及稳定性。
3. 后期对膝关节进行功能锻炼，促使达到其最大活动限度的恢复，强化肌力，防止负重过大，适当戴护膝保护。

【康复评定】

1. 症状　患者有打软腿或膝关节交锁现象，股四头肌萎缩。

2. 体征　膝关节间隙固定的局限性压痛。

3. 中医辨证　根据筋伤三期辨证，可分为血瘀气滞证、痰湿阻滞证和肝肾亏损证三种证型。

NOTE

4. 肢体与关节的功能评定

（1）Lysholm 评分　由 Lysholm 和 Gillqui 在 1982 年提出，是评价膝关节韧带损伤的条件特异性评分，它也被广泛地运用于其他各种膝关节疾病，如半月板损伤、软骨退变或软化。Lysholm 评分不仅能评价患者最为重要的日常活动的功能感知，而且对于患者不同强度的运动功能等级也能做出初步评估。它通过数字式的评分和患者活动级别的联系，对于患者功能障碍的程度做出清楚的划分，从而使评估系统中每一个内容参数都能反映治疗过程。

（2）AKS 评分　AKS 评分系统是 1989 年由美国膝关节协会提出的另一膝关节综合评分标准。AKS 评分分为膝评分和功能评分两大部分。膝评分又分为疼痛、活动度和稳定性；功能评分包括行走能力和上下楼能力的评价。AKS 评分全面评估了膝关节整体功能和形态，更精确地评价了关节自身条件。该评分在指导患者康复和功能锻炼方面也有一定的作用。因此，AKS 评分在近年已逐渐取代 HSS 评分，成为评估 TKA 最为有效的评分。

【康复治疗】

可采取手法、药物、固定和练功治疗，必要时手术治疗。

1. 中药疗法

（1）中药内服　初期宜活血祛瘀、消肿止痛，内服桃红四物汤、舒筋活血汤；后期治宜补养肝肾、舒筋活络，内服补筋丸；肌力不足者可服用健步虎潜丸、补肾壮筋汤。

（2）中药外用　外敷消瘀止痛膏或宝珍膏。

2. 针灸疗法

（1）治疗原则　活血化瘀，疏经通络，消肿止痛。

（2）取穴　梁丘、血海、内外膝眼、阴陵泉、足三里等穴。

（3）操作方法

1）针刺　毫针刺，取梁丘、血海、内外膝眼、阴陵泉、足三里、阿是穴等，平补平泻。

2）灸法　在半月板损伤部位，温针灸或单用灸法，初期促进炎症吸收，消肿止痛。

3. 推拿疗法

（1）治疗原则　活血化瘀，消肿止痛。

（2）操作手法　㨰、按、揉、点、摇法及膝关节屈伸法。

（3）取穴与部位　梁丘、血海、犊鼻、阴陵泉、足三里、委中、委阳等穴及膝关节周围。

（4）操作方法

1）疏经通络、消肿止痛法　患者取仰卧位，医师在膝关节周围施以㨰法、揉法操作 3 ～ 5 分钟，以舒筋通络；医师点按阳陵泉、阴陵泉、膝眼、足三里、委中、血海及膝关节等穴，手法深沉缓和，以酸胀为度，治疗约 5 分钟。

2）理筋整复法　①膝关节交锁：采用屈伸手法解除交锁；患者仰卧，屈膝屈髋 90°，一助手握持股骨下端，术者握持踝部，二人相对牵引，术者可内外旋小腿数次，然后使小腿尽量屈曲，再伸直下肢，即可解除交锁；医师在患侧膝关节涂抹介质，施以擦法，以透热为度，以活血化瘀、通络止痛。②理筋手法：适用于损伤后期，于膝部和股四头肌做按摩推拿手法，并帮助膝关节做屈伸锻炼，改善膝关节屈伸功能活动度。

NOTE

4. 固定方法 没有完全断裂的交叉韧带损伤，抽尽血肿后将患膝固定于屈膝 20°～ 30°位 6 周，使韧带处于松弛状态，以便修复重建。

5. 练功活动 膝关节制动期间进行股四头肌舒缩锻炼，防止肌肉萎缩。解除固定后，可练习膝关节屈曲，并逐步练习扶拐行走。

6. 手术治疗

（1）治疗处理方法

对有关节腔积液的可行关节腔穿刺抽取积液，促进炎症吸收。对于交叉韧带完全断裂或伴有半月板、侧副韧带损伤者，可行半月板切除、侧副韧带重建术，全面处理。

（2）手术治疗的运动疗法

1）术后第 1 阶段（术后 0 ～ 1 周） 减轻疼痛，肿胀；早期肌力及活动度练习，以防止关节粘连、肌肉萎缩。

①手术当天：开始活动足趾、踝关节。踝泵练习：用力、缓慢、全范围屈伸髋关节，每组 5 分钟，每小时 1 组；股四头肌、腘绳肌等长练习；在不增加疼痛的前提下尽可能多做大于 500 次 / 天；术后 24 小时后可扶拐下地行走。

②术后第 1 ～ 2 天：开始直抬腿，伸膝后直腿抬高与床面 30°处，保持 5 秒为 1 次。每组 30 次，每天 3 ～ 4 组；开始侧抬腿练习及后抬腿练习，保持 5 秒为 1 次，每组 30 次。每天 3 ～ 4 组；负重及平衡练习：保护下双足分开同肩宽，在微痛范围内左右交替移动重心，每次 5 分钟，每天 2 次。如疼痛肿胀不明显，可扶单拐或不用拐下地行走，但不鼓励多行走。

③术后第 3 天：继续以上练习；根据情况决定开始屈曲练习，微痛范围内，达到最大的角度，每次 10 分钟，每天 1 次。

④术后第 4 天：开始单腿站立平衡练习，每次 5 分钟，每天 2 ～ 3 次。开始以俯卧位主动屈曲练习，每组 30 次，每天 2 ～ 4 组。以沙袋为负荷，在 0°～ 45°屈伸范围内进行，练习后如关节肿痛即刻冰敷。主动屈膝达 90°。

⑤术后 1 周：被动屈曲练习，被动屈曲角度至 100°～ 110°；可单足站立，可不用拐短距离行走；开始立位主动屈曲大于 90°，抗阻屈至无痛的最大角度保持 10 ～ 15 秒，每组 30 次，每天 4 组。

2）术后第 2 阶段（术后 2 ～ 4 周） 加强活动度及肌力练习，提高关节控制能力及稳定性，开始恢复日常活动。

①术后 2 周：被动屈曲练习至 110°～ 120°；开始前后、侧向跨步练习，动作缓慢，有控制、上身不晃动。力量增强后可双手提重物为负荷训练，组间间隔 30 秒，2 ～ 4 组连续。每天 2 ～ 3 次；开始靠墙静蹲练习，随力量增加逐渐增加下蹲的角度，每次 2 分钟，间隔 5 秒，每组 5 ～ 10 次，每天 2 ～ 3 组。

②术后 3 周：被动屈曲练习角度达 120°～ 130°；开始单膝蹲起练习，在 0°～ 45°范围内蹲起，要求动作缓慢、有控制、上身不晃动。必要时可双手提重物以增加练习难度，每组 20 次，间隔 30 秒，每组 2 ～ 4 次，每天 1 ～ 2 组。

③术后 4 周：被动屈曲角度逐渐至与健侧相同，取坐位抗阻伸膝，使用沙袋等负荷练习，每组 30 次，组间休息 30 秒，每天 4 ～ 6 组。

NOTE

3）术后第 3 阶段（术后 1 ～ 2 个月） 关节活动度至正常，强化肌力，改善关节恢复日常生活各项活动能力及轻微运动。

①台阶前向下练习。

②保护下全蹲，双腿平均分配体重，尽可能使臀部接触足跟。每次 3 ～ 5 分钟，每天 1 ～ 2 次。

③开始游泳、跳绳及慢跑。

④运动员开始专项运动中基本动作的练习，运动时戴护膝保护。

4）术后第 4 阶段（术后 3 个月） 开始专项运动训练。

半月板前、后角损伤缝合术后可早期部分负重；半月板体部损伤缝合术后 4 周内患肢完全不负重，术后 1 ～ 2 周内被动屈曲练习，每天进行 2 ～ 3 次。

【注意事项】

1. 受伤初期膝关节不稳时，要佩戴护膝保护，以增加膝关节的稳定性。

2. 要尽量卧床休息，避免负重或是做激烈运动。

3. 后期加强肌肉锻炼，促进功能恢复。

三、膝关节侧副韧带损伤

【概述】

膝关节侧副韧带损伤，多由直接撞伤或在屈膝旋转位突然跌倒引起。轻者部分损伤，重者可完全断裂，或伴有半月板、十字韧带损伤。若不及时诊治，会严重地影响关节功能。

膝关节过度内翻或外翻时，被牵拉的韧带超出生理负荷而发生撕裂、断裂等损伤，主要表现为膝关节肿胀、疼痛、功能障碍、局部有压痛点等。当膝关节处于伸直位时，膝或腿部外侧受强大暴力打击或重压，使膝过度外展，内侧副韧带可发生部分或完全断裂；相反，膝或腿部内侧受暴力打击或重压，使膝过度内收，外侧副韧带可发生部分或完全断裂。在严重创伤时，侧副韧带、十字韧带和半月板可同时损伤。

膝关节在完全伸直和完全屈曲位时，内侧副韧带紧张，膝关节稳定而无侧向及旋转活动。膝关节处于半屈曲位时，内侧副韧带松弛，关节不稳，有轻度的侧向活动，易受损伤。而外侧副韧带则在膝关节完全伸直位时最紧张，膝关节完全屈曲位时最松弛。

当膝外侧受到暴力打击或者重物压迫，迫使膝关节过度外翻、外旋时，可使膝内侧间隙拉宽，内侧副韧带发生拉伤、撕裂或者断裂等损伤。反之，膝内侧受到暴力打击或重物压迫，迫使膝关节过度内翻时，可使膝外侧间隙拉宽，引起外侧副韧带拉伤、撕裂或断裂等损伤。由于膝关节有生理性外翻角，且膝外侧易受暴力的打击或重物压迫，因此，临床上内侧副韧带损伤多见。若为强大的旋转暴力，内侧副韧带完全断裂的同时易合并内侧半月板和前交叉韧带的损伤，称为“膝关节损伤三联征”。严重损伤还可伴有关节囊撕裂和撕脱骨折。

NOTE

【康复要点】

1. 防止创伤部位的继续出血，并予以适当固定，以防再伤。

2. 恢复运动，但必须按照膝内侧副韧带的作用方向用弹力绷带固定。

3. 膝关节侧副韧带肌力恢复锻炼。

【康复评定】

1. 症状 伤后膝关节内外侧副韧带局部出现疼痛、肿胀，严重者有膝关节肿胀。

2. 体征 膝关节内外侧有皮下瘀斑，沿内外侧副韧带附近有固定的压痛点，或可扪及凹陷。

3. 中医辨证 根据筋伤三期辨证，可分为瘀血阻络证、筋脉失养证和湿阻筋证三种证型。

4. 肢体与关节的功能评定

（1）肢体围度测量 大腿围度测量以卷尺距髌骨上缘以上 15cm 处平行绕大腿一圈；小腿围度测量以卷尺距髌骨上缘以下 10cm 处平行绕小腿一圈；可发现有无肌肉萎缩，并与健侧相比较。

（2）肌力评定 可采用徒手肌力检查法（MMT）来测定患肢肌肉力量，也可采用特殊器械进行肌群的肌力评定。

（3）关节活动度的测定 用于评价伤后膝关节活动障碍的程度及康复治疗对膝关节活动度的改善程度。

（4）疼痛评定 通常采用 VAS 法评定疼痛的程度。

【康复治疗】

1. 中药疗法

（1）中药内服 以活血化瘀、消肿止痛为主，选用香附、桃仁、延胡索、牛膝、红花、大黄等以加强理气活血、消肿止痛功效。

（2）中药外用 局部外用旧伤活络软膏加黄芪粉、白及粉外敷，以祛瘀生新、舒筋活血、和营止痛、续筋生肌。

2. 针灸疗法

（1）治疗原则 通经活络，消肿止痛。

（2）取穴 血海、阴陵泉、三阴交、梁丘、阿是穴。

（3）操作方法

1）针刺 常用毫针刺法，取穴为血海、阴陵泉、三阴交、梁丘、阿是穴等，采用提插补泻法，气滞血瘀、湿阻筋络者重提轻插，筋脉失养者重插轻提。

2）灸法 结合灸法或用温针灸 30 分钟，每日 1 次，10 次为 1 个疗程。

3）刺络拔罐法 在叩刺部位依患膝大小及肌肉丰满程度选择合适的抽气罐，拔出血液 3 ～ 5mL 以加强泄恶血、祛瘀生新、活血通络。

3. 推拿疗法

（1）治疗原则　舒经活络，活血祛瘀，消肿止痛。

（2）取穴及部位　血海、阴陵泉、三阴交及膝关节韧带附近阿是穴。

（3）主要手法　点、按、揉、摩、擦等手法。

（4）操作方法

1）舒经通络法　患者仰卧，伤肢伸直并外旋。医者先点按血海、阴陵泉、三阴交每穴 1 分钟，随后在膝关节侧方痛点部位及其上下施以指揉法、摩擦法 3 分钟，再沿侧副韧带走行方向施以理筋手法反复施术 1 ～ 2 分钟。

2）理筋整复法　医者一手扶膝另一手握踝，予以伸屈膝关节 3 ～ 5 次，以恢复轻微之错位，并可以舒顺卷曲的筋膜。在后期可做局部按摩，运用手法可以解除粘连，恢复关节功能。

4. 固定　韧带撕裂伤较轻者仅压迫包扎即可。较严重者，局部冷敷或敷消肿止痛膏药，如双柏膏，再加压包扎，然后用石膏或夹板固定屈膝为 30°位，一般固定 3 周。3 周后若仍有症状，可加用中药熏洗、理疗，使用防内、外翻的膝关节支具护膝。

5. 功能锻炼　加强股四头肌及腘绳肌练习、有外固定时进行肌肉等长锻炼，解除外固定后进行等张锻炼或等动锻炼。

6. 药物治疗　按筋伤早中后期进行辨证治疗，同膝关节半月板损伤。

7. 运动疗法

（1）术后第一阶段（术后 0 ～ 4 周）　石膏固定期，可减轻疼痛、肿胀；早期肌力训练，防止肌肉萎缩；术后当天开始活动足趾；术后第一天开始踝部运动及股四头肌、腘绳肌等长肌力训练；术后第 2 天扶拐下地，进行直腿抬高训练、外侧抬腿练习及后抬腿练习。

（2）术后第二阶段（4 ～ 8 周）　加强关节活动度练习；增强肌力训练；步态训练。

1）术后 4 周　开始膝关节伸展训练，使膝关节逐步完全伸直；开始主动辅助屈曲练习，屈曲练习在 0°～ 60°范围，如无痛逐步屈曲膝关节至 90°，四周内恢复膝关节全范围活动度。开始负重和重心转移训练，当患侧可以承重 50% 的体重时，可以在平衡板或平衡软垫上进行平衡功能训练。

2）术后 5 周　开始主动屈伸膝关节。开始步态训练，调整膝关节支具 0°～ 70°以满足步行所需的活动，使用单拐（扶于健侧）行走，开始仰卧位“勾腿练习”。

3）术后 6 周　开始脱拐步行，将支具调至 0°～ 110°范围屈伸练习。开始立位“勾腿练习”。开始靠墙静蹲练习和靠墙蹲起练习。

4）术后 7 周　被动膝关节屈曲至 135°，开始患侧单腿蹲起练习。

5）术后 8 周　患者膝关节主动屈伸角度与健侧相同，恢复正常的步态。

（3）术后第三阶段（8 周～ 3 个月）　增强膝关节的稳定性，恢复日常生活活动能力。开始蹬踏训练，逐步增强难度，由双腿蹬踏逐步过渡到患腿蹬踏训练；开始上台阶和下台阶训练，逐步增加台阶的高度；开始跳箱跳下练习，侧向跨跳练习，以及游泳、跳绳、慢跑等运动；运动员开始基本动作训练。

NOTE

【注意事项】

1. 患肢制动，不负重 4 ～ 6 周，尽可能不要屈伸膝关节。
2. 待急性损伤出血停止后，即可进行股四头肌功能锻炼。
3. 推拿治疗阶段禁止做关节的被动运动。
4. 若属韧带完全断裂或伴有复合损伤，往往需及早手术治疗，以免贻误治疗。
5. 可用护膝保护膝关节。

第三节 踝部筋伤

【概述】

踝部筋伤是骨伤科临床常见的损伤之一，可见于各个年龄阶段，占所有运动损伤的 20% ～ 40%。由于外侧副韧带较内侧副韧带薄弱，内踝比外踝高，且内翻肌力较外翻肌力更强大，因此外踝扭伤最为常见。在跖屈位足内翻损伤时，距腓前韧带最先损伤，随后是跟腓韧带，最后为距腓后韧带。由于关节囊与外侧副韧带紧密相连，又构成腓骨肌腱纤维鞘的底部，因此韧带断裂多合并有踝关节腔和腓骨肌腱鞘内积血。踝关节扭伤后任何功能受限或疼痛，都是康复介入的适应证。

【康复要点】

1. 明确疼痛和功能障碍的原因，如粘连、挛缩、瘢痕、感觉功能障碍等。
2. 采取相应的手法治疗、针刺、运动疗法和物理治疗等，缓解症状与功能障碍。

【康复评定】

1. 症状 急性外踝扭伤，常表现为外踝及足背处的疼痛、肿胀及踝关节活动受限，疼痛跛行步态。严重者往往无法站立，可见皮下瘀斑。慢性陈旧性损伤往往以踝关节不稳的症状为主，无力感、轻度疼痛，在崎岖路面行走时，有踝关节失去控制的感觉，容易内翻扭伤。

2. 体征

（1）前抽屉试验 患者坐位，膝关节屈曲 90°，踝关节轻度跖屈 20°左右。检查者用一只手握住胫骨远端的前方，维持其稳定性；同时另一只手握住跟骨后方，用力将跟骨和距骨相对于胫骨向前移动。正常踝关节可感受到略向前推动后即达到一个相对稳定的状态，阳性者则无法达到一个相对稳定状态或者前后活动度过大。提示距腓前韧带中度至重度的损伤或者慢性踝关节不稳。检查时需要与健侧对比。

（2）内翻应力试验 内翻应力试验是为了检查跟腓韧带的紧张度。患者取坐位，膝关节屈曲约 90°，踝关节处于中立位。检查者用一只手在内踝上方处从内侧握住小腿，用另一只手在跟骨下方处握住患者足部并使后足内翻。检查结果出现后足达到完全内翻时，会达到一个停止点。如果未出现上述情况则提示中度至重度的跟腓韧带损伤。与健侧踝关节对比，过度或者不对称活动提示慢性跟腓韧带损伤、松弛。如果检查过程中出现疼痛，检查结果假阴性概率较高。

（3）外翻应力试验　将踝关节被动外翻，如果伤侧踝关节外翻程度增加，提示三角韧带的中间部分可能损伤或者内踝的撕脱性骨折。完整的外翻应力试验还包括在踝关节完全背伸时重复以上动作。评估三角韧带后侧部分及在踝关节完全跖屈时评估三角韧带前侧部分。完成这项检查常需要将患侧同健侧进行对比。

3. 中医辨证　踝关节扭伤主要依据病程长短、扭伤的部位等进行辨证。新伤者，有外伤病史，疼痛剧烈、肿胀明显、活动不利，辨证为血瘀气滞；陈伤者，遇天气变化，反复发作，辨证为寒湿凝滞、瘀血阻络。根据经筋循行规律，外踝扭伤痛点位于外踝下方者为足太阳经筋损伤，痛点在外踝前下方者为足少阳经筋损伤；内踝扭伤痛点在内踝下方者为足少阴经筋损伤，在内踝前下方者为足太阴经筋损伤。

4. 韧带损伤的分级　根据韧带是否断裂及损伤程度不同，可将外侧副韧带损伤分为 3 度。

Ⅰ度损伤：距腓前韧带一般性挫伤，韧带外形尚完整，踝关节无不稳定，MRI 示韧带纹理连续性比较好，厚度有所增加，回声信号减低。

Ⅱ度损伤：距腓前韧带部分断裂，踝关节轻度不稳。MRI 示韧带增粗，纹理连续性中断或部分变薄，周围关节腔组织出现积液。

Ⅲ度损伤：距腓前韧带断裂，踝关节明显不稳定，MRI 是韧带完全中断，距腓前韧带周围关节腔中显示伴有积液存在，可合并出现撕脱性骨折，断端走向异常，回缩，韧带增粗，或者有假团块形成，弥漫性或者局部信号增高。

5. 关节活动度的测量　踝关节的活动范围主要为踝关节背伸 0°～ 20°，跖屈 0°～ 45°，内翻 0°～ 35°，外翻 0°～ 25°。人类个体之间正常的踝关节活动范围略有差异，需要健侧踝关节同时测量，以便对比评估患侧关节活动范围的受限大小。

6. 肌力的评定　主要评估小腿三头肌、胫骨后肌、胫骨前肌及腓骨长短肌的肌力。参考第一篇第一章肌力评定的徒手肌力测定法测定并记录。

7. 步态和平衡功能的评定　参见第一部分第一章第六节。

8. 踝关节外侧副韧带重建评分　参考 Rudert 踝关节外侧副韧带重建评分系统。该评分系统从主观表现、客观表现和 X 线片表现综合评定（表 11–2）。

【康复治疗】

外踝副韧带损伤后的病理变化一般可分为三个阶段，即炎症期（3 ～ 5 天）、增生期（5 天～ 6 周）、成熟期（数周～ 1 年），这 3 个阶段受伤后即开始发展，可有重叠。在制订康复治疗计划时还需要考虑到韧带损伤程度的不同，例如Ⅰ度损伤较Ⅱ、Ⅲ度损伤的组织损伤更小，组织愈合过程更快。损伤的恢复时间与损伤的程度呈正相关，Ⅰ度损伤一般 1 周后就可进入成熟期，通常 1 ～ 2 周后可以恢复受伤前的活动强度；Ⅱ度损伤可能需要 4 ～ 8 周；而Ⅲ度损伤可能需要 12 ～ 16 周才能恢复伤前的活动强度。

除此之外，康复的处方制定需要结合前期的治疗方案，不同的治疗措施，康复的方法也有差异，需要仔细评估后个体化制定。通常情况下Ⅰ度、Ⅱ度损伤往往非手术治疗即可，而Ⅲ度损伤往往需要手术干预治疗。

1. 中药疗法　初期治宜活血祛瘀、消肿止痛，内服七厘散及舒筋丸，外敷五黄散或三色敷药；后期宜舒筋活络、温经止痛，内服小活络丹，外用四肢损伤洗方熏洗。

2. 中医疗法　扭伤属于关节伤筋病，属于经筋病。依据在“在筋守筋”原则，局部腧穴可疏通经络、宣散壅滞，并配合循经取远端穴，加强本经的疏导作用，从而达到“通则不痛”的效果。治疗时，主穴取扭伤局部腧穴为主：阿是穴、申脉、解溪、丘墟，配穴可循经取穴。足太阳经筋损伤可取昆仑、后溪，足少阳经筋病证可取阳陵泉、足临泣，足少阴经筋损伤可取太溪、复溜，足太阴经筋病证可取三阴交、阴陵泉。

在踝部筋伤急性期一般不在损伤局部进行手术治疗，若损伤较轻，可用较轻柔的理筋手法治疗。治疗后仍继续固定或制动。若损伤较重，应慎用手法治疗，特别是运动关节类手法，以免加重损伤。在恢复期可行一些活血化瘀、消肿止痛、滑利关节的手法。具体手法如下。

（1）揉散瘀血　患者坐于床上，伸直患肢。医者以大拇指及大鱼际按揉伤足。按揉的力量宜小不宜大，按揉的顺序为从远端到近端，从损伤的周围到损伤的局部。

（2）止痛消肿　在患者损伤的局部涂少量按摩乳，做指摩法，然后由远端向近端做推法以促使肿胀消除。

（3）滑利关节　医生一手托足跟，另一手握足背，进行转摇动，以不痛为度。本法不宜使用太早，一般用于损伤2～3周以后仍有疼痛且功能受限者。在摇动时，不可强力摇动，以免刚修复的韧带再度受损。

其他传统中医康复方法也可以及时介入，如耳针、中药外敷等。

3. 运动疗法　运动疗法依据损伤的程度即以手术与否为基础，再结合韧带愈合时间，进行分阶段的处理。

（1）手术治疗的运动疗法

术前康复：以患者教育为主，指导患者针对性的术前关节活动、肌力及术后康复训练方法、支具及拐杖使用方法。告知患者术后康复可能会出现的问题和注意事项。

术后第一阶段康复（术后当日至术后第2周）：术后踝关节予以外固定（短腿石膏或支具）固定于中立位。术后未受累关节主动运动，早期患侧下肢无负重，使用助行器或双拐辅助下行走活动，预防下肢深静脉血栓形成。

术后第二阶段康复（术后第2～4周）：继续术后未受累关节主动运动，下肢肌群肌力、踝关节背屈、外翻训练，术后6周内禁止内翻和跖屈。术后第3周可逐步开始在支具保护下患肢部分负重行走。

术后第三阶段康复（术后第4～8周）：术后第4周开始踝关节主动关节活动度锻炼，术后6周内避免内翻、内收、跖屈动作。术后第6周以后开始全面康复运动训练，逐步去除外固定。负重开始由50%部分负重慢慢过渡至100%负重、无阻力固定自行车、水下减重行走训练。用患足凭空写字等踝关节柔韧性训练亦可开始。采用坐位震动平板、泡沫轴、站立位平衡垫等进行平衡能力、本体感觉训练。加强踝足部肌力训练，如足趾抓毛巾等足内在肌训练。采用松动术手法进行瘢痕组织、小腿三头肌及筋膜等按摩松解。将下肢等长肌力训练逐步过渡到等张肌力训练、等速肌力训练。

NOTE

术后第四阶段康复（术后第 8 ～ 12 周）：术后 12 周获得全范围踝关节活动度。继续踝周肌群离心肌力训练。如果关节活动度受限，需行关节松动术手法治疗改善关节活动度。

术后第五阶段康复（术后第 12 周以后）：踝部护具保护，全负重行走。踝部恢复柔韧性和灵活性，开始专项运动项目训练，重返运动场。

（2）非手术治疗的运动疗法

第一阶段康复（伤后至第 2 周）：可使用弹力绷带加压包扎处理，Ⅱ度、Ⅲ度韧带损伤者可以使用外固定保护，免负重或者部分负重可耐受状况下短距离行走。在不增加韧带张力的情况下，可行踝关节被动、助动、主动的活动范围训练，主要是背伸、跖屈及轻度的外翻，避免内翻。Ⅰ度损伤者可行轻柔的关节松动手法及足踝内在肌的训练。

第二阶段康复（第 2 ～ 4 周）：外固定保护下，进行股四头肌、踝关节周围肌群的等长收缩、踝部内在肌训练、下肢肌肉闭链训练、本体感觉训练。增强淋巴回流的手法消肿，轻中度（Ⅰ、Ⅱ度）损伤开始逐步部分负重缓慢过渡至完全负重，重度（Ⅲ度）损伤仍限制负重。

第三阶段康复（第 4 ～ 12 周）：Ⅲ度损伤者亦需要拆除石膏外固定，加强踝关节活动度训练，逐步强化牵伸训练，可以给予低强度的、长时间的静态牵伸训练后开展动态牵伸训练。加强本体感觉、平衡能力及协调性训练。逐步开展慢跑、跳跃等功能性训练、增强训练，以及运动专项训练。拆除石膏初期，应使用肌内贴、活动护具进行过渡性保护训练。

4. 物理因子疗法　早期物理因子疗法主要是进行冰敷，使局部血管收缩，减轻出血及肿胀。后期日常康复训练后出现皮肤温度升高及肿胀时亦可使用冰敷。冰敷时间一般为每次 15 分钟左右，隔 1 ～ 2 小时后可进行下一次冰敷。

短波、红外线、磁疗、筋膜刀、激光、超声波等治疗亦可在后期介入治疗，以利于镇痛、消肿、抗炎。

【注意事项】

急性扭伤时，应告知患者损伤的程度、支具或其他外固定的使用方式、休息时应注意抬高患肢促进淋巴回流等治疗与康复知识。陈旧性损伤者，应教育其长期坚持踝关节周围肌肉锻炼、本体感觉训练来保持关节的稳定性，预防再次损伤。

Rudert 等人于 1997 年提出一种踝关节外侧副韧带重建评分，用于评估踝关节外侧副韧带损伤疗效（表 11–2）。此评分包括主观表现、客观表现和 X 线片表现三个方面，满分 100 分。

分级标准：优：91 ～ 100 分；良：71 ～ 90 分；可：51 ～ 70 分；差：＜ 50 分。

表 11–2　Rudert 踝关节外侧副韧带重建评分系统

项目	分数			
主观表现（总分：35 分）				
疼痛	无（5）	神经痛（3）	关节痛（2）	两者皆有（0）
对天气敏感	无（2）	有（0）		
行走痛	无（3）	偶尔（2）	经常（0）	
肿胀	无（4）	只在重体力活动后（3）	长距离行走后（1）	经常（0）

NOTE

续表

项目	分数			
对不稳定的忧虑	无（6）	较少（4）	强烈（0）	
摔倒事件	无（6）	偶尔（4）	不平路面经常（1）	经常（0）
体育活动改变	无（9）	剧烈体育活动改变（6）	轻体育活动改变（2）	不能进行体育活动（0）
客观临床表现（总分：35 分）				
压痛	无（4）	轻度（2）	重度（0）	
感觉迟钝	无（3）	瘢痕区域（2）	大范围（1）	直到小趾（0）
前抽屉试验	两侧相同（7）	较对侧稍重（5）	严重（0）	
距骨外侧倾斜	两侧相同（7）	较对侧稍重（5）	严重（0）	
单足站立	两侧相同（3）	安全性降低（1）	安全性显著降低（0）	
小腿周径	正常（2）	较健侧减小＜3cm（1）	较健侧减小＞3cm（0）	
活动	正常（3）	减少＜10°（2）	减少 10°～20°（1）	减少＞20°（0）
内翻	正常（3）	减少＜10°（2）	减少 10°～20°（1）	减少＞20°（0）
旋前－旋后	正常（3）	减少＜10°（2）	减少 10°～20°（1）	减少＞20°（0）
X 线片表现（总分：30 分）				
外侧稳定性	＜5°（10）	5°～8°（6）	8°～11°（2）	＞11°（0）
前侧稳定性	＜5mm（10）	5～8mm（6）	8～11mm（2）	＞11 mm（0）
关节病	双侧相同（10）	Ⅰ级（6）	Ⅱ级（2）	Ⅲ级（0）

第四节 跟痛症

【概述】

跟痛症是最常见的局部疼痛综合征之一，是由于足跟部慢性损伤或骨质增生，导致局部无菌炎症反应而产生足跟部跖面的疼痛。常见的病因有跖筋膜炎、外伤或退行性变导致的足跟脂肪垫萎缩、足跟滑囊炎、跟骨骨刺等。跟痛症多发生于中老年人，男性多于女性，糖尿病、肥胖和足内翻是已知的危险因素，跑步或长期站立也会造成影响，多为一侧发病，也可双侧同时发病。其典型症状为患者在开始负重时通常出现足跟部疼痛，无论是早晨起床还是休息后，以及活动过久症状均加重，对患者的行走活动及生活质量造成严重影响。

【康复要点】

1. 减轻跟部疼痛症状。
2. 改善行走功能。

【康复评定】

1. 症状　跟痛症的典型临床症状为休息后起始负重跟骨跖面疼痛，触诊可有明确的压痛点。若压痛点是脂肪垫萎缩引起的，压痛点位于足跟负重区偏内侧，有时可触及皮下的脂肪纤维块。若因跖筋膜炎引起的，则压痛点可局限于跟骨大结节的跖筋膜附着处。若因足跟滑囊炎引起，则疼痛点局限于足跟内侧结节下，局部无红肿。部分患者还有休息痛，即开始休息后疼痛，短时间疼痛即可消失。

2. 体征　跟痛症无特殊体征，主要为局部压痛阳性。压痛点可以在跟骨负重区偏内侧、外侧或者跟骨大结节处。

3. 中医辨证　跟痛症可以依据气血及八纲辨证，其常见证型为以下三种。

（1）气滞血瘀证　足跟痛如刺，痛处固定，拒按，动则更甚。舌质紫暗或有瘀斑，苔薄白或薄黄，脉弦紧或涩。

（2）湿热内蕴证　足跟局部疼痛，轻度红肿，有热感，压痛明显，伴口渴不欲饮。舌苔黄腻，脉濡数。

（3）寒湿痹阻证　足跟痛缠绵日久，反复发作，劳则更甚，休息减轻，腰膝酸软无力，可伴心烦失眠，口苦咽干，舌红少津，脉弦细而数，或伴四肢不温，形寒畏冷，筋脉拘挛，舌质淡胖苔薄白，脉沉细无力。

4. 步态评定　参见第一部分第一章第六节。

5. 足部功能评分　目前临床上没有特定的跟痛症评分系统，但可以使用 Maryland 足部评分系统（表 11–3）和美国足踝外科协会（AOFAS）踝与后足功能评分（表 11–4）。

（1）Maryland 足部评分系统　该评分系统是一种评价足部疾病、畸形或创伤患者足部情况的评分系统，包括疼痛和功能两大项，满分 100 分。现广泛应用于足部疾患疗效评价的临床和科研工作中。

分级标准：优：90 ～ 100 分；良：75 ～ 89 分；可：50 ～ 74 分；差：＜ 50 分。

表 11–3　Maryland 足部评分系统

项目	分数（分）
（一）疼痛	
无疼痛：包括运动时	45
轻微疼痛：日常生活和工作不受影响	40
轻度疼痛：日常生活和工作略受影响	35
中等疼痛：日常生活受到明显影响	30
严重疼痛：简单日常生活如洗浴或轻微家务即可出现，需频繁、强效镇痛	10
残疾：无法工作或购物	5

续表

项目	分数（分）
（二）功能	
1. 步态	
（1）步行距离	
不受限制	10
轻度受限	8
中度受限（2～3个街区）	5
严重受限（1个街区）	2
无法户外活动	0
（2）稳定性	
正常	4
感觉差，但无失控感	3
偶有失控感（1～2个月1次）	2
经常有失控感	1
需矫形装置	0
（3）助行工具	
不需要	4
手杖	3
腋杖	1
轮椅	0
（4）跛行	
无	4
轻微	3
中等	2
严重	1
无法行走	0
（5）穿鞋	
不受限制	10
略受限制	9
平底、系带的鞋	7
矫形鞋	5
宽松的鞋	2
无法穿鞋	0

NOTE

续表

项目	分数（分）
（6）上下楼梯	
正常	4
需手扶栏杆	3
需用其他方法助行	2
无法上下楼梯	0
（7）对路面的要求	
无限制	4
在石子路面及山路行走困难	2
在平坦路面即行走困难	0
2. 外观	
正常	10
轻度畸形	8
中度畸形	6
重度畸形	0
3. 活动度（距下关节）	
正常	5
轻度受限	4
明显受限	2
僵硬	0

（2）AOFAS 踝与后足功能评分系统　美国足踝外科协会（AOFAS）于 1994 年提出一种评价踝与后足功能的评分系统。该评分系统主要通过主观和客观两个方面的因素来描述患者的功能、疼痛及对位对线情况，满分 100 分。此评分系统是目前国内外最为权威、应用最为广泛的踝与后足功能评分系统。AOFAS 的评分系统广泛应用于足踝部的任何创伤、骨病、重建等手术前后的功能评估。

表 11-4 AOFAS 踝与后足功能评分系统

项目	分数（分）
疼痛（40 分）	
无疼痛	40
轻微，偶尔疼痛	30
中等，每天疼痛	20
严重，持续疼痛	0

续表

项目	分数（分）
功能（50分）	
1. 主动活动是否受限，是否需要助行工具	
无活动受限，不需要助行工具	10
无日常活动受限，但文体活动受限，不需要助行工具	7
日常和文体活动均受限，行走需手杖	4
日常和文体活动严重受限，需手杖、腋杖或轮椅	0
2. 最远行走距离	
大于6个街区	5
4～6个街区	4
1～3个街区	2
小于1个街区	0
3. 行走路面	
在任何路面行走均无困难	5
在凹凸不平或斜形路面、楼梯或竖梯行走略困难	3
在凹凸不平或斜形路面、楼梯或竖梯行走非常困难	0
4. 步态异常	
无异常或轻度异常	8
明显异常	4
严重异常	0
5. 矢状面活动度（跖屈加背伸）	
正常或轻度受限（30°或更大）	8
中等受限（15°～29°）	4
严重受限（小于15°）	0
6. 后足活动度（外翻加内收）	
正常或轻度受限（正常的75%～100%）	6
中等受限（正常的25%～74%）	3
严重受限（小于正常的25%）	0
7. 踝与后足的稳定性（矢状面和冠状面）	
稳定	8
不稳定	0
踝与后足对位对线（10分）	
好，跖行足，踝－后足排列正常	10
中等，跖行足，踝－后足明显排列成角，无症状	5
差，非跖行足，踝－后足严重排列紊乱，有症状	0

【康复治疗】

跟痛症的康复治疗亦是以骨科前期治疗为基础，其治疗以保守治疗为主，大多数患者经系统性保守治疗及康复可以缓解，少部分患者经长期保守治疗（≥ 6 个月）症状仍不缓解者，考虑手术治疗。

1. 中药疗法 初期治宜活血祛瘀、消肿止痛，内服七厘散及舒筋丸，外敷五黄散或三色敷药；后期宜舒筋活络、温经止痛，内服小活络丹，外用四肢损伤洗方熏洗。

2. 中医疗法 跟痛症的部位为足少阴肾经所循行处，可辨证为足少阴经筋病，治疗应温经通络、疏调经筋，以局部阿是穴为主，并配合循经取穴。取阿是穴、太溪、水泉等穴，隔日 1 次，亦可在局部行灸法治疗。

推拿手法应以局部点穴止痛为主，具体操作：患者俯卧，两腿伸直。医生以一手掌按压患侧跟腱处，拇指与另一手拇指重叠点按于痛处，着力点按并左右拨动 3 ～ 5 分钟，重复 2 ～ 3 次。隔日操作一次即可。一般疗效较为满意。

3. 运动疗法 急性期治疗原则：休息、尽量减少足部负重。使用带有内侧足弓支撑的鞋垫可分散足部的应力，其材质应使用柔软和弹性良好的材料，以吸收足跟压力，减少反复牵拉对跖筋膜的损伤。逐步开展无痛下的主、被动小腿后部肌肉牵伸训练，因疼痛反可加重肌肉紧张。自我牵伸方法：患足前部踩在台阶上，足部腾空，利用体重躯干前倾、足跟下沉，牵拉跟腱。腓肠肌、比目鱼肌、足趾和跖筋膜也要进行自我牵引。

手法放松治疗，按摩放松、改善循环，松解小腿三头肌、足跖筋膜和胫骨前肌。牵伸足趾和跖筋膜方法：患侧小腿交叉于健侧之上，将手指置于足趾基底部，将足趾向背侧牵拉，直至感觉筋膜受牵拉。另一只手从足跟向足趾方向按摩跖筋膜和踇长屈肌。轻柔活动后，在可耐受下逐步增加按摩和牵伸强度。也可使用网球、圆瓶子或按摩棒滚按足底、放松足底筋膜。开展足内在肌肌力训练，如足趾抓毛巾，“短足”训练等。待疼痛缓解后，逐步进行踝周肌群肌力训练，增加踝足的稳定性。肌内效贴布联合手法肌肉按摩可提高患者平衡能力、本体感觉，能有效减轻疼痛、提高步行功能。

4. 手术治疗 痛性条索的切除、骨刺的切除、滑囊切除、跟骨钻孔，也有术者进行神经切断术。

5. 物理疗法 可以使用冷疗法，消炎消肿，减轻疼痛，减少镇痛药的使用量。

体外冲击波是一个近些年较为受推崇的康复治疗方法。利用其机械效应和空化效应分解瘢痕组织，抑制疼痛因子，诱导区域内新生血管形成，从而增加局部血供，诱导炎症因子介导的组织愈合。体外冲击波作为一种非侵入性的物理治疗方法被应用于跟痛症治疗中的效果是确定的。

激光疗法亦是目前临床上广泛使用的康复治疗方法。其作用机制是凭借激光的热效应，照射在足跟跖面皮肤压痛点处，加强局部血运与代谢，促进微循环，从而减少了对痛点的有害刺激，消除局部水肿并缓解神经紧张，恢复肌张力，进一步改善其临床症状。其优点在于操作简单，有较好疗效，副作用小。

除此之外，还可以使用蜡疗法、超声波疗法、磁疗法等物理因子疗法进行辅助康复治疗。

NOTE

【注意事项】

依据患者的损伤原因个体化纠正致病风险因素，比如减轻体重、避免足过度旋前位等。晨起活动或长时间休息后下地前，先充分活动踝关节，进行剧烈运动前，需进行缓和运动热身训练，牵拉踝关节附近紧绷的肌肉。避免穿高跟鞋，选穿硬度合适的鞋底，定制矫正鞋垫或使用棉垫维持正常足弓结构。避免长时间行走坚硬不平的路面。

复习思考题

1. 膝关节前后交叉韧带起止点分别是什么？
2. 膝关节交叉韧带损伤与内、外侧副韧带损伤怎么鉴别？
3. 膝关节半月板损伤的相关专科检查有哪些？
4. 膝关节半月板损伤康复评定中医辨证三期症状是什么？
5. 如何鉴别诊断膝关节侧副韧带损伤与前后交叉韧带损伤？
6. 膝关节侧副韧带损伤的相关专科检查有哪些？
7. 为什么外踝扭伤最为常见？
8. 什么是“PRICE”原则？
9. 踝关节扭伤后针灸康复何时介入？
10. 如何制定跟痛症物理因子疗法的康复处方？
11. 跟痛症运动疗法的作用有哪些？

NOTE

第十二章　躯干部筋伤康复

第一节　颈部筋伤

一、颈椎病

【概述】

颈椎病是指颈椎间盘退变、颈椎骨质增生、颈项韧带钙化等改变，刺激或压迫颈部的神经、脊髓、血管等组织而产生的一系列症状和体征的综合征。好发于中老年人。

本病可缘于先天畸形如颈椎隐裂、椎体融合、颈肋、椎管狭窄等，或年老肝肾亏虚、筋骨松弛。急性颈椎外伤如骨折、轻度移位、严重挫伤；慢性劳损如长期从事低头伏案工作的会计、缝纫、刺绣等职业工作者；风寒湿邪乘虚而入。这些致病因素长久作用引起颈椎椎间盘退化、小关节改变、韧带肥厚钙化、颈椎骨质增生等病变，压迫颈部神经根、脊髓或椎动脉等，即出现颈椎病的各种症状。

【康复要点】

1. 通过有效的康复手段减轻或消除因椎间盘退变、椎间盘突出等因素刺激或压迫引起的神经症状和体征。

2. 对减压及固定术后患者康复治疗可早期恢复及最大限度维持颈椎活动度，增强颈肌肌力，恢复颈椎稳定性，利于改善或消除颈椎病的相关症状和体征。

3. 加强日常宣教，预防疾病再发。

【康复评定】

1. 疼痛评定　疼痛是最常见的症状。疼痛的部位与病变的类型和部位有关，一般有颈后部和肩部的疼痛。神经根受到压迫或刺激时，疼痛可放射到患侧上肢及手部。常用评定方法有视觉模拟评分法（VAS）和麦吉尔（McGill）疼痛调查表（MPQ）。

2. 活动度评定　颈椎可沿冠状轴做屈伸运动，沿矢状轴做侧屈运动，沿纵轴做侧旋运动。临床通常应用目测评估、测角器测定粗略估计颈椎活动度，必要时应用动态 X 线检查测定各节

NOTE

段活动度。目前可应用多功能颈椎治疗系统（MCU）进行三维活动度测定。

3. 肌力测定 肌力测定的手段有多种，临床多采用徒手肌力检查法，如六级评定法、十级评定法等通过颈部的主动运动或抗阻运动检查各肌群的肌力。目前可应用多功能颈椎治疗系统（MCU）对颈部主要肌群的肌力进行客观定量评定。

4. 颈椎生理曲度评定 颈肩痛患者常因椎旁肌的急慢性病变、颈椎退行性改变等因素导致颈椎生理曲度改变，可应用X线片检查进行评定。

5. 日常活动能力评定 颈椎病可影响患者的日常生活能力，特别是上肢的功能。目前常用评定方法有颈部失能问卷表（NDI）（表12–1）和脊髓型颈椎病JOA评分（表12–2）。

表 12–1 颈部失能问卷表

疼痛强度
□ 目前我没有疼痛
□ 我有轻微的疼痛
□ 疼痛时有时无，属中等程度的疼痛
□ 一直有中等程度的疼痛
□ 疼痛是严重的，但时有时无
□ 一直有严重程度的疼痛

自我护理（梳洗、穿衣等）
□ 我能自理且不会导致额外的疼痛
□ 我能正常照料自己，但会导致额外的疼痛
□ 照料自己时有疼痛，我只能较慢和小心的做
□ 需一些帮助，但大部分的个人护理能自理
□ 每天大部分的个人护理我都需要帮助
□ 我不能穿衣，梳洗困难并待在床上

提物
□ 我能提重物，不会产生额外的疼痛
□ 我能提重物，但会产生额外的疼痛
□ 疼痛妨碍我从地上提起重物，但如果物体在适当的位置（如桌上）则能提起
□ 疼痛妨碍我提起重物，但在适当的位置上我能提起轻的或中等重的物体
□ 我只能提起非常轻的物体
□ 我不能提起或搬运任何物体

工作
□ 我能做我想做的工作
□ 我仅能做我通常做的工作，但不能更多
□ 我仅能部分做我通常做的工作，不能更多
□ 我不能做我通常做的工作
□ 我几乎不能做任何工作
□ 我根本不能做任何工作

乘车 / 驾车
□ 我能乘车 / 驾车，且没有颈痛
□ 我乘车 / 驾车时有轻微的颈痛
□ 我乘车 / 驾车时有中度程度的颈痛
□ 因为有中度程度的颈痛，我不能乘车 / 驾车
□ 因为有严重的颈痛，我几乎不能乘车 / 驾车
□ 我根本不能乘车 / 驾车

阅读
□ 我想看书就看书，不会产生颈痛
□ 我想看书就看书，会产生轻微的颈痛
□ 我想看书就看书，会产生中度程度的颈痛
□ 因为颈部有中度疼痛，我不能随意看书
□ 因为颈部有严重疼痛，我不能随意看书
□ 我不能阅读任何书籍

头痛
□ 我没有任何头痛
□ 我有轻微的头痛且很少发生
□ 我有中度的头痛且很少发生
□ 我有中度的头痛且经常发生
□ 我有严重的头痛且经常发生
□ 我一直有头痛

注意力集中
□ 我能充分地集中注意力且没有困难
□ 我能充分地集中注意力但有轻微的困难
□ 我在集中注意力时有相当程度的困难
□ 我在集中注意力时有较多的困难
□ 我很难集中注意力
□ 我根本不能集中注意力

睡眠
□ 我没有睡眠困难
□ 我的睡眠有轻微的困难（失眠少于1小时）
□ 我的睡眠有些困难（失眠1～2小时）
□ 我的睡眠有中度困难（失眠2～3小时）
□ 我的睡眠非常困难（失眠3～5小时）
□ 我的睡眠完全的困难（失眠5～7小时）

消遣娱乐
□ 我能参加所有的娱乐活动，不会产生颈痛
□ 我能参加所有的娱乐活动，但会产生一些颈痛
□ 因为颈痛我只能参加大部分的娱乐活动而不是全部
□ 因为颈痛我只能参加一些通常的娱乐活动
□ 因为颈痛我几乎不能参加任何娱乐活动
□ 我根本不能参加任何娱乐活动

询问患者颈椎病对其生活的影响程度，包括疼痛强度、自理能力、提物、阅读、头痛状况、注意力集中程度、工作、驾车或乘车、睡眠和娱乐十项内容，每项评分为6级评分法（0～5分），分值越高表示失能越严重，最终分值的计算：回答项目评分总和 ÷（5× 回答项目数量）×100%。

表12-2　脊髓型颈椎病 JOA 评分

内　容	评　分
上肢运动功能	
①患者不能持筷或勺进餐	0
②患者能用勺，而不能持筷	1
③虽手不灵活，但能持筷	2
④患者能持筷及完成一般家务劳动，但手笨拙	3
⑤正常	4
下肢运动功能	
①患者不能行走	0
②患者在平坦区域内行走也需要支持物	1
③患者在平地行走可不用支持物，但上下楼时需要	2
④患者在平地行走或上下楼时不用支持物，但下肢不灵活	3
⑤正常	4
感觉障碍	明显 轻度 正常
①上肢	0　1　2
②下肢	0　1　2
③躯干	0　1　2
膀胱功能	
①尿潴留	0
②严重排尿困难	1
③轻度排尿困难	2
④正常	3

总分17分，恢复率（%）=（术后评分–术前评分）/17×100%。

【康复治疗】

颈椎病治疗基本原则应遵循先非手术治疗，待无效后再手术这一原则。康复治疗方法很多，包括中药疗法、针灸疗法、推拿疗法、颈部制动、运动疗法等。

1. 中药疗法

（1）中药内服　风寒痹阻证治以祛风散寒通络，方用桂枝附子汤、葛根汤加减；阳虚寒凝证治以温阳通络，方用四逆汤、麻黄附子细辛汤加减；风湿阻络证治以祛风除湿，方用羌活胜湿汤加减；气虚血瘀证治以益气活血、疏通经络，方用补阳还五汤加减；气虚下陷证治以补中益气，方用补中益气汤加减；气血两虚证治以益气养血、舒筋通络，方用归脾汤加减；痰瘀交阻证治以健脾化痰、散瘀通络，方用温胆汤或半夏白术天麻汤加桃红四物汤加减；肝阳上亢证治以平肝潜阳通络，方用天麻钩藤饮加减；气滞血瘀证治以活血止痛、舒筋通络，方用活血止痛汤或活血定痛汤或防风归芎汤加减。

（2）中药外用　可用狗皮膏、麝香壮骨膏、风湿止痛膏等外贴患处；或用伤筋药水、活血酒等擦揉患处；亦可用热熨药，如坎离砂热熨患处。

2. 针灸疗法　针灸治疗主要作用是止痛、调节神经功能、解除肌肉和血管痉挛、改善局部血液循环、增加局部营养、防止肌肉萎缩、促进功能恢复。为了达到舒筋活血的目的，常取悬钟穴和后溪穴，再配以局部穴位的大椎、风府、天脊、天目、天柱等，一般每日 1 次，每次留针 20 ～ 30 分钟，两周为 1 个疗程。因为悬钟穴属于足少阳胆经，是足三阳络，为髓之会穴；后溪穴属于太阳小肠经，是八脉交会穴之一，通过督脉。而颈后部正是督脉、足太阳膀胱经、足少阳胆经的必经之路；而侧颈部有手太阳小肠经和手少阳三焦经通过，所以能起到疏通经络、调理气血、舒筋止痛等功效。

3. 推拿治疗　针对筋伤病变部位进行治疗，可以推拿治疗起到松解理筋和整复合缝的作用。对于脊髓压迫严重或伴有明显脊髓损伤者、老年严重骨质疏松症患者，应慎用或禁用手法治疗。

（1）松解理筋治疗　颈椎病筋伤部位多表现为颈项肩背部的一侧为主，或左，或右，或前，或后。在体格检查时发现的压痛点部位施以一指禅推法、㨰法、按法、揉法、拨法、推法、拿法等手法，也可配合叩击、点按、摩、擦等手法进行治疗。

（2）整复合缝治疗　分为拔伸法、旋转扳法和侧向扳法三类数种操作术式，可选择其中一种进行治疗。

1）拔伸法　患者取仰卧位，术者立或坐其头端，两手重叠，以示、中、环三指指腹着力，自第 7 颈椎棘突部位将颈椎微微托起，缓缓向后枕部滑移至发际，反复 3 ～ 5 遍；两手协同，交替进行，由下而上沿督脉和两侧膀胱经的颈段理筋，每条线 3 ～ 5 遍；双手重叠自第 3、第 4 颈椎下将颈部稍微托起，与水平方向呈 15°～ 20°持续拔伸，着力点位于棘突之间；力量不足时，可以配合间歇性拔伸的端提手法。颈椎病拔伸法也可在患者俯卧位、侧卧位或坐位下完成。

2）旋转扳法　患者取坐位，术者立其侧后方，一手扶持于患者枕项部，另一手以手掌、前臂或肘部托于下颌部位，嘱患者主动屈颈并侧向转动颈椎，当主动转动到最大角度时，术者顺势两手协同用力，做一个有限的小幅度提转动作即可。如果需要定位，可将扶持之手的拇指指腹抵住需要调整节段的横突或棘突侧方。颈椎旋转扳法也可在患者仰卧位、侧卧位或俯卧位下完成。

3）侧向推扳法　患者取坐位，术者立其侧后方，一手拇指按于准备调整节段关节突关节部位，另一手以手掌着力按于对侧头顶与颞部，嘱患者主动向患侧侧向屈颈，当主动侧屈到最大角度时，术者顺势两手协同用力，做一个有限的小幅度推扳动作即可。颈椎侧向推扳法也可在患者仰卧位、侧卧位或俯卧位下完成。

4. 颈部制动　对于颈椎病患者，制动是一种常用而有效的治疗方法。颈椎病急性发作期应佩戴围领固定，限制颈椎活动和保护颈椎，减轻神经根的损伤，减少椎间关节创伤性反应，有利于组织水肿的消退，缓解症状，巩固疗效。脊髓型颈椎病应采用颈托固定或石膏固定。颈部矫形器常用的有颈软围领、费城围领、颈胸支具等。因颈部制动会使肌肉迅速萎缩，并导致颈

NOTE

部肌肉无力和临床功能丧失。因此，康复医生在开具围领支具时应在治疗计划中加入伸、屈、侧屈及旋转肌群的等张和等长收缩训练。

5. 运动疗法　在颈椎病急性发作期应以静为主，以动为辅。在缓解期可做颈前屈、后仰、左右旋转及左右侧屈等活动锻炼，动作要柔和、缓慢、到位。但椎动脉型颈椎病患者不宜做颈部的旋转活动。此外，还可做广播操、打太极拳、站养生桩、练八段锦等，也可选用以下练功方法进行练习，巩固疗效，预防复发。

（1）动肩舒背　两肩自然下沉放松，以意念控制背部肌肉收缩，带动肩胛骨和肩关节向后拉伸，至最大极限位置后提肩，再向前、向下转动肩关节，自然放松。往返运动各 10 次。

（2）运项活颈　颈椎缓慢地做前屈、后伸、左右侧屈、左右旋转 6 个角度的活动，每个角度单向活动到极限位，并停留 3 秒，每个角度各做 3 ～ 6 次。在向左、右两个方向转动颈椎时，向左侧转动过程中，可用意念看自己右脚的后脚跟；向右侧转动过程中，用意念看自己左脚的后脚跟。

（3）以头书“凰”　用自己的头缓慢夸张地书写“凰”字，一笔一画尽置书写到位，每日可重复多次。当颈椎病急性发作时不宜做这个动作。

（4）颈项争力　两手十指相扣置于后枕部，颈项部向后欲使颈椎后伸，两手同时用力阻挡保持颈椎呈中立位，每次持续 10 秒，反复多次练习。

6. 其他疗法

（1）颈椎牵引　颈椎牵引可分为皮牵引和骨牵引，康复治疗中主要应用皮牵引，按牵引方法不同可分为手法牵引、机械牵引及自身牵引。通过牵引治疗可牵开和分离关节突、关节面；增大椎间孔和椎间隙，减轻神经根压迫和刺激；整复滑膜嵌顿及小关节脱位；改善椎动脉的血液循环；减少炎症反应、疼痛和肌肉痉挛。主要适应证为神经根型颈椎病、椎动脉型颈椎病、颈型颈椎病，也可试用于轻型脊髓型颈椎病。

（2）手法牵引　患者坐位或半坐位，先予按摩以放松颈部肌肉。治疗师一手位于下颌，另一只手位于枕后或者双手均位于枕后。在颈椎处于不同角度的屈曲、伸展、侧屈、甚至旋转时施以一个纵向的力。牵引力的大小、方向和时间以患者反应为指导。

（3）机械牵引　可应用专用颈椎牵引器或颌枕带牵引。牵引角度：角度的确定取决于患者对效果的判定。颈颌牵引在颈椎轻度屈曲位更好，因为此时后方的关节突关节是分离的，同时椎间孔扩大，这对有神经根症状的患者最有效。伸展位牵引很少使用，因为该法可使椎管和神经根管有效空间减小，压迫脊髓及加剧神经根症状。因此伸展位牵引一般是禁忌的，在仰卧位牵引时尤其要注意。牵引位置：牵引可采取仰卧位，也可采取坐位进行，具体采用何种体位取决于患者的临床反应。牵引重量：自 5kg 开始，可逐日递增 0.5kg，也可维持 5kg，最大重量不可超过 15kg。每次时间 15 ～ 20 分钟，每日 1 次，2 ～ 3 周为 1 个疗程。

（4）自我牵引　患者取仰卧位，头、颈及上胸廓在床边缘伸展开，颈椎在一个倒垂的位置伸展、牵开，如患者无不适可持续 5 分钟，在短时间内反复几次。

7. 物理因子治疗

（1）直流电离子导入疗法　用各种西药（$VitB_1$、$VitB_{12}$ 等）或中药（乌头、红花等）置于颈后，按药物性能接阳极或阴极，另一电极置于患者前臂，每次 20 分钟，适用于各型颈椎病。

（2）低频调制中频电疗法　多用 2000 ～ 8000Hz 的中频电为载频，用不同波形（方波、正弦波、三角波等），频率为 10 ～ 200Hz 的低频电调制波，调制的方式用连调、断调、变调、间调，以不同频率方式进行组合，编成不同处方。使用时按不同病情选择处方，电极放置方法同直流电，每次治疗 10 ～ 30 分钟，适用于各种类型的颈椎病。

（3）超短波　波长 7m 的超短波，一副中号电极置于颈后和患肢前臂，急性期用无热量，每次 12 ～ 15 分钟；慢性期用微热量，每次 15 ～ 20 分钟，12 ～ 15 次为 1 个疗程，多用于神经根型（急性）和脊髓型（脊髓水肿）的患者。

（4）超声波疗法　用 800 ～ 100KHz 的超声波治疗机，输出功率 0.6 ～ 1W/cm^2，声头在颈后、两冈上窝、肩胛区移动，每次 8 ～ 15 分钟，15 次为 1 个疗程，也可按不同病情选择药物进行透入疗法（可用 $VitB_1$、$VitB_{12}$、双氯芬酸二乙胺等药物）。超声波治疗可用于各种颈椎病，对脊髓型颈椎病效果较好。

8. 关节松动技术　关节松动术治疗颈椎病的手法主要有拔伸牵引、旋转、松动棘突及横突等。

（1）拔伸牵引　常用于颈部肌肉紧张或痉挛。上段颈椎和中段颈椎病变于中立位牵引，下段颈椎病变以 20°～ 30°前屈位牵引，持续 15 ～ 20 秒，休息 5 秒，重复 3 ～ 4 次。

（2）旋转颈椎　患者去枕仰卧，颈部放在床沿。术者站在床头，一手四指分开放在患者健侧颈枕部，拇指放在对侧，用另一手托住其下颌，前臂放在耳前，使患者头部位于术者的手掌、前臂和肩前。操作时躯干及双手不动，双前臂向健侧缓慢地转动患者颈部。

（3）松动棘突　分垂直松动和侧方松动两种，对于颈椎因退行性变引起的活动受限和颈部肌肉紧张或痉挛特别有效。

（4）松动横突及椎间关节　术者双手拇指分别放在患侧横突背侧和棘突与横突交界处进行操作，对于颈部活动受限的患者效果较好。

9. 术后康复　各型颈椎病经严格非手术治疗无效，症状严重者，神经根与脊髓压迫症状逐渐加重或反复发作者可采用手术治疗。常用术式：前路椎间盘及骨刺切除、椎体间植骨融合术、侧方减压和椎间融合术、颈椎后路减压术或椎管扩大术。颈椎病手术由于是在颈脊髓周围进行手术，属于有可能危及患者生命安全或造成严重功能障碍的重大手术，因此，必须全面考虑，认真对待，严格掌握手术指征，做好术前、术后康复。

术前做好石膏围领，术后次日带上石膏围领下床活动，同时可做手足远端的运动。一般石膏围领固定 6 ～ 8 周，去石膏后可做头颈部活动，活动量按手术方式、范围决定。如多椎节疾病，做椎体次全切除时，术后颈部制动、卧床 1 周。颈部刀口拆线后，采用颈胸石套围领外固定 3 个月，去石膏后方可进行颈部活动训练。如果术中有神经肌肉损伤，术后次日开始做局部超短波治疗。去石膏后做颈部活动同时，为防止粘连，可做局部直流电碘离子导入、音频电治疗或热疗等。

【注意事项】

1. 合理用枕，选择合适的高度与硬度，保持良好睡眠体位。

2. 颈部外伤后要做早期治疗，长期伏案工作者，应注意经常做颈项部的练功活动，以避免颈项部长时间处于某一低头姿势而发生慢性劳损。

NOTE

3. 急性发作期应注意休息，以静为主，以动为辅，也可用颈围或颈托固定 1 ～ 2 周。

4. 慢性期以练功锻炼为主。

5. 颈椎病病程较长，非手术治疗症状易反复，患者往往有悲观心理和急躁情绪，因此要注意心理调护，以科学的态度向患者进行宣传和解释，帮助患者树立信心，配合治疗，以早日康复。

第二节　胸部筋伤

一、胸部挫伤

【概述】

胸部挫伤又称胸壁挫伤，是指由于暴力撞击胸壁引起以胸胁部疼痛、胀满，伴随胸廓运动而症状加重的软组织损伤性疾患，是人们在日常生活和工作中常见的损伤。

由于直接的暴力碰撞、打击、挤压等，导致胸部皮肤、皮下组织或胸壁深部软组织挫伤，如肋骨或肋软骨的组织损伤、变性，肌肉骨膜的断裂等。损伤组织毛细血管出血及炎症渗出，造成无菌性炎症和局部的瘀血水肿，肌肉痉挛。此种病变波及肋间神经则出现患部的疼痛，呼吸或咳嗽时疼痛加重，损伤胸部肌肉还可影响上肢的运动。

另外，有些在运动时，如搬抬重物时用力过猛、扭转躯干时姿势不当、外界的牵拉等，造成胸部软组织扭伤（俗称“岔气”）。致伤的作用力沿肋骨传至肋头关节和肋横突关节，使此联合关节的活动不在一平面上，造成某个关节间隙展开，松弛的关节滑膜嵌入，滑膜有丰富的感觉神经末梢，嵌入后即引起疼痛，同时出现急性损伤性病理反应。还可造成关节的移位、韧带的撕裂，刺激或压迫肋间神经，引起疼痛。

中医学认为，胸部挫伤，络脉受损，血溢于外，以致瘀血停滞。局部瘀血凝滞可导致气机运行失常而出现一系列病变。胸胁部气机阻滞，解剖位置紊乱和改变而致气血瘀滞，经筋受压等而发生疼痛。如伤后失治，余瘀未尽，结而不化，可以反复发作而转为陈伤。

【康复要点】

1. 保护胸部挫伤部位，避免二次损伤。

2. 通过有效的康复手段减轻患者疼痛症状，加速挫伤恢复。

3. 预防肋间关节、肋椎关节、肋横突关节活动僵硬引起的异常呼吸模式。

【康复评定】

1. 疼痛评定　常用疼痛评定方法有视觉模拟评分法（VAS）和麦吉尔（McGill）疼痛调查表。应动态观察其变化，以随时反映治疗情况。对于持续存在的经治疗无法缓解且有加重倾向

NOTE

的严重疼痛，应排除其他疾病的可能。

2. 影像学评定 X线片检查无异常，但可以排除肋骨骨折、气胸和血胸等。

【康复治疗】

可采用药物、推拿、固定等方法治疗。

1. 中药疗法

（1）中药内服 新伤治宜活血化瘀、行气止痛，方用复元活血汤加减。陈伤宜行气破瘀，佐以调补气血，以气滞为主者，方用柴胡疏肝散、活血止痛汤加减；以血瘀为主者，方用三棱和伤汤加黄芪、党参等。

（2）中药外用 新伤局部肿痛者，用消瘀止痛药膏、双柏膏等外敷。陈伤隐痛及风寒湿痹痛者，用狗皮膏、万应膏等外贴。

2. 推拿疗法 本病可行理筋手法治疗。令患者取卧位，医者用手掌沿肋间隙由前向后施行按揉手法2～3分钟，随后集中于疼痛部位施行揉散手法，可消散瘀血、减轻疼痛。

3. 固定方法 嘱患者深呼气后，用胸带围绕伤处胸廓紧密固定，胸痛症状可明显缓解。固定时间2～3周。

【注意事项】

胸部挫伤重者应半卧位适当休息，在不引起剧烈疼痛的情况下，多做上肢活动及扩胸动作，预防肌肉和筋膜等组织的粘连，以免长期遗留胸痛。

二、胸椎椎间关节紊乱

【概述】

胸椎椎间关节紊乱又称胸椎椎间关节错缝，属中医学“骨错缝”范畴，是由于胸椎椎间关节生理位置或关系紊乱，使胸椎功能失衡而引起的一组综合征。

胸椎椎间关节由胸椎后关节、肋骨小头关节、肋横突关节构成，属联动、微动关节，当受外来暴力、用力不当、劳损或胸椎椎间盘及胸椎韧带退行性变等因素的影响，胸椎椎间关节正常位置发生改变，胸椎内外平衡失调，进而导致胸椎椎间关节紊乱，导致神经、血管等周围软组织的功能受损而出现相应的临床症状和体征。

【康复要点】

1. 缓解由胸椎椎间关节紊乱，导致神经、血管等周围软组织功能受损而出现的疼痛、感觉和运动功能障碍等临床症状和体征。
2. 加强胸椎内部稳定肌群肌力功能锻炼，维持良好的椎间关系。
3. 避免引起椎间关节紊乱姿势，加强姿势训练。

【康复评定】

1. 疼痛评定　疼痛程度评定可用目测视觉模拟评分法（VAS）评定和简化的 McGill 疼痛评分表（MPQ）等方法。

2. 体征评定　错位节段胸椎棘突有明显压痛、叩击痛或偏歪，棘旁软组织有不同范围和程度的紧张，甚至痉挛，触之可感有条索状物，压之疼痛。

3. 影像学评定　X 线片检查多无异常发现，需通过常规检查与胸椎结核、压缩性胸椎骨折等相鉴别。胸椎结核、肿瘤疼痛多逐渐加重，伴有发热等全身症状，可有胸椎骨质的破坏。压缩性胸椎骨折，有明显外伤史，胸椎体呈楔状改变。

【康复治疗】

康复治疗以推拿手法治疗为主，辅以药物治疗、针灸、运动等方法治疗。

1. 中药疗法

（1）中药内服　以舒筋活血、理气止痛为主，可选用血府逐瘀汤或和营止痛汤等加减。

（2）中药外用　外用狗皮膏、风湿跌打膏等。

2. 针灸疗法　针灸疗法可选取陶道、身柱、神道等督脉、足太阳膀胱经腧穴及同水平的夹脊穴及阿是穴等穴位，每日 1 次，10 次为 1 个疗程。

3. 推拿疗法　推拿疗法先以点按揉、搓擦等轻手法施于胸椎两侧软组织，以缓解肌肉痉挛，疏通经脉，减轻疼痛，再根据不同损伤形式，采用与暴力方向相反的力，借力使错位的关节复位。

（1）胸部提抖法　患者取坐位，两手交叉扣住并置于颈后。术者站在患者身后，胸部顶住患者背部，两上肢从上臂之前绕至颈后，并且交叉扣住置于患者颈后。先环旋摇动患者，待患者放松后，术者两上肢迅速向后上方提拉，同时术者胸部向前顶，听到弹响即表明复位成功。

（2）背部按法　患者俯卧，术者站于床侧，以两掌重叠置于患者背部胸椎错位处。先嘱患者用力吸气，再用力呼气，术者双手随之向下按压，至呼气末，瞬间用力，听到弹响即表明复位成功。

（3）交叉分压法　以棘突向右偏为例，患者取俯卧位，术者站于患者的右侧，右手掌根置于脊柱右侧靠近脊柱处，左手掌根置于脊柱左侧略远离脊柱处，两手交叉。待患者呼气末，分别向外下方瞬间用力，左手施力应大于右手，听到弹响即表明复位成功。棘突左偏者，手法方向相反。

（4）仰卧位胸椎整复法　患者先坐于床上，两臂交叉置于胸前，术者一手半握拳，置于患者偏歪棘突的两侧，然后使患者逐渐仰卧于床上。术者胸部抵住患者两臂，并嘱患者呼气，在呼气末瞬间按压，听到弹响即表明复位成功。

（5）坐位胸椎对抗复位法　患者取坐位，两手交叉扣住并置于颈部，术者站在患者身后，用一侧膝关节顶住偏歪的棘突。术者两手从患者上臂之前绕至前臂之后，并握住前臂的远段，或术者两手从患者腋下穿过，反握住其前臂的远端。术者膝关节向前顶，两前臂及手向后上方提拉，至最大限度时，瞬间用力，听到弹响即表明复位成功。

（6）站立位胸椎对抗复位法　患者站立，两手交叉叩住并置于颈后，两肘夹紧。术者站于患者身后，胸部顶住患者背部，两手置于患者两肘尖并将患者抱紧。待患者放松后术者两手向后上方用力，听到弹响即表明复位成功。

（7）扩胸牵引扳法　患者取坐位，两手交叉扣住并置于颈部。术者站在患者身后，用一侧膝关节顶住偏歪的棘突，用两手托住患者两肘，膝关节向前顶，两手向后上托上肢至最大限度。嘱患者头轻度后仰，并将气呼出，待患者放松后，瞬间用力，听到弹响即表明复位成功。

4. 运动疗法　复位后可进行适当的胸、背、腰肌力功能锻炼。可选用仰卧起坐、俯卧飞燕等方法进行锻炼。练功活动要循序渐进。

5. 其他疗法　局部痛点封闭、理疗等均有一定疗效，可酌情选用。

（1）封闭疗法　后期痛点局限者，可用醋酸泼尼松龙 25mg 加 2% 利多卡因 2 ～ 3mL 对痛点进行封闭治疗。每周 1 次，2 ～ 3 次为 1 个疗程。

（2）物理疗法　可采用中频理疗、热敷、红外线、超短波或中药离子导入等方法。

【注意事项】

患者宜卧硬板床休息，以利于复位后关节的稳定。避免劳累，注意保暖。

第三节　腰部筋伤

一、腰肌劳损

【概述】

腰肌劳损是引起慢性腰痛的常见原因之一，系指腰部肌肉、筋膜、韧带等组织的慢性积劳性损伤，或急性腰扭伤后未获得及时有效的治疗而转为慢性者。本病往往无明显的外伤史，临床上以腰部隐痛、反复发作、劳累后加重为主症。本病多见于中老年人，近年来发现青壮年发病也占相当比例，常与职业或工作环境有密切关系。

引起慢性腰肌劳损的病因较多。《素问·宣明五气》说："久视伤血，久卧伤气，久坐伤肉，久立伤骨，久行伤筋，是谓五劳所伤。"指出劳逸不当，气血筋骨活动失调，可造成慢性腰肌劳损。

常见原因为腰部长期过度负重或长期腰部姿势不良，使腰部肌肉、韧带持久地处于紧张状态。如搬运工腰背部经常过度负重、过度疲劳；长期伏案工作者姿势不良，弯腰持续工作时间太长等。这种长期积累性劳损，导致肌肉、韧带慢性撕裂，出现炎症反应，以致腰痛持久难愈。

【康复要点】

1. 缓解腰肌劳损引起的慢性腰痛等症状，加速腰肌恢复正常肌力。

2. 加强臀部与髋部伸肌肌群肌力及腰部核心稳定肌群训练。

3. 加强日常宣教，避免引起腰肌劳损的动作或姿势。

【康复评定】

1. 疼痛评定　包括对疼痛的程度和性质的评定。疼痛的程度可用目测视觉模拟评分法（VAS）评定和简化的 McGill 疼痛评分表（MPQ），且应动态观察其变化，以随时反映治疗情况。对于持续存在的经治疗无法缓解且有加重倾向的严重疼痛，应排除其他疾病的可能。

2. 腰椎活动度评定　腰痛患者绝大多数伴有腰椎活动度的下降，且与病情严重程度和腰椎活动度密切相关。因此，腰椎活动度的测量可以作为反映疾病进程和治疗效果的较好的检验指标。具体评定方法可用量角器做脊柱屈伸、左右侧弯及旋转的活动度检查，也可以通过测量直立位弯腰时，两手指尖能接触到下肢的最低部位来做简易评估：触及大腿下段、髌骨、小腿上段、小腿中断、小腿下段、踝或足背及地面时分别为 -1 分，0 分、1 分、2 分、3 分、4 分、5 分。

3. 肌力评定　腰痛患者常伴有腰肌及髂肌肌力减弱，当神经根或马尾神经受压迫时，尚可见下肢肌力减弱。常采用徒手肌力评定法对受试肌肉做标准的测试动作，观察该肌肉完成受试动作的能力，必要时由测试者用手施加阻力或助力，判断该肌肉的收缩力量。准确的肌力测定需应用专门的仪器，这有助于了解患者的功能状况并对疗效进行评定。

4. 影像学评定　影像学检查多无异常，可有脊柱腰段的轻度侧弯。有时可发现先天性异常，如第 5 腰椎骶化、第 1 骶椎腰化、骶椎隐性裂，或有骨质增生现象等。

5. 电生理评定　随着表面肌电图（surface electromyography，sEMG）的普及，临床多采用腰部竖脊肌表面肌电屈曲伸直比的指标来评估非特异性慢性腰背痛。其具有敏感度、特异度和准确度高及可靠性强的特点，可作为慢性腰痛诊断与评估的客观指标。

【康复治疗】

1. 中药疗法

（1）中药内服　气滞血瘀证治以行气活血、舒筋止痛，方用活血舒筋汤加减；湿热蕴结证治以清热利湿、舒筋通络，方用四妙散加减；风寒湿痹证治以祛风除湿、温通经络，方用羌活胜湿汤或独活寄生汤加减；肝肾亏虚证治以补益肝肾、强壮筋骨，方用金匮肾气丸、左归丸、大补阴丸加减。

（2）中药外用　可外贴伤湿止痛膏、狗皮膏等，或外搽正红花油、正骨水，或中药熏蒸等。

2. 针灸疗法

取肾俞、命门、腰阳关、委中、三阴交等穴位针刺，以温通经脉、消除炎症。

3. 推拿疗法

手法治疗的目的在于舒筋活血、理顺肌筋、松解粘连，加速炎症消退，缓解肌肉痉挛。手法操作主要有循经擦推法、腰背按揉法、局部弹拨法、散手拍打法、卧位斜扳法等。手法应轻快、柔和、灵活、稳妥，忌用强劲暴力，以免加重损伤。

4. 固定疗法

一般无需固定，疼痛较重者可用腰围固定保护，但时间不宜过长。

NOTE

5. 运动疗法

积极进行腰部练功活动是治疗慢性腰肌劳损行之有效的方法，其可增强腰背肌的肌力，调节脊柱的内外平衡。可选用太极拳、五禽戏、易筋经等进行锻炼。练功活动要循序渐进、持之以恒。

6. 其他疗法

（1）*针刀疗法*　可用小针刀对压痛点可触及的条索状结节组织粘连部分进行局部剥离、松解，以达到疏通经络、松解粘连的目的。

（2）*物理疗法*　可采用红外线、超短波、蜡疗、磁疗、中药离子导入等配合治疗，以缓解肌肉痉挛，改善局部血循环。

（3）*腰部医疗体操*　腰部医疗体操的目的是发展腰背肌力量、扩大椎管容量、纠正腰部畸形。通过上下肢及腰腹部协调运动，促进腰部的血液循环，增强软组织的柔韧性，减轻腰部的疼痛不适，提高腰部的活动能力。医疗体操在腰部疼痛明显减轻后逐渐开始，先易后难，循序渐进。在训练过程中患者需视情况而定，并不要求每个动作一定要达到极限强度。训练引起的肌肉疲劳，以短时间休息后就能恢复为宜。

1）燕式运动　俯卧，两腿伸直，双上肢后伸，上身和下肢抬起并同时后伸，膝不能屈曲，维持5秒，重复10次。也可以分为俯卧抬头和俯卧抬腿两步进行，俯卧抬头运动要求取俯卧位，两腿伸直，两臂放于身体两侧，头后仰，头和胸部以离开床面或地面为原则，维持5秒，重复10次。俯卧抬腿运动要求体位同上，两腿伸直，双手置于头下，交互将左、右腿抬起，维持5秒，重复10次。

2）船式运动　仰卧，两腿并拢自然伸直，两臂于头后自然伸直。起坐时，两腿两臂同时上举下压，向身体中间靠拢，使身体形成对折。维持5秒，然后恢复原状，双上肢后伸，膝不能屈曲，重复10次。也可以分为仰卧位抬头运动和仰卧位抬腿运动两步进行。前者要求仰卧，双腿弯曲，用力缩紧腹肌，肩胛离床面30°，颈部屈曲靠近胸部，维持5秒，再渐渐躺下，重复10次。仰卧抬腿运动，体位同上，双手置于枕部，两腿伸直，将两腿同时慢慢抬起30°，维持5秒，重复10次。

3）双侧抱膝　仰卧屈膝，抱双膝触胸，慢慢抱紧，直到感觉背部被伸展为止。维持5秒左右，再慢慢回到起始位置，放松后重复，重复10次。也可以进行单侧抱膝运动，要求取仰卧位，双膝屈曲，臀部用力夹紧，收缩腹部，再双手抱单膝靠近胸部，维持5秒左右，再慢慢回到起始位置，放松换另一侧膝部，重复10次。

4）下蹲起立　站位，双足尖各外旋15°或双足分开30cm，足跟不能离地。脊柱呈C形弯曲，头低下，慢慢下蹲，双手不动，手指指向并触及地面，然后慢慢起立，回到起始位置，重复10次。

5）单侧直腿抬高　仰卧，单膝弯曲，另一侧伸直平放，夹紧双臀，收缩腹部，将伸直的一侧下肢抬高，维持5秒。然后慢慢放下，换另一侧肢体，重复10次。

6）桥式运动　仰卧，两腿伸直并拢抬起臀部，挺腰，维持5秒，重复10次。也可采用半桥式运动，仰卧，两腿屈曲下，抬起臀部同时挺胸挺腰，维持5秒，重复10次。

7）体侧屈运动　取站立位，两腿分离与肩同宽或略宽。左臂上举，同时上体右侧屈，右臂右后侧下举，还原成预备姿势后进行对侧锻炼，重复10次。

（4）核心力量训练法　核心力量训练可以稳定脊柱、骨盆，保持正确的身体姿势，帮助提高肢体协调工作效率，降低能量消耗，减少部分肌肉过劳，以达到减轻和治疗腰痛的作用。每组训练内容包含 8 级腹桥、背桥及侧卧支撑各 5 次，训练 5 组，组间间隔 2 分钟。8 级腹桥：1 级：俯卧垫上，用脚尖和前臂着地将身体撑起，使身体保持在一条直线上，保持 15 秒；2 级：抬右手保持 15 秒；3 级：抬左手保持 15 秒；4 级：抬右脚保持 15 秒；5 级：抬左脚保持 15 秒；6 级：抬左脚右手保持 15 秒；7 级：抬右脚左手保持 15 秒；8 级：回到 1 级姿势保持 15 秒。背桥：仰卧屈膝，双手抱于胸前，用脚跟和肩部将身体撑起，使身体保持在一条直线上维持 30 秒。动作难度增加方法：双足背屈，双下肢内收肌紧张，抬高一侧下肢。侧卧支撑：位于垫上，用同侧前臂和双脚着地支撑，保持身体在一条直线上维持 30 秒。动作难度增加方法：同侧前臂和下肢支撑。

【注意事项】

腰部劳损发病率高，治疗效果差，故应以预防为主。平时应注意腰部的正确姿势，经常变换体位。加强腰背肌功能锻炼，适当参加户外活动或体育锻炼，增强体质及腰背肌力量。注意腰部保暖，避免风寒湿邪侵袭。急性扭伤者应及时治疗，防止迁延成为慢性劳损。

二、腰椎间盘突出症

【概述】

腰椎间盘突出症是指因椎间盘发生退行性变，在外力的作用下使纤维环破裂、髓核突出，刺激或压迫神经根或硬膜囊，而引起以腰痛、下肢放射痛为主要症状的疾病。好发于青壮年，男性多于女性，是腰腿痛最常见原因之一。

随着年龄的增长，腰椎间盘组织会逐渐出现水分减少、弹性减弱、椎间隙变窄、周围韧带松弛等一系列退行性改变，这是腰椎间盘突出症发生的基本要素，在此基础上，当受到其他外在因素影响时，如外伤、慢性劳损及感受寒湿等，可使椎间盘组织的退变加快，正常功能逐步丧失，纤维环在薄弱的部位发生破裂，膨（突、脱）出髓核可刺激、压迫纤维环或后纵韧带上的神经、脊神经根或马尾神经等，引起腰痛、坐骨神经痛或股神经痛。此外，腰椎间盘突出还与脊柱畸形、长期震动、妊娠、腰椎穿刺、遗传等因素有关。

中医学将腰椎间盘突出症归属于“腰痛”“腰腿痛”“痹证”的范畴。临床病证具有本虚标实的特点。风、寒、湿、热、闪挫、瘀血、气滞、痰饮等可引起腰痛，但其根本原因在于肾虚。

【康复要点】

1. 通过有效的康复手段减轻或消除腰椎间盘突出物刺激或压迫引起的神经症状和体征。

2. 术后患者可早期恢复及最大限度维持腰椎活动度，增强核心肌力，恢复腰椎稳定性及下肢肌力，利于早期功能改善和消除腰椎间盘突出的相关症状和体征。

3. 加强日常宣教，预防疾病再发。

NOTE

【康复评定】

1. 疼痛评定 疼痛是患者的主要症状，对疼痛程度进行评定是一项基本工作。常用的疼痛评定方法有目测视觉模拟评分法（VAS 评分法）和简化的 McGill 疼痛评分法。

2. 活动度评定 腰椎活动度的测量可以反映疾病进程和评估治疗效果。可用背部活动范围测量仪或电子量角器来测量脊柱活动范围；也可通过测量直立位弯腰时，两手指尖能接触到下肢的最低部位来做简易评估：触及大腿下段、髌骨、小腿上段、小腿中断、小腿下段、踝或足背及地面时分别为 –1 分，0 分、1 分、2 分、3 分、4 分、5 分。

3. 肌力评定 通常采用徒手肌力评定法对受试肌肉做标准的测试动作，观察该肌肉完成受试动作的能力，必要时由测试者用手施加阻力或助力，判断该肌肉的收缩力量。准确的肌力测定需应用专门的仪器，这有助于了解患者的功能状况并对疗效进行评定。

4. 活动能力评定 主要评定患者的日常生活活动能力，常用评定量表有日本骨科学会的下腰痛评分表（表 12–3）。

5. 影像学评定 X 线正位片可显示腰椎侧凸、椎间隙变窄或左右不等，侧位片显示腰椎前凸消失甚至反张后凸、椎间隙前后等宽或前窄后宽，椎体可见许莫氏结节（为髓核椎体内突出），或有椎体缘唇样增生等退行性改变；CT、MRI 检查可显示椎管形态、髓核突出的解剖位置和硬膜囊神经根受压的情况，必要时可加以造影。

表 12–3 下腰痛评分表（JOA 评分）

内 容	评分（分）
主观症状（9 分）	
下腰痛（3 分）	
无	3
偶有疼痛	2
频发静息痛或偶发严重疼痛	1
频发或持续性严重疼痛	0
腿痛或麻痛（3 分）	
无	3
偶有轻度腿痛	2
频发轻度腿痛或偶有重度腿痛	1
频发或持续重度腿痛	0
步行能力（3 分）	
正常	3
能步行 500m 以上，可有痛、麻、肌力减弱	2
步行＜ 500m，有痛、麻、肌力减弱	1
步行＜ 100m，有痛、麻、肌力减弱	0

NOTE

续表

内　容	评分（分）		
体征（6 分）			
直腿抬高（包括腘绳肌紧张）（2 分）			
正常	2		
30°～ 70°	1		
＜ 30°	0		
感觉障碍（2 分）			
无	2		
轻度	1		
明显	0		
运动障碍（2 分）			
正常（5 级）	2		
稍弱（4 级）	1		
明显减弱（0 ～ 3 级）	0		
日常生活活动（ADL）受限（14 分）	重	轻	无
卧位翻身	0	1	2
站立	0	1	2
走	0	1	2
洗漱	0	1	2
身体前倾	0	1	2
坐（1 小时）	0	1	2
举重、持物	0	1	2
膀胱功能（–6 分）			
正常	0		
轻度失控	–3		
严重失控	–6		

满分 29 分，回复率（Hirabayashi 法）＝（随访时评分 – 术前评分）/（29– 术前评分）×100%。

【康复治疗】

腰椎间盘突出症首先应采用非手术治疗，80% ～ 90% 患者非手术治疗有效。具体疗法很多，临床中以手法治疗为主，配合牵引、药物、运动等方法治疗。

1. 卧床休息　急性期应卧硬板床休息，卧床休息可减轻脊柱应力负载，促进软组织恢复，缓解肌肉痉挛及受压神经根水肿，从而达到减轻临床症状的目的。卧床时间因腰腿痛程度不同而异，一般的腰腿痛患者应卧床休息 1 ～ 3 天，而中重度腰腿痛患者应卧床休息 2 ～ 3 周或更长。卧床时应注意合理的体位，可应用屈膝屈髋位以减少椎间盘内压。

2. 中药疗法

（1）中药内服　肝肾亏虚型治以滋补肝肾、强壮筋骨，方用补肾壮筋汤加减；偏阴虚者加六味地黄丸，偏阳虚者加金匮肾气丸；气滞血瘀型治以活血化瘀、通络止痛，方用桃红四物汤加减，疼痛剧烈者加乳香、没药，瘀血化热者加牡丹皮、知母；风寒闭阻型治以疏风散寒、通络止痛，方用独活寄生汤加减，腰腿冷痛者加桂枝、川乌，兼湿邪者加车前子、川萆薢、汉防己；湿热壅滞型治以清热利湿、通络止痛，方用四妙丸加减，热邪重者加栀子、泽泻、木通，湿邪偏盛加泽兰、茯苓、防己。

（2）中药外用　可在疼痛部位或腰阳关、环跳、承山等穴贴敷温经通络膏、痛痹贴或麝香壮骨膏等，或外涂正红花油、正骨水等。

3. 针灸治疗　针灸治疗主要作用是止痛、调节神经功能、解除肌肉和血管痉挛、改善局部血液循环、增加局部营养、防止肌肉萎缩、促进功能恢复。以循经取穴与局部取穴为主，常取阿是穴、肾俞、腰夹脊穴、腰阳关、环跳、委中、承扶、风市、昆仑、悬钟等穴位进行针刺，可留针 30 分钟，或用电针，或加艾灸。每日 1 次，10 次为 1 个疗程。

4. 推拿治疗　推拿治疗是目前治疗腰椎间盘突出症的主要方法。但须根据患者椎间盘突出的大小、方向、类型、腰部活动受限的方位及治疗中患者的反应，采用相应手法。

（1）卧位推拿法

1）揉摩法　患者俯卧，医者立其身旁，以双手拇指和手掌自肩部起循脊椎两旁足太阳膀胱经路线自上而下揉摩脊筋，过承扶穴后改用揉捏，下至殷门、委中而过承山穴，重复 3 次。

2）按压法　医者双手交叉，右手在上，左手在下，以手掌自第 1 胸椎开始，沿督脉向下按压至腰骶部，左手在压按时稍向足侧用力，反复 3 遍。再以拇指点按腰阳关、命门、肾俞、志室、居髎、环跳、承扶、委中等穴。

3）㨰法　医者于腰背部督脉和足太阳膀胱经，自上而下施行㨰法，直至下肢承山穴以下，反复 3 次，重点在下腰部可反复多次。

4）牵引按压法　患者俯卧，两手把住床头，一名助手在床前拉住患者腋部，另一名助手拉住两踝，向两端拔伸牵引约 10 分钟，医者立于患者一侧用拇指或手掌按压椎旁压痛点。按压时用力由轻变重。此法可使椎间隙增宽，促使髓核还纳。

5）俯卧扳腿法　患者俯卧，医者一只手按住腰部，另一只手托住患者对侧膝关节部，使该下肢尽量后伸，双手同时相向用力，可听到有弹响声，左右各做 1 次。

6）俯卧扳肩法　患者俯卧，医者一只手按住腰部，另一只手抓住肩部，将肩扳到后伸位不能后伸时，推按腰部之手突然用力下按，有时可听到弹响声，左右各 1 次。

7）推腰拉腿法　患者侧卧，医者一只手推腰部向前，另一只手握其踝上方向后拉，如拉弓一样使腰部过伸，并有节奏地一松一紧晃动腰部。再改为对侧卧位，同法操作。

8）斜扳法　患者侧卧，卧侧下肢伸直，另一下肢屈曲放在对侧小腿上部。医者站在患者背后，一只手扶住患者髂骨后外缘，另一只手扶住患者肩前方，同时拉肩向后，推髂骨向前，使腰部扭转，有时可听到或感觉到“咔哒”响声。

9）滚摇伸腿法　患者仰卧，两髋膝屈曲，使膝尽量靠近腹部。医者一只手扶两膝部，另一只手扶两踝部，将腰部旋转滚动，再将双下肢用力牵引，使之伸直。

（2）坐位旋转复位法　患者端坐方凳上，两足分开与肩同宽，以右侧痛为例。医者立于患者之右后侧，右手经患者右腋下至患者颈后，用手掌压住颈后，拇指向下，余四指扶持左后颈部，同时嘱患者双足踏地，臀部正坐不要移动，术者左拇指推住偏歪的腰椎棘突之右侧压痛处。一名助手面对患者站立，两腿夹住并用双手协助固定患者左大腿，使患者在复位时能维持正坐姿势。然后术者右手压患者颈后部，使上半身前屈 60°～ 90°，再继续向右侧弯，在最大侧弯时使患者躯干向后内侧旋转。同时左拇指向左顶腰椎棘突，此时可感到指下椎体轻微错动，有"咔哒"响声。最后使患者恢复正坐。然后术者用拇、示指自上而下理顺棘上韧带及腰肌，亦可与患者背靠背，双肘用力相扣，术者屈膝弯腰将患者背起，迅速伸直膝关节使患者腰部过伸，更有利于小关节嵌顿的解除。

（3）麻醉下推拿手法　以硬膜外麻醉较为安全，麻醉后，施行推拿手法。

1）直腿抬高法　患者仰卧，两名助手分别握患者两足踝部及两侧腋窝部，做对抗拔伸，然后将患肢屈髋屈膝，做顺时针旋转髋关节 3 ～ 4 圈后，再将患肢做直腿抬高试验，并在最高位置时用力将踝关节背伸，共做 3 次，健侧也做 3 次。

2）侧卧扳腿法　患者侧卧，患侧在上，医者站于患者背后，以一侧手臂托起患侧之大腿，一只手压住患侧腰部，先转动髋关节 2 ～ 3 圈，再将髋关节在外展 30°位置下做向后过伸 2 次，即拔腿。换体位同法做另一侧。

3）俯卧位运腰　患者俯卧，医者将两下肢摇动 2 ～ 3 圈，然后做腰过伸，共 2 次。

4）俯卧位对抗牵引按压法　患者俯卧，助手 2 ～ 3 人再做 1 次腰部拔伸，同时医者用掌根按压第 4、5 腰椎棘突部，共做 3 次，每次约 1 分钟。

5. 运动疗法　运动疗法应在疼痛得到初步缓解的基础上进行，运动疗法的强度应以不明显增加疼痛为宜。一般每天进行 2 ～ 3 组的运动训练，每组每个动作 10 ～ 20 次，开始时动作幅度应小，次数可逐渐增加。腰椎功能训练方法很多，大致可分为伸肌训练和屈肌训练两大类。

（1）伸肌训练　伸肌训练可有效地减小腰椎间盘后纤维环及神经根的张力，改变椎间盘内的压力，使椎间盘髓核前移；通过伸肌训练还可以增强伸肌肌力、耐力和柔韧性，改善腰椎后凸及骨盆后倾。因此，通过伸肌训练可减轻腰痛症状。

1）常用的伸肌训练　①俯卧法：双上肢后伸，上胸部及伸直的两下肢缓慢同时离床，做背伸运动，维持 5 ～ 10 秒或以后缓慢恢复俯卧位。该训练为最常用方法，适用于青壮年患者。患者两下肢伸直交替做后伸上举动作或两下肢固定不动，上身逐渐向后做背伸运动，适合老年或肥胖患者训练。②仰卧法：五点支撑法：以双足、双肘及头为支撑点，用力使躯干及下肢离床，做脊柱和髋关节过伸训练。此种方法疗效较好，为仰卧法中常用方法，但老年患者或合并颈椎疾患的患者应慎用此方法。四点支撑法：以双足、双肘为支撑点，用力使躯干及下肢离床，做脊柱和髋关节过伸锻炼。此方法避免了颈椎受力，弥补了上述方法的不足，但疗效较之稍差。

2）麦肯基背伸训练　麦肯基背伸训练的目标是使疼痛局限化。如某患者有腰痛、右臀部痛、右大腿痛及右小腿痛，则麦肯基背伸训练可使疼痛局限于腰痛、右臀部痛、右大腿痛，然后局限于腰痛、右臀部痛，最后仅仅局限于腰部。Adams 等认为该训练可减轻腰椎间盘后纤维环的压力，甚至使突出椎间盘髓核复位。具体方法如下：①俯卧：取俯卧位，双上肢置于躯干两侧，头转向一侧，保持该姿势 5 ～ 10 分钟。②双肘支撑：取俯卧位，双肘和前臂支撑上身，双髋及下肢触地，腰部放松，保持此姿势 5 ～ 10 分钟。如果疼痛，则重复训练①，然后再尝试该训练。③俯卧撑：取俯卧位，两掌近肩关节，缓慢抬起肩关节，髋关节及下肢触地，使腰及腹部下陷，然后缓慢放平肩关节，重复 10 次。④胸部垫枕：取俯卧位，胸部垫枕，数分钟后，加入第 2 枕，如无疼痛，数分钟后，加入第 3 枕，保持该姿势 10 分钟后，依次取出每个垫枕。⑤站立伸展运动：站立，双手置于腰两侧，身体后倾，保持 20 秒，重复多次。每日工作后，尤其是腰屈曲位，如搬重物、坐立、开车等适宜做这种训练。

3）腰背肌等长收缩训练　患者取仰卧位，收缩腰背肌，挺胸挺腹，但肩部及臀部不离床面，每次 5 ～ 10 秒，每组 10 ～ 20 次。

（2）屈肌训练

1）腹肌训练　腰痛及椎间盘突出的患者腹肌训练有助于腹压的维持，减少腰椎的负载和增加腰部的稳定性。腹肌训练时仰卧位屈髋屈膝使腰前凸减少，然后头肩离床，手触膝，使腹肌持续等长收缩 5 ～ 10 秒以后平卧，动作应平稳以保持腰部的相对稳定。根据患者训练后疼痛改变的情况决定每组训练的次数，一般一组训练 10 ～ 20 次，每天训练 2 ～ 3 组。

2）威廉姆斯（Williams）体操　也称躯干屈曲体操。可增强腹肌肌力，改善脊柱稳定性，具体步骤如下：①双膝触腋运动：仰卧，用力缩紧腹肌，并使腰背紧贴床面，然后双手抱持双膝，使之接近腋部，并维持 30 秒左右，再慢慢回到起始位置，放松。重复 10 次。②摸脚尖：坐位，双腿伸直，双手平举，用力收缩腹肌，使上身前倾，双手触及脚尖，并维持 30 秒左右，再慢慢回到起始位置。重复 10 次。③平背运动：仰卧，弯曲双腿，收缩腹肌和臀肌，使腰背部平贴床面，数到 5 后放松。重复 10 次。④仰卧起坐运动：仰卧，双腿屈曲，双手上举，用力缩紧腹肌，使上半身离开床面直到坐起。重复 5 ～ 10 次。⑤弓腰运动：跪卧，收缩腹肌，使腰部向上弓起，并维持 30 秒左右，再回到起始部位。重复 10 次。⑥下蹲起立运动：站立，双足分开 30°或保持相距 30cm，足跟不能离地，脊柱呈“C”形弯曲，头低下，慢慢下蹲，双手不动，手指指向并触及地面，然后慢慢起立，回到起始位置。重复 10 次。

总体而言，腰椎弓根不连、腰椎滑脱症及腰椎关节紊乱者不适合过伸性训练，而腰椎间盘突出症患者急性期不适合屈曲性训练。功能锻炼应遵循以下原则：①以不诱发神经根症状加重原则。②个体化原则。③渐进性和长期性原则。

6. 其他疗法

（1）牵引疗法　牵引可使椎间隙增大及后纵韧带紧张，有利于突出物髓核向间隙回纳，可纠正脊柱关节紊乱，恢复其正常的生理平衡，松解神经根的粘连，可放松椎旁肌肉，改善受压组织的血液供应。常用的牵引方法如下。

1）骨盆牵引　适用于早期患者或反复发作的急性患者。患者仰卧于牵引床上，腰髂部缚好牵引带后，每侧用 10 ～ 15kg 重量做牵引，并抬高床尾 10 ～ 15cm 做对抗牵引，每天牵引 2 次，每次 1 ～ 2 小时，牵引重量及牵引时间可结合患者感受而调节。

2）机械牵引　目前常用的腰椎机械牵引床有自动脉冲牵引治疗床、振动牵引床、立式自动控制腰椎牵引器等。其共同特点：力求增加牵引力量，增大椎间隙，增加负压，以利于髓核的回纳。机械牵引的重量以相当于自身体重为宜，初次牵引者或年老体弱的患者应适当减轻，最大的牵引重量不宜超过体重 10kg。牵引的体位以腰部微前屈为宜，因腰椎前屈时正常生理弧度变直，牵引力更接近于椎体的后部，有利于椎体后缘间隙增大，使后纵韧带张力增大，有助于突出髓核的回纳。仰卧位牵引的角度 L_5 ～ S_1 突出者以 30°牵引，$L_{4～5}$ 突出者以 15°牵引，$L_{3～4}$

以水平牵引疗效较好。牵引疗法必须根据患者的年龄、病理类型等选择应用。对突出物在神经根内侧者，牵引往往会使疼痛加重；对中央型髓核突出物较大或游离型髓核突出者，不适宜采用牵引疗法。

（2）物理因子治疗

1）高频电疗法 常用的有超短波、短波等疗法，通过其深部透热作用，改善腰背部肌肉、软组织及神经根的血液循环，促进功能恢复。治疗时电极于腰腹部对置或腰部、患肢斜对置，急性期采用无热量，10 分钟 / 次，每日 1 次；亚急性期或慢性期采用微热量，每次 12 ～ 15 分钟，每日 1 次，15 ～ 20 次为 1 个疗程。

2）红外线照射疗法 红外线灯于腰骶部照射，照射距离为 30 ～ 40cm，温热量，20 ～ 30 分钟 / 次，1 次 / 日，20 次为一个疗程。

3）石蜡疗法 利用加热后的石蜡敷贴于患处，使局部组织受热、血管扩张，循环加快，细胞通透性增加。由于热能持续时间较长，故有利于深部组织水肿消散、消炎、镇痛。常用腰骶部盘蜡法，温度 42℃，30 分钟 / 次，每日 1 次，20 次为 1 个疗程。

4）直流电离子导入疗法 应用直流电导入各种药物治疗。可用中药、维生素 B 类药物、碘离子等进行导入，作用极置于腰骶部疼痛部位，非作用极置于患侧肢体，电流密度为 0.08 ～ 0.1mA/cm^2，20 分钟 / 次，10 ～ 15 次为 1 个疗程。

5）低频调制中频电疗法 电极于腰骶部并置或腰骶部、患侧下肢斜对置，根据不同病情选择相应处方，如止痛处方、调节神经功能处方、促进血液循环处方，20 分钟 / 次，每日 1 次，15 ～ 20 次为 1 个疗程。

6）超声波 治疗作用是热效应、机械效应和理化效应。在对腰椎间盘突出症的治疗中，超声波能起到松解神经根粘连、延缓韧带退变钙化和局部止痛等功能。具体方法为超声波治疗仪置于腰背部旁进行超声波治疗，每次 8 ～ 10 分钟，每日 1 次，10 ～ 15 次为一个疗程。

7. 术后康复 腰椎间盘髓核摘除术后早期主动训练可尽早地减轻手术局部水肿，通过改进肌肉的功能状态和强度，控制末梢肌肉泵调节细胞间质的流体静压，从而达到减轻软组织水肿的效果。同时，早期主动训练可增加或恢复腰椎运动和神经根的牵张、松弛和上下移动，促进神经根本身的血液循环，避免局部组织在修复过程中的粘连。术后 2 周行腰背肌的功能锻炼，可促进背伸肌和韧带力量的增加，增强与脊椎相关的肌肉、韧带的协调性和柔韧性，完善主动稳定系统功能，从而恢复腰椎最佳的生物力学动态平衡状态，达到减轻和消除腰腿疼痛的目的。康复治疗方案应依每位患者全身状况、手术方式及手术治疗效果进行必要调整。

【注意事项】

急性期应严格卧硬板床 3 周，手法治疗后亦应卧床休息，使损伤组织修复。疼痛减轻后，应加强锻炼腰背肌，以巩固疗效。久坐、久站时可佩戴腰围保护腰部，避免腰部过度屈曲或劳累或受风寒。弯腰搬物姿势要正确，避免腰部扭伤。

第四节　骶髂关节损伤

【概述】

骶髂关节是指骶骨与髂骨的耳状关节面。因外力造成该关节及其韧带拉伤，出现骶髂部疼痛和功能障碍者，称为骶髂关节损伤，又称骶髂关节骨错缝或错位、骶髂关节半脱位、骶髂关节劳损等。本病多见于重体力劳动者、中老年人及孕妇，是引起下腰痛的常见原因之一。

骶髂关节是一相对稳定的关节，关节面凸凹不平，互相嵌合十分紧密，关节囊坚韧，并有坚强的韧带加固，只有在暴力冲击下，才能推动骶髂关节超越生理活动度而引起关节周围的肌腱、韧带损伤，甚至使骶髂关节发生错缝。

1. 急性损伤　突然滑倒时单侧臀部着地或弯腰负重时突然扭闪，使骨盆部位产生旋转剪力，作用于骶髂关节，迫使髂骨向上向内，当外力使骶髂关节活动超过正常生理范围时，轻者可引起关节周围韧带损伤，重者可造成半脱位。妇女妊娠期和产后，因内分泌作用，使骶髂关节韧带松弛，稳定性减弱，轻微外伤或分娩可导致关节损伤。

2. 慢性劳损　长期弯腰工作或抬举重物，使骶髂关节负重增加，可促使骶髂关节退行性变，在某种诱因下易发生骶髂关节损伤。

若骶髂关节反复损伤或错缝未得到及时治疗，局部出血机化，瘢痕形成并充填关节空隙，造成关节内粘连或关节不稳，久之引起顽固性持续下腰部疼痛。

【康复要点】

1. 缓解由骶髂关节损伤导致的骶髂部疼痛和功能障碍等症状。
2. 加强臀肌肌群训练，增加骶髂关节的稳定性。
3. 加强日常宣教，避免引起骶髂关节损伤动作。

【康复评定】

1. 疼痛评定　常用疼痛评定方法有视觉模拟评分法（VAS）和麦吉尔（McGill）疼痛调查表。应动态观察其变化，以随时反映治疗情况。对于持续存在的经治疗无法缓解且有加重倾向的严重疼痛，应排除其他疾病的可能。

2. 影像学评定　X线片检查一般无异常发现，临床中常规检查以与髋部骨折、畸形、骨病等相鉴别。见骨盆倾斜而无其他异常，须排除股骨颈骨折、股骨转子间骨折、髋臼发育不良等疾病。有半脱位者，可见伤侧髂骨移位，两侧关节间隙不等宽，关节面排列紊乱。CT检查可明确是否有患侧关节面向前或向后轻微移位。

【康复治疗】

以推拿手法治疗为主，辅以药物、针灸、运动等方法治疗。

1. 中药疗法

（1）中药内服 血瘀气滞证治以活血散瘀、行气止痛，方用身痛逐瘀汤、和营止痛汤加减；气虚血瘀证治以益气活血通络，方用补阳还五汤加减；气血两亏证治以补益气血，方用八珍汤、十全大补汤等加减；肝肾亏虚证阳虚者治以温补肾阳，方用右归丸、金匮肾气丸等，阴虚者治以补肾益阴，方用左归饮、大补阴丸等。

（2）中药外用 初期外敷消瘀止痛药膏，或外贴伤湿解痛膏，外搽正红花油、正骨水等。后期外贴损伤风湿膏，亦可配合中药热熨患处。

2. 针灸疗法 取阿是穴、环跳、腰阳关、委中等穴，用泻法，强刺激，留针 10 分钟。

3. 推拿疗法 适用于骶髂关节错缝或半脱位者。先以掌揉法或㨰法在腰骶、臀部施术，以放松腰臀部肌肉，然后根据关节移（错）位的类型选用复位手法。

（1）单髋过伸复位法 患者俯卧位，以右侧为例，医者立于患者左侧，右手托患膝上部，左掌根按压同侧骶髂关节，先缓缓旋转患肢髋关节 5 ～ 7 次，医者尽可能上提大腿使髋关节过伸，左手掌同时下压骶髂关节，两手呈相反方向扳按。此时可闻及关节复位响声或手下有关节复位感。本法适用于骶髂关节后移（错）位。

（2）牵拉按压复位法 患者俯卧位，助手握患侧踝部向后上方牵引，医者双手掌叠按其患侧骶髂关节，在牵拉的同时向下按压，可听到关节复位声。本法适用于骶髂关节后移（错）位。

（3）斜扳复位法 患者侧卧位，患侧在上，屈髋屈膝，健侧下肢伸直，全身肌肉放松。医者立于患者前面，前臂置于患者肩前部向后固定其躯体，另一上肢屈肘置于患侧臀部向前，双臂同时向前后交错施力，逐渐增大幅度，感到有明显的抵抗时，骤然加力顿挫闪动 1 次，可听到复位的弹响声。本法适用于骶髂关节后移（错）位。

（4）双人推送法 患者俯卧，一助手两手叠放在患者健侧的坐骨结节上准备向上推，医者立于助手对面，双手亦叠按于患侧髂后上棘，准备用力下推，二人同时相对用力即可复位。此法可连续操作 2 ～ 3 次。本法适用于骶髂关节后移（错）位。

（5）单髋过屈复位法 患者仰卧，助手按压健侧伸直的膝关节处，医者立于患侧，一手握患侧踝关节，另一手扶按患侧膝关节，屈伸患侧髋膝关节 5 ～ 6 次，再向对侧季肋部过屈患侧膝关节，趁患者不备用力下压，闻及复位声响，手法即告完毕。本法适用于骶髂关节前移（错）位。

（6）屈髋屈膝冲压法 患者仰卧位，医者立于患侧，一手握患侧踝关节，令其向胸腹部尽可能屈髋屈膝，另一手屈肘，前臂向下冲压膝关节 3 ～ 4 次，使髋膝关节过度屈曲，膝部抵胸腹部为度，以听到弹响或患者痛感减轻或消失为佳。本法适用于骶髂关节前移（错）位。

4. 固定疗法 损伤轻微者，一般无需固定，但患者应卧床休息。小儿不愿卧床，亦应禁止站立或行走，可将其放在床上，但患肢不负重，以利于早日康复。损伤较重或伴有错缝者，复位后应卧硬板床休息，使损伤的关节周围韧带、肌肉得以充分修复。固定时间成人 2 ～ 3 周，儿童 1 ～ 2 周。

NOTE

5. 运动疗法 病情缓解后，可行腰部前屈、后伸等功能锻炼，以增强肌力，扩大关节活动范围，增加骶髂关节的稳定性，具体可练习以下动作。

（1）腰背前屈后伸

双足分开与肩同宽站立，双下肢保持伸直，双手叉腰，腰部尽量前屈并保持 5 ～ 10 秒后还原至中立位，接着尽量后伸并保持 5 ～ 10 秒后还原至中立位，活动时应尽量放松腰肌。如此反复进行 6 ～ 8 次。

（2）五点支撑法

患者取仰卧位，双侧上肢屈肘、下肢屈膝，以头、双足、双肘五点作支撑，双掌托腰用力将腰拱起，反复多次，直至出现疲劳感为止。

（3）飞燕点水法

患者取俯卧位，双上肢靠身旁伸直，将头、肩、双上肢向后上方抬起，同时双下肢直腿向后上抬高呈飞燕状，反复多次，直至开始出现疲劳感时为止。

（4）摇椅活动法

患者取仰卧位，两侧髋、膝关节屈曲，两臂环抱双腿，尽量屈曲髋关节使双侧大腿前侧完全贴于胸壁，然后抱住双腿使背部做摇椅式活动。

6. 其他疗法 局部痛点封闭、理疗等均有一定疗效，可酌情选用。

（1）封闭疗法 后期痛点局限者，可用醋酸泼尼松龙 25mg 加 2% 利多卡因 2 ～ 3mL 对痛点进行封闭治疗。每周 1 次，2 ～ 3 次为 1 个疗程。

（2）物理疗法

1）高频电疗法 常用的有超短波、短波等疗法，通过其深部透热作用，改善骶髂关节周围肌肉、软组织的血液循环，促进功能恢复。治疗时电极于骶髂部和患侧臀部对置，急性期采用无热量，10 分钟 / 次，每日 1 次；亚急性期或慢性期采用微热量，每次 12 ～ 15 分钟，每日 1 次，15 ～ 20 次为 1 个疗程。

2）红外线照射疗法 红外线灯于骶髂部照射，照射距离为 30 ～ 40cm，温热量，20 ～ 30 分钟 / 次，每日 1 次，20 次为一个疗程。

3）石蜡疗法 利用加热后的石蜡敷贴于患处，使局部组织受热、血管扩张、循环加快、细胞通透性增加。由于热能持续时间较长，故有利于深部组织水肿消散、消炎、镇痛。常用腰骶部盘蜡法，温度 42℃，30 分钟 / 次，每日 1 次，20 次为 1 个疗程。

4）直流电离子导入疗法 应用直流电导入各种药物治疗。可用中药、维生素 B 类药物等进行导入，作用极置于疼痛部位，非作用极置于患侧臀部，电流密度为 0.08 ～ 0.1mA/cm^2，20 分钟 / 次，10 ～ 15 次为 1 个疗程。

5）低频调制中频电疗法 电极于骶髂部与患侧臀部对置，根据不同病情选择相应处方，如止痛处方、促进血液循环处方，20 分钟 / 次，每日 1 次，15 ～ 20 次为 1 个疗程。

【注意事项】

扭伤后可冷敷，1 ～ 2 天内禁止热敷。伤后应卧床休息，以利于损伤组织的修复。后期积极进行腰臀部肌肉的功能锻炼，增加腰骶部的稳定性。对急性或初发骶髂关节损伤者应及时治疗，防止拖延或反复受伤转变为慢性劳损。

复习思考题

1. 根据颈椎病的病因病机，结合康复医学的相关理论和知识，试述颈椎病的日常调护该如何进行。

2. 胸部损伤患者院前急救处理措施有哪些?

3. 胸部筋伤临床如何鉴别? 其康复治疗方案有何异同?

4. 根据腰肌劳损病因病机，试述日常预防腰肌劳损的调护方案及方法。

5. 试述腰椎间盘突出症临床诊治思路，并结合康复医学理论简要论述其调护方法。

6. 试述骶髂关节损伤与腰椎间盘突出症的鉴别诊断。

第五篇　骨病中医康复

第十三章　骨病康复

第一节　膝骨关节炎

【概述】

膝骨关节炎（knee osteoarthritis，KOA）指由多种因素引起膝关节软骨纤维化、皲裂、溃疡、脱失而导致的以关节疼痛为主要症状的退行性疾病。病理特点为膝关节软骨变性破坏、软骨下骨硬化或囊性变、关节边缘骨质增生、滑膜病变、关节囊挛缩、韧带松弛或挛缩、肌肉萎缩无力等。KOA 是一种严重影响患者生活质量的关节退行性疾病，KOA 好发于中老年人群，发病率高，65 岁以上的人群 50% 以上为 KOA 患者，给患者、家庭和社会造成巨大的经济负担。病因尚不明确，其发生与年龄、肥胖、炎症、创伤及遗传因素等有关。在中医学中，膝骨性关节炎属膝痹证的范畴。《素问·痹论》记载“风、寒、湿三气杂至，合而为痹也”“其风气胜者为行痹，寒气胜者为痛痹，湿气胜者为着痹也”。说明风寒湿是引起痹证的主要原因，也是致病的主要病理因素。在临床中，根据膝骨性关节炎的特点及痹证的不同类型有其不同特性的情况，常把骨性关节炎辨证为痹证的着痹与痛痹，同时根据患者年龄、体质及病程的长短，又伴有气虚、血虚、血瘀、痰凝等不同的兼证。

西医学认为对 KOA 的临床分期有多种方法，包括根据临床特点的四级分期、根据 X 线片改变的 Kellgren&Lawrence 分级（表 13–1）和根据关节镜下关节软骨损伤的 Outbridge 分级（表 13–2）。

NOTE

表 13-1 Kellgren&Lawrence 分级

分级	描述
0 级	无改变（正常）
Ⅰ级	轻微骨赘
Ⅱ级	明显骨赘，但未累及关节间隙
Ⅲ级	关节间隙中度狭窄
Ⅳ级	关节间隙明显变窄，软骨下骨硬化

表 13-2 Outbridge 分级

分级	描述
0 级	正常
S 级	软骨软化
Ⅰ级	软骨变软、肿胀
Ⅱ级	直径＜ 1.3cm 的破碎和裂开
Ⅲ级	直径＞ 1.3cm 的破碎和裂开
Ⅳ级	软骨下骨裸露

【康复要点】

1. 防止过度劳累，避免超强度劳动和运动造成损伤。
2. 适当体育锻炼，增强体质，延缓衰老，维护关节的稳定性。
3. 减轻体重，减轻关节负担。
4. 对患病的关节应当妥善防护，防止再度损伤。

【康复评定】

1. 中医辨证 可分为气滞血瘀证、湿热痹阻证、寒湿痹阻证、肝肾亏虚证、气血虚弱证。

2. 疼痛评定 常用疼痛评定方法有视觉模拟评分法（VAS）、数字疼痛评分法、麦吉尔（McGill）疼痛调查表等。

3. 膝关节活动度评定 通常在治疗前后采用关节角度尺测量患者的屈曲和伸展等活动度。正常膝关节活动度为屈曲 0°～ 130°、伸展 0°～ 10°。

4. 肌力评定 通常采用徒手肌力评定法对膝关节屈曲和伸展的肌群进行肌力评定，并与健侧对照。

5. 膝关节功能评价量表 HSS 膝关节评分系统是由美国特种外科医院（hospital for special surgery，HSS）于 1976 年提出的用于评估膝关节术前术后功能的一个评分系统，主要包括疼痛、功能、关节活动度、肌力、膝关节屈曲畸形、膝关节不稳定性等六个方面。表 13-3 为膝关节 HSS 评分表。

NOTE

表 13-3　膝关节 HSS 评分

项目	评分标准		得分		小计
			左侧	右侧	
1. 疼痛（30 分）	任何时候均无疼痛	30			
	行走时无疼痛	15			
	休息时无疼痛	15			
	行走时轻度疼痛	10			
	休息时轻度疼痛	10			
	行走时中度疼痛	5			
	休息时中度疼痛	5			
	行走时严重疼痛	0			
	休息时严重疼痛	0			
2. 功能（25 分）	行走站立无限制，行走 2500 ～ 5000 米和站立半小时以上	10			
	屋内行走，无需支具	5			
	行走 500 ～ 2500 米和站立可达半小时	8			
	屋内行走，需要支具	2			
	行走少于 500 米	4			
	能上楼梯	5			
	能上楼梯，但需支具	2			
	不能行走	0			
3. 活动度（18 分）	8° =1 分，最高 18 分				
4. 肌力（35 分）	优：完全能对抗阻力	10			
	中：能带动关节活动	4			
	良：部分对抗阻力	8			
	差：不能带动关节活动	0			
5. 屈曲畸形（10 分）	无畸形	10			
	小于 5°	8			
	5°～ 10°	5			
	大于 10°	0			
6. 稳定性（10 分）	正常	10			
	轻度不稳 0°～ 5°	8			
	中度不稳 5°～ 15°	5			
	严重不稳大于 15°	0			

NOTE

续表

项目	评分标准							得分		小计
								左侧	右侧	
7. 减分项目	单手杖	−1	伸直滞缺 5°	−2	每 5°外翻	−1×				
	单拐杖	−2	伸直滞缺 10°	−3	每 5°内翻	−1×				
	双拐杖	−3	伸直滞缺 15°	−5						
总分：　　分										
评定者：					评定日期：　年　月　日					

【康复治疗】

KOA 的康复治疗目的是缓解疼痛，延缓疾病进展，矫正畸形，改善或恢复关节功能，提高患者生活质量。KOA 的康复治疗原则是依据患者年龄、性别、体重、自身危险因素、病变部位及程度等选择阶梯化及个体化康复治疗。

1. 中药疗法

（1）气滞血瘀证　治宜活血化瘀、通络止痛之血府逐瘀汤加减，瘀痛入络者，加全蝎、地龙、三棱、莪术；气机郁滞者，加川楝子、香附、青皮；血瘀经闭者，去桔梗，加香附、益母草、泽兰；胁下有痞块者，加丹参、郁金、土鳖虫、水蛭。

（2）湿热痹阻证　治宜清热祛湿、通络止痛之四妙丸加减，局部红肿者，加金银花、连翘；局部肿胀明显者，加茯苓、泽泻；局部屈伸不利者，加伸筋草；大便秘结者，加大黄、桃仁。

（3）寒湿痹阻证　治宜温经散寒、养血通脉之蠲痹汤加减，风气胜者，加秦艽、防风；寒气胜者，加炮附片；湿气胜者，加防己、萆薢、薏苡仁；痛在上者，去独活加荆芥；痛在下者，加牛膝；兼有湿热者，去肉桂加黄柏。

（4）肝肾亏虚证　治宜滋补肝肾，偏阴虚者选择左归丸加减，偏阳虚者选择右归丸加减，阴虚火旺者，去枸杞子、鹿角胶，加女贞子、麦冬；夜热骨蒸者，加地骨皮；小便不利者，加茯苓；大便燥结者，去菟丝子，加肉苁蓉片；气虚者，加人参片；虚寒显著者，可加用仙茅、肉苁蓉、淫羊藿、骨碎补。

（5）气血虚弱证　治宜补气养血，方用八珍汤加减，眩晕、心悸者，熟地黄、白芍加量；气短乏力者，人参片、白术加量；不寐者，加酸枣仁、五味子。

2. 针灸疗法　针灸具有舒筋通络、调气止痛的作用，同时可以使关节处软组织张力减少，从而使关节处的应力状态得到改善，以达到消肿去痛、提高关节功能的目的。临床上主要治疗穴位包括犊鼻、膝眼、血海、梁丘、阳陵泉、阴陵泉、足三里、合谷、解溪、委中、阿是穴等。

3. 推拿疗法　推拿治疗可以松解关节周围的肌腱、肌肉、韧带，促进关节周围的血液循环，帮助关节软骨重新适应，从而使疼痛位置得到改善，起到治疗作用。采用四步推拿法（顺理肌筋、拔伸松动、痛点刮擦、摇晃松动）对阿是穴、内外侧膝眼等穴位进行手法治疗，先以按、揉、弹、拨等手法松解膝关节，再以指端点按阿是穴、足三里等膝关节周边穴位，最后配合屈伸牵引手法矫正下肢力线。

4. 运动疗法　在医生的指导下选择正确的运动方式，制定个体化的运动方案，从而达到减轻疼痛，改善和维持关节功能，保持关节活动度，延缓疾病进程的目的。

（1）低强度有氧运动　采用正确合理的有氧运动方式可以改善关节功能，缓解疼痛。应依据患者发病部位及程度，在医生的指导下选择。

（2）关节周围肌肉力量训练　加强关节周围肌肉力量，既可改善关节稳定性，又可促进局部血液循环，但应注重关节活动度及平衡（本体感觉）的锻炼。由医生依据患者自身情况及病变程度指导并制定个体化的训练方案。常用方法：股四头肌等长收缩训练、直腿抬高加强股四头肌训练、臀部肌肉训练等。

（3）关节功能训练　主要指膝关节在非负重位的屈伸活动，以保持关节最大活动度。常用方法包括：①关节被动活动。②牵拉。③关节助力运动和主动运动。

5. 心理康复治疗　针对存在的抑郁焦虑进行心理辅导、卫生教育，心理状态改善有助于预防和控制疼痛。

6. 手术治疗　KOA 的外科手术治疗包括关节软骨修复术、关节镜下清理手术、截骨术、关节融合术及人工关节置换术等。

7. 手术后康复疗法　康复治疗目标改善置换后关节的活动范围，保证重建关节的良好功能；训练和加强关节周围的肌群，重建关节的稳定性；恢复日常生活能力自理；加强对置换关节的保护，延长关节寿命。

（1）术后物理治疗　术后物理治疗可采用冰疗法、电疗法、光疗法、运动疗法。

（2）作业治疗

1）术后鼓励患者立即进行床上的功能性活动，如桥式运动及翻身训练。

2）尽早从卧位转为坐位，良好的躯干旋转是完成床上功能活动的重要基础。

3）术后 1 周，鼓励患者自行穿衣如厕、行走。

4）术后 5 ～ 6 周，训练上、下楼梯，骑自行车和乘车等功能性活动。

（3）预防并发症的治疗　为预防手术后感染、深静脉血栓等并发症，患者在术后应尽早开始深呼吸训练、咳嗽训练和踝关节“泵”式往返训练。

【注意事项】

1. 合理饮食　控制体重，避免身体肥胖，减少关节负担。

2. 避免不良姿势　减少或避免屈膝运动和作业，如久蹲。

3. 休息和安全运动　告知患者如何随着症状的改变，对休息与运动作相应的调整。

4. 骨性关节炎关节活动受限的特点　一般晨起关节活动受限明显，即“晨僵”，久坐后关节僵硬，活动时关节内有摩擦感，稍加活动后好转，告知患者在起床或久坐站起时，先主动活动关节。

5. 功能适应　针对已经存在的病变，可通过增加马桶垫高度、座椅的高度等。尽量不爬楼梯，上下楼最好乘坐电梯。

第二节　骨质疏松症

【概述】

骨质疏松症，属中医学“虚劳”“骨枯”“骨痿”“肾痹”“骨蚀”范畴。中医学认为，本病是脾胃虚弱，肾气不足，气血亏虚，外邪入侵加上年老体弱等因素日久形成。气血亏虚、脏腑不荣是内因，外邪侵袭是外因。西医学认为是因为骨量低下，骨微结构破坏，导致的全身性骨病。临床表现为骨脆性增加，骨折的危险性增大，同时对患者的生活质量也具有明显的影响。骨质疏松症的发病与地区环境、食物结构、营养水平及种族等因素有关，并且随着年龄的增长而增加。

该病可发生于不同性别和任何年龄，但多见于绝经后妇女和老年男性。

骨质疏松症的病因较为复杂，一般认为与内分泌因素、营养因素、性别及年龄因素、疾病及药物因素、遗传及免疫因素等有关。

【康复要点】

1. 骨质疏松症的康复应从青壮年时期或绝经期前开始。骨量峰值高，骨量储备多，即使以后出现骨量的逐渐丢失，仍可能维持日常活动所需的骨量，而不致发生严重骨质疏松症。
2. 注意饮食营养，加强体育锻炼，增强体质。
3. 对已患有骨质疏松症的老年人应加强防护，防止骨折的发生。
4. 对绝经后妇女和老年人注意饮食调养以保证足量的钙、蛋白质和维生素的摄入。
5. 对于能影响骨盐代谢的药物要慎用。
6. 对骨折要采用更积极的治疗方法，防止因长期卧床而引起并发症。

【康复评定】

1. 中医辨证　可分为肝肾亏虚证、脾肾阳虚证和气滞血瘀证三型。

2. 疼痛评定　采用目测类比定级法（VAS 法）或调查表法，如 McGill 疼痛问卷（MPQ）威斯康星疼痛简明问卷（wisconsin pain index，WPI）及专门为某一种疼痛设计问卷如背痛功能障碍问卷、膝关节痛问卷等。腰背压痛评定法——积分法：0 分（无压痛）；1 分（轻压痛）；2 分（明显压痛）；3 分（重度压痛，按压时退缩反应）。

3. 关节活动度测量　采用关节量角法测量关节活动范围，评价各个关节的主动和被动 ROM。

4. 肌力评定　采用手法肌力检查（manual muscle test，MMT）。此处简述腰背肌力评定。

（1）1 级　俯卧位令患者试做抬头动作。检查者触诊腰背伸肌群可触及其收缩。

（2）2 级　俯卧位患者能抬头。

（3）3级　俯卧，胸以上在床缘外下垂30°，固定骨盆和下肢。患者能抬起上身，不能抗阻。

（4）4级　俯卧，胸以上在床缘外下垂30°，固定骨盆和下肢，令患者抬起上身，直至胸廓下部离开床面。在胸廓施加中等阻力。

（5）5级　俯卧，胸以上在床缘外下垂30°，固定骨盆和下肢，令患者抬起上身，直至胸廓下部离开床面。在胸廓施加较大阻力。

【康复治疗】

一般认为，骨质疏松症的预防比治疗更为重要。骨代谢与光照、运动、食物是密切相关的，如果能够在这三方面加强，可以有效延缓骨的退化和骨质疏松症的过早出现。骨质疏松症的康复治疗可以发挥肌力对骨质代谢所起的促进调节作用，纠正骨质疏松患者常见的驼背畸形，防止和减少因肌力不足而导致的容易摔倒，同时能够增强患者的身体素质，改善其生活质量。

1. 中药疗法

（1）中药内服　肝肾亏虚证治以滋补肝肾、强筋壮骨，方用健步虎潜丸。脾肾阳虚证治以益肾健脾，方用参苓白术散合右归饮。气滞血瘀证治以活血行气、通络止痛，方用身痛逐瘀汤。

（2）中药外用　醋调防风、威灵仙、川乌、草乌、透骨草、续断、狗脊，加热后外敷于骨痛处30分钟。

2. 针灸疗法　骨质疏松症以肾虚腰痛为多，治以补肾通阳、舒筋活血。取肾俞、委中、阿是穴、阳陵泉、三阴交、太溪、命门等穴，每次3～5穴，20～30分钟。也可以用电针治疗。

3. 推拿治疗　手法治疗以足太阳膀胱经及足阳明胃经为主，手法包括㨰法、按揉法、拿法、点法、擦法等。

操作方法：患者取俯卧位，医生用擦法施术于腰背部两侧膀胱经，之后双手叠掌按揉腰部，拿揉双下肢，点按揉脾俞、胃俞、肾俞、委中、承山等穴位，横擦背部膀胱经和腰骶部以透热为度；患者取仰卧位，拿揉双上肢及大腿内侧肌肉，点按曲池、内关、合谷、足三里、伏兔、太溪、三阴交等穴位，牵抖上下肢后结束治疗。治疗时，手法必须轻柔和缓，切忌用力过猛，每次20分钟，10次为1个疗程，疗程间休息2～3日。

4. 传统运动疗法　常用的功法有易筋经、太极拳、五禽戏、八段锦等，在功法锻炼的过程中，应针对患者的个体差异，从运动的方式、强度、时间及频率等方面综合考虑，制定适合的运动处方，以取得良好的锻炼效果，避免意外损伤。

5. 运动疗法

（1）有氧训练　包括走路、有氧操、跳舞、骑车、球类运动、体操等。该类运动能产生多方面的张力作用于整个骨结构，因而能最有效地增加骨强度，更有学者认为这些运动对任何年龄段者来说均比力量、耐力或非负重训练更有效。对于老年人而言，急走、上下楼梯、跳舞、跳老年健身操等运动更为合适。

（2）抗阻力训练　抗阻力训练应包括全身主要的肌群，整个运动应该缓慢且受控制，所加的负荷应在重复运动10～15次之后让患者感到肌肉疲劳为宜，以后应逐渐增加。

6. 其他疗法

（1）电疗、热疗　具有改善局部血液循环、消炎止痛、促进神经功能恢复、促进钙磷沉淀及骨折愈合等功效，且对骨质疏松症引起的麻木、疼痛、骨折等症也有一定疗效。全身低频脉冲弱磁场治疗，可缓解疼痛，增加骨量。利用紫外线的光生物作用，还可进行日光浴、人工紫外线等治疗，以增加内源性维生素 D 的生成，从而促进钙的吸收和骨的形成，有利于防治骨质疏松症。

（2）手术治疗　对于骨质疏松症骨折患者可采用手术治疗，如经皮椎体成形术、内固定术、人工关节置换术等，使患者能够早期恢复正常活动，减少卧床时间等。

【注意事项】

1. 富含钙、低盐和适量蛋白质的均衡膳食。
2. 注意适当户外活动，有助于骨健康的体育锻炼和康复治疗。
3. 避免嗜烟、酗酒和慎用影响骨代谢的药物。
4. 采取防止跌倒的各种措施。

第三节　股骨头坏死

【概述】

股骨头坏死是股骨头血供中断或受损，引起骨细胞及骨髓成分死亡及随后的修复，继而导致股骨头结构改变、股骨头塌陷、关节功能障碍的疾病。股骨头坏死（osteonecrosis of the femoralhead，ONFH）又称股骨头缺血性坏死（avascularnecrosis，AVN），是骨科领域常见的难治性疾病。ONFH 可分为创伤性和非创伤性两大类，前者主要是由股骨颈骨折、髋关节脱位等髋部外伤引起；后者在我国的主要原因为皮质类固醇的应用及酗酒等。其病理变化大致相同，一般经过股骨头缺血坏死、血管再生修复、骨髓细胞再生、骨小梁重建的过程，但在病情演变过程中易出现股骨头塌陷、变形，引起疼痛、功能障碍从而影响生活质量，甚至致残。股骨头坏死属中医学“骨蚀”“骨痹”的范畴。

【康复要点】

1. 避免负重包括部分负重及不负重，应该病侧扶拐，减少病髋的负重。
2. 缓解股骨头压力，减轻疼痛，促进血液循环。
3. 服用促进骨愈合的药物，来促进骨生长，增加骨密度，恢复血运，加速坏死骨的修复。
4. 功能锻炼要在接受治疗并使病情稳定后，在专业医护人员指导下进行，否则会加重股骨头的破坏。
5. 功能锻炼需循序渐进，不能操之过急。

NOTE

【康复评定】

1. 中医辨证

（1）气滞血瘀型 有外伤史患髋疼痛，呈胀痛或刺痛，痛处固定，向膝部放射，跛行，患髋关节活动度减小，舌紫暗或有瘀斑，脉细涩或沉弦。

（2）湿热内结型 多见于长期大量饮酒、吸烟患者，髋部持续作痛，时有灼痛，下肢沉重，口干舌燥，小便黄赤，大便干结，舌质红，苔黄腻，脉滑数。

（3）气血两虚型 多见于病程较长或年老体弱的患者，髋部钝痛，休息减轻，活动后加重，肌肉萎缩，唇甲淡白无华，气短乏力，舌淡苔薄白，脉细弱。

（4）气虚血瘀型 多见于高龄患者，骨折后引发髋关节胀痛，刺痛不剧烈，或只感觉轻微疼痛。主要为功能障碍，面色无华，少气懒言，舌质暗红，苔薄白，脉沉无力。

2. 步态评估 确定步态类型，是否有跛行，是否需要拐杖、助行器。

3. 关节活动范围 记录影响的因素，如疼痛和其他关节情况。

4. 肌力评估 参见相关章节，并注意患肢肌萎缩情况。

5. 疼痛评估 鉴别是在休息时发生还是在负重时出现。患者疼痛的级别，能否忍受，忍受的程度。

6. 心理状态评估 有无焦虑、恐惧心理，对康复锻炼所持态度。

【康复治疗】

1. 中药疗法

中药治疗应以中医理论为依据进行辨证论治，主旨是扶正祛邪。

（1）气滞血瘀证 治宜行气活血，方可用活血生骨方加减。

（2）湿热内结证 治宜清利湿热、活血通络，方可用活血生骨方配合黄柏、薏苡仁、木瓜、白豆蔻。

（3）气血两虚证 治宜补气养血，方可用益气生骨方加减。

（4）气虚血瘀证 治宜补气活血，方可用活血生骨汤合益气生骨方加减。

2. 推拿治疗

推拿治疗股骨头缺血性坏死，旨在改善髋关节、股骨头的血液循环，以利于病变组织的修复，改善髋关节的功能状态，使疼痛减轻或消失，提高患者的生活质量。

（1）推拿手法

1）经脉穴位推拿方法 一是增强患者的心肺功能，股骨头坏死固然与局部的血液循环有关，但心肺功能减弱也是主要原因。为增强心肺功能，应推拿肘部肺经的尺泽穴、心包经的曲泽穴和心经的少海穴（还可推拿上肢的青灵穴、内关穴，手部的鱼际穴）及背部督脉上的至阳穴。二是股骨出现的病灶与脾脏关系极大。通过推拿可加强脾的功能，主要取脾经在足部的公孙穴，下肢的三阴交穴、地机穴、血海穴，小腹的冲门穴，胸部的大包穴，以使髀骨的邪气逐步排出，病情得以好转。

2）平衡推拿方法 人有疾病就出现不平衡，采用上病下治、左病右治、前病后治的推拿

NOTE

方法使机体恢复平衡，使经络、气血平衡。推拿患肢对侧的相对应位置（即左侧右治、右病左治）。如果两侧股骨头都有坏死的问题，则按揉耻骨、小腹和尾骨上的阿是穴（压痛点），即两边有病治中间。推拿腹股沟的压痛点（阿是穴），即后病前治。

（2）推拿要领

1）三到位　①穴位（反射区）要到位。不论经穴推拿、平衡推拿都可作为阿是穴，即找准最痛点来施行推拿，找的越准，疗效越显著；如果找不准压痛点，说明该部位的穴位畅通，推拿起作用不大，可暂放弃该部位，转而寻找到其他部位的压痛点。②力度要适中。开始推拿力度要轻，逐步加大，但要观察患者的适应力，最后以轻轻推拿结束。③推拿时间要适当。推拿每个穴位的时间大致掌握在 1 分钟左右。每次掌握在 40 分钟左右，1 天 1 次，如病情好转，可两天 1 次。

2）手法操作　以双手拇指、示指、中指或手掌按、揉为主，必要时用肘关节按揉，还有拍法、捏法、摩法、拿法、推法等，择优选择，也可交替使用，要求持久、均匀、柔和、深透。

3. 小针刀治疗　治疗股骨头坏死在于迅速缓解髓周病变，减轻或消除疼痛症状，小针刀疗法直接在软组织损伤的病灶区即瘢痕、粘连或无菌性炎性反应部位松解，改善病变部位的微循环，解除关节腔内和骨髓腔内压力，恢复局部组织内的平衡。针刀的同时可配合药物注射治疗，直接注入最敏感的病灶区。药物通过局部组织、皮肤，松弛毛细血管，促进疼痛物质的吸收，减少无菌性物质渗出，从而达到减轻、消除疼痛和改善功能障碍的目的。

4. 运动疗法

（1）髋关节的功能练习　康复锻炼的目的是为了恢复髋关节的功能，提高患者的生活质量。首先在医生指导下，根据病变是单侧还是双侧及病变程度、个人的体质，选择适宜的站、坐、卧位锻炼方法。一般站立时可做扶物下蹲、患肢摆动及患肢内外旋法；坐位时有屈髋法、抱膝法、开合法、分合法、蹬车活动法等；卧位可采取蹬空屈体法、抱膝法、屈髋分合法、患肢摆动法、后伸法等。还可进行髋关节后伸抗阻训练及坐位股四头肌抗阻训练，抗阻力应逐步增加到患者耐受极限。患髋运动至一定角度引起疼痛时，应暂停运动，以避开疼痛部位，选择在疼痛运动弧两侧进行髋关节屈伸训练。根据个人体质可每天锻炼 100 ～ 300 次，分 3 ～ 4 次进行。

（2）借助自行车、三轮车练习关节活动度　骑车运动可练习关节活动度，同时也可以有效地增加肺活量。场地一定要宽阔、车稀人少，必要时家人陪同，防止发生意外。相比之下在室内练习骑自行车更为安全。每天的运动量要因人而异，可每天运动 1 小时，分次进行。

（3）抗阻训练　取仰卧位，对其患肢进行股四头肌伸直抗阻训练、髋关节屈伸、内收及外展抗阻练习；俯卧位下将患肢向上抬高并进行腘绳肌及臀肌的抗阻练习，侧卧进行伸髋屈膝及髋关节外展抗阻训练；每日 2 次，每次 30 分钟。

5. 针灸治疗　使用针灸治疗股骨头坏死，除了依据辨证及标本缓急之外，还必须结合腧穴的特殊功能而进行配穴处方。从临床需要出发，可选用一种或两种选穴方法组成处方，也可将多种方法结合起来使用。

6. 手术治疗　因股骨头缺血性坏死患者大多数为青壮年，应用人工关节置换术远期疗效欠佳，因此，主要的治疗方案以保髋手术为主，其方法很多，有些方法疗效比较肯定，但没有一种术式是完全满意的。保留髋关节的手术包括髓芯减压术、带血供的骨移植术、不带血管蒂的骨移植术、截骨术、血管束植入术、带血供骨膜移植、骨膜细胞移植、死骨清除骨泥填充的股

NOTE

骨头重建术。

效果不佳，可以选择髋关节成形术、股骨头表面置换术、全髋关节置换术。

【注意事项】

对于股骨头坏死，应注意日常的预防工作。

1. 少喝或不喝酒。

2. 早发现、早治疗。如果发现股骨头坏死早期症状，应该及时去医院进行诊断、治疗。

3. 对于股骨颈骨折、髋臼脱位的患者来说，骨折愈合后，也不宜过早的负重。但因为股骨头坏死产生较晚，减少负重应一直保持到 1 ～ 2 年。

4. 每年进行体格检查，对于有过严重骨骼外伤的人来说，更应该增加体检的次数，即使骨折愈合，也要追踪 3 ～ 5 年。

5. 对于一些从事体力劳动的人，更要格外的注意股骨头坏死的发生。要注意尽量不要背负过重的物品，避免髋关节扭伤。对于股骨颈骨折的患者，一定要及时治疗。

第四节　脊柱侧弯

【概述】

脊柱侧弯又称为“脊柱侧凸”，是临床上常见的脊柱畸形，轻度的脊柱侧弯通常没有明显的临床症状和躯体畸形；严重的脊柱侧弯会影响儿童及青少年身体的生长发育出现身体畸形，甚至影响患者的心肺、脊髓功能。轻度的脊柱侧弯通过康复治疗可以取得良好的效果，严重者需要手术治疗，早期发现、早期康复是脊柱侧弯防治的重要手段。

脊柱侧弯主要由于脊柱在胚胎时期发育不完善，出现脊椎分节不完全、一侧过度发育或一侧椎体发育不完全，甚至混合有上述两种因素，造成脊柱两侧生长不对称，继而发生脊柱侧弯。

【康复要点】

1. 佩戴支具时需一定程度上增加机体协调性及脊柱的本体感觉和运动控制能力。

2. 患者注意疲惫状态下采用正确的姿态进行休息。

3. 注意心肺及脊髓功能锻炼。

4. 注意解决患者心理问题，给予必要的人文关怀。

【康复评定】

1. 中医辨证

（1）气滞血瘀证　背痛如刺，痛有定处，转侧不利，痛处拒按；舌质紫暗或有瘀斑，脉涩。

（2）湿热痹阻证　背部疼痛，痛处伴热感，热天或雨天加重，口苦，小便短赤；苔黄腻，脉濡数或弦数。

（3）肝肾亏虚证（阳虚） 背部酸痛，喜揉喜按，遇劳更甚，卧则减轻，腿膝无力，面色白，手足不温，少气乏力；舌淡，脉沉细。

（4）肝肾亏虚证（阴虚） 背部酸痛，喜揉喜按，遇劳更甚，卧则减轻，腿膝无力，心烦失眠，口燥咽干，手足心热，面色潮红；舌红少苔，脉弦细数。

（5）寒湿痹阻证 背部冷痛重着，遇阴雨天加重，转侧不利，形寒肢沉；苔白腻，脉沉而迟缓。

2. 临床评定 在临床中，对脊柱侧弯的患者，除了详细询问患者的病史、症状，还要认真地进行体格检查、影像学评定、心肺功能评定和生活质量评定等，以全面评定和判断患者的病情。

（1）常规体格检查 主要评定患者的肌力、耐力、感觉、平衡、协调、活动范围、反射、灵活性，以及穿衣、洗脸等日常活动能力。

（2）测量 嘱患者脱掉上衣，暴露脊柱，分别在站立位、双侧卧位和俯卧位观察患者的脊柱，以及双侧肩锁关节、锁骨上窝、髂前上棘、腰凹和骨盆的对称性，臀沟的偏移程度，是否存在肋骨畸形、双下肢不等长。

3. 影像学评定 运用X线片、CT等影像学检查手段，可以准确诊断脊柱侧弯的类型和严重程度，帮助医生及患者选择治疗方法和判断疗效。在影像学评定中，重点评价以下内容。

（1）脊柱侧弯角度测量 常用的方法有Cobb法和Ferguson法，目前国际脊柱侧凸协会确定采用Cobb法为标准进行测量：拍摄标准脊柱全长的正位X线片，先确定某段脊柱侧凸的上下端椎，沿上下端椎的上缘或下缘做切线，此两切线各自垂线的交角即Cobb角，又称为主曲线角度。当Cobb角$\geqslant 10°$时，即可诊断为脊柱侧弯。

（2）脊柱侧弯旋转度测量 通常采用Nash–Moe法，根据正位X线片上椎弓根的位置，将脊柱旋转度分为5度：0度，椎弓根对称；1度，凸侧椎弓根移向中线，但未超出第一格，凹侧椎弓根变小；2度，凸侧椎弓根已移至第二格，凹侧椎弓根消失；3度，凸侧椎弓根移至中心，凹侧椎弓根消失；4度，凸侧椎弓根超出中心，接近凹侧。

目前，CT技术已经广泛应用到临床，在临床中可以充分采用CT尤其是三维CT等评定技术，准确评价患者的脊柱侧弯程度、椎体旋转程度和脊髓受压情况等。

4. 本体感觉评定 对脊柱侧弯患者进行本体感觉评价，可以判定患者的平衡功能和本体感觉，分析患者是否有潜在的神经肌肉疾患。

5. 肺功能评定 在脊柱侧弯患者中，心肺功能异常是其最严重的并发症，严重的脊柱侧弯患者多伴有胸廓异常，引起肺功能障碍。在临床中，可以通过患者的肺容量测定、肺通气功能测定和动脉血气分析等，评价患者肺功能。

6. 神经电生理学评定 在临床中，可以采用表面肌电图、针式肌电图等神经电生理学评定技术，评价患者脊柱两侧的肌肉功能和神经功能等，确定患者是否存在神经肌肉功能异常。

7. 社会行为和心理学评价 在日常生活中，脊柱侧弯的患者普遍面临就业困难、结婚困难、心理自卑和生活质量降低等问题，需要通过社会行为学、心理学和生活质量的评价，评定患者在社会生活中存在的障碍。

NOTE

【康复治疗】

脊柱侧弯康复的主要目的是让侧凸畸形得到最大程度的矫正，并使之在矫正位置上保持不再继续发展，一般需要根据患者的年龄、侧弯部位、侧弯程度、进展情况，以及有无并发症等，选择合理的康复方案，常用的治疗方法有非手术治疗和手术治疗两种。主要根据患者脊柱侧凸Cobb角的大小进行选择：Cobb角≤25°，一般不需要特殊的治疗，在日常生活中注意姿势矫正并配合矫正体操训练即可，注意每隔4～6个月进行定期随访；25°＜Cobb角≤30°，除上述干预方法外，需要佩戴矫形支具；Cobb角≥45°，可考虑选择矫形手术治疗。

此外，在康复治疗过程中，还需要注意患者的年龄情况及发展趋势，例如青少年脊柱侧弯的患者，即使Cobb角＜20°，但还有较长的生长发育期，需要积极进行干预和矫正；对于成人患者，虽然Cobb角接近30°，但已经停止发育，若没有明显临床症状，积极进行体操矫正和定期复查即可，可不需进行治疗。

1. 中药疗法

（1）中药内服　中药治疗应以中医理论为依据进行辨证论治，临床大多可收到很好的治疗效果。

1）气滞血瘀证　治宜行气活血、祛瘀止痛，宜桃红四物汤加减或身痛逐瘀汤加减。

2）湿热痹阻证　治宜清利湿热、通络止痛，宜四妙散加减。

3）肝肾亏虚（阳虚）证　治宜益肝补肾、通络止痛，宜补肾壮筋汤加减。

4）肝肾亏虚（阴虚）证　治宜滋阴补肾、通络止痛，宜补肾壮筋汤加减。

5）寒湿痹阻证　治宜温经散寒、祛湿通络，宜甘姜苓术汤加减或独活寄生汤加减。

（2）中药外用　可用活血化瘀、舒筋通络等膏药外敷。

2. 推拿疗法　治疗的部位以脊柱两侧和腰骶部为主，手法包括㨰法、按揉法、拿法、点法等。治疗时，以放松脊柱两侧肌肉和骨盆周围的肌肉为主，以恢复肌力的平衡。对于轻度的脊柱侧弯，可以采用关节整复类手法，以纠正椎体旋转和关节紊乱，促进脊柱侧弯的恢复。推拿治疗一般每日治疗1次，每次20～30分钟，一般以7～10天为1个疗程，疗程间可休息1～2天。

3. 固定方法　非手术治疗先天性脊柱侧弯的最有效方法是佩戴脊柱侧凸矫形器。利用矫形器治疗脊柱侧弯的目的是纠正或控制脊柱弯曲，改善平衡及外观，使脊柱稳定。矫形支具一般分为颈－胸－腰－骶型矫形器和胸－腰－骶型矫形器两种，前者适用于胸椎以上脊柱侧弯，后者适用于胸椎以下脊柱侧弯。

在矫形支具的使用过程中，需要注意以下几个方面：①主要适用于20°～40°之间的轻度婴儿型和早期少儿型的特发性脊柱侧弯；偶尔40°～60°之间也可用支具。青少年型的脊柱侧弯超过40°时，不宜行支具治疗。②两个结构性弯曲达到50°或单个弯曲超过45°时，不宜行支具治疗。③合并胸前凸的脊柱侧弯不宜使用支具治疗，支具可加重前凸畸形，使胸前后径进一步减小。④在穿戴矫形支具的第1周内，应密切观察患者穿戴后的反应，适时调整。⑤对矫形支具应该严格遵照规定的时间进行穿戴，定期复查。一般需要戴到骨骼发育成熟之后。至于能否停用应到医院检查，在医生和矫形师的密切观察下，逐步去除矫形支具。⑥随着年龄的增长、体

NOTE

型的变化，应及时更换矫形支具，以保证矫形效果。

4. 练功 练功的目的是减少腰椎和颈椎前凸程度，以牵伸脊柱，增加腰背肌和腹肌肌力。姿势训练包括骨盆倾斜训练和姿势对称性训练。

（1）*骨盆倾斜训练* 通过骨盆倾斜运动来减少腰椎前凸，伸长脊柱。①卧位训练：训练时患者仰卧，髋膝屈曲，下腰部贴紧治疗床面，并维持在此位置；然后平稳而有节奏地从床面上抬臀部，但下腰部不能离开床面。在此基础上，继续伸直双下肢，直至双髋和双膝完全伸直。②立位训练：训练时患者直立位，腰部紧贴墙壁，足跟距离墙面 10 ～ 20cm，双膝屈曲，此时颈部紧贴墙面可减少颈椎前凸，骨盆前倾可减少腰椎前凸。在此基础上，可双足靠近墙面，练习双膝伸直。

（2）*姿势对称性训练* 患者通过主动的自我姿势矫正，保持坐位和立位时躯干姿势挺拔和对称。在此基础上，上肢前屈上举、外展，腰背部前屈、后伸、双足交互抬起，进一步在俯卧位锻炼腰背肌、在仰卧位锻炼腹肌及下肢肌。

5. 针灸治疗 针灸疗法以华佗夹脊穴为治疗主穴，每日治疗 1 次，每次治疗 30 分钟，具有改善肌肉功能、减轻疼痛的治疗作用，促进脊柱侧凸的康复。具有神经受压症状的患者，可对症选取上肢或下肢的穴位，以减轻肢体麻木、疼痛、肌力降低、感觉减退等症状。

6. 现代康复技术

（1）*牵引* 单纯牵引不能矫正脊柱侧弯，但可以通过牵伸椎旁肌群和脊柱韧带连接结构从而增加脊柱的可屈性。牵引常作为脊柱侧弯的术前准备，使术中达到最大限度的矫正而不致产生神经损伤。牵引的方法包括颈牵引、卧位反悬吊牵引及 Cotrel 牵引等多种方法。临床上脊柱侧弯反向悬吊牵引应用较多，其装置由牵引带、滑车、绳索及重锤组成。患者侧卧于牵引带中，侧弯的凸侧向下，牵引重量 10 ～ 40kg。牵引时应将凸侧顶点牵离床面 5 ～ 10cm。若作为术前准备，一般牵引时间为 2 周左右。通过牵引使凹侧组织松解，使脊柱得到有效的伸展，有利于手术达到良好效果。

（2）*运动疗法* 特发性脊柱侧凸多存在双侧椎旁肌肌力不平衡，凸侧肌肉拉长，肌力下降；而凹侧肌肉短缩。因此增强凸侧椎旁肌肌力，牵伸凹侧肌肉，减轻肌肉短缩是运动疗法的基础，也是运动疗法的重点。

1）矫正体操 是治疗脊柱侧凸的重要方法，其原理是通过增强凸出一侧的骶棘肌、腹肌、腰大肌和斜方肌等肌肉的肌力，调整脊柱两侧的肌力平衡，牵拉凹侧的挛缩的肌肉韧带组织，从而矫正畸形。同时，通过矫正体操的练习，对提高患者的体质水平、改善心肺功能和提高生活质量均具有促进作用。

矫正体操一般包括牵拉训练和肌力训练，牵拉训练主要是通过上肢、下肢的体操动作带动脊柱的运动，以矫正不同节段的脊柱侧凸，例如左上肢上举，使肩带向右侧倾斜带动胸椎向左突，可以矫正胸椎向右侧凸；提起左下肢，使骨盆向右倾斜带动腰椎向右突，可矫治腰椎左侧弯等。肌力训练主要加强脊柱凸出一侧肌群的力量，一般选择在仰卧位下进行，利于放松脊柱的椎间关节，消除重力负荷，增加脊柱活动范围。如患者仰卧位，对胸段侧弯者让其凸侧的手持哑铃，做该侧的上举训练；腰段侧弯者则在其凸侧的下肢绑缚沙袋，做直腿抬高运动等。

在脊柱侧凸的早期，矫正体操是纠正脊柱侧弯的最佳手段，广泛地用于轻度脊柱侧凸的青少年儿童。对于脊柱侧凸较大的患者，矫正体操的作用力减弱，但可以配合矫正支具或其他疗法提高疗效，坚持长期的练习可以缓解脊柱侧凸畸形的发展，预防并发症的发生。

2）呼吸训练　胸段脊柱侧凸达到 50°以上且合并椎体旋转的患者，多会出现呼吸困难的症状，在康复治疗过程中，需要将呼吸训练贯穿至所有的运动治疗中，以改善患者的呼吸功能。呼吸训练主要指导患者进行胸腹式呼吸练习，患者吸气时腹部尽量隆起，呼气时腹部尽量回缩，逐渐把胸式呼吸和腹式呼吸相结合，缓慢的腹式吸气后，胸廓完全扩张，之后随着呼气的过程，腹部逐渐回缩，胸廓逐渐回复。胸腹式呼吸训练一般先在仰卧位进行，之后在坐位，最后在站立位下进行。

3）不对称爬行　属于增加脊柱柔韧性的练习。俯卧位时，一侧上肢前伸过头同时同侧下肢后伸可牵伸同侧脊柱。右侧弯时，左臂右膝尽量向前迈进，右臂左腿随后跟进，但始终不超越左臂和右腿，方向为向右侧成弧形地前进。胸右腰左侧弯时，左臂和左腿尽量向前进，右臂右腿随后跟进但始终不超越左臂左腿，前进方向为直线向前。

（3）物理治疗　目前对于先天性脊柱侧凸的物理治疗主要为电刺激法。电刺激疗法主要适应于可塑性较好的 40°以下的儿童和青少年脊柱侧凸患者。电刺激治疗不能应用于脊柱骨发育成熟的患者。电刺激疗法的原理，从生物力学观点分析，电刺激作用于脊柱侧凸凸侧的有关肌肉群，使之收缩，产生对脊柱侧凸的矫正力，通过肋骨的传导作用于脊柱侧凸的畸形部分，长时间的收缩锻炼，使凸侧的有关肌肉逐渐变得比凹侧粗壮有力。其治疗成功的关键是选择正确的电极刺激部位，适当的刺激强度和坚持长期治疗。

1）刺激部位　应根据脊柱正位 X 线片确定电刺激放置的部位。在患儿脊柱正位 X 线片上确定侧凸的顶椎，再在患儿脊柱侧凸的凸侧找出与此顶椎相连的肋骨。在此肋骨与腋后线及腋中线相交点做好标记，作为放置电极板的中心参考点。在中心参考点的上、下方向 5 ～ 6cm 处做好标记，作为放置电极板的位置。同一组电极板之间的距离不能小于 10cm。

2）刺激强度及时间　一般从 30 ～ 40mA 开始，每日半小时，逐日慢慢增加，2 周后应达到的刺激强度为 60 ～ 70mA，每日 8 小时左右，并应根据患儿耐受程度进行适当调整。在选择最佳刺激点、维持有效刺激强度（大于 50mA）的基础上，能否坚持长期治疗是取得治疗成功的重要因素。应坚持每日做 8 小时以上电刺激，直至脊柱骨发育成熟后停止。在电刺激治疗过程中应定期门诊复查，在第 1 个月治疗结束后应详细检查以确定治疗是否有效，分析刺激部位是否需调整。以后每 3 个月复查一次。

3）刺激效果评定和调整　①肉眼能观察到脊柱侧凸在电刺激时有矫正或变直，医生可触到脊柱部位棘突左右移动为达到理想效果的标志。②比较刺激前及刺激中的俯卧位脊柱正位 X 线片，刺激中的脊柱侧凸角度应减少 10°以上。③如果在刺激强度达到 60mA，而椎旁肌肉收缩时的脊柱正位片显示脊柱侧凸角度无明显的改变时，可围绕参考中心点前后移动电极位置，找到最佳刺激点，再行治疗。

7. 术后康复　选择手术时，在矫正脊柱畸形、稳定侧凸、重建或保持脊柱的平衡前提下，尽可能减少融合节段。临床上通常根据侧凸冠状面 Cobb 角、骨骼发育情况、矢状面变化、椎体旋转程度及侧凸的自然史来判断是否需手术治疗。一般认为，对处于生长期、Cobb 角＞ 50°、非手术治疗无效、疼痛、胸椎前凸及伴有明显外观畸形的患儿应选择手术治疗。但如果患者平衡良好，即使侧凸的 Cobb 角较大，也应慎重选择手术治疗，否则可能导致脊柱的平衡丧失，反而会出现明显的外观畸形。手术方法包括两个方面，即矫正畸形用的内固定系统的应用和维持

NOTE

矫形的植骨融合技术。脊柱矫形手术由于是在脊髓周围进行手术，属于有可能危及患者生命安全或造成严重功能障碍的重大手术，因此，必须全面考虑，认真对待，严格掌握手术指征，做好术前、术后康复。

脊柱畸形僵硬的患者，术前需行悬吊牵引或在特制床上颈－盆套牵引 2 ～ 3 周，使椎旁挛缩肌肉、韧带及小关节松动，以便手术使畸形达到最大限度的矫正。术后患者早期适当活动可减少卧床并发症，并为离床活动创造条件。根据不同手术决定患者离床时间，一般术后 7 天患者可开始 45°靠坐，10 天后可以 70°靠坐，切忌腰部折屈，以防断棍或脱钩。术后 2 周可以床边垂足坐。随后协助患者床边试行站立，若能站立半小时，患者可在石膏或塑料背心外固定下下地活动。石膏背心或支具固定的护理石膏背心固定时应取站立位，石膏干后腹部开窗。石膏固定后注意患者有无不适反应，如恶心呕吐及心慌出虚汗等，一般休息后自行缓解，个别患者可出现类似肠系膜上动脉综合征现象，必要时需将石膏拆除或更换。注意石膏有无压迫现象，应及时给予修整，以防压疮。术后若用新型塑料支具固定则较为舒适。

【注意事项】

脊柱侧弯患者由于外界环境因素和本身性格因素方面的原因，会产生抑郁、怨恨、自暴自弃等消极的心理反应，以致可产生不配合治疗或其他一些错误行为。因此，心理治疗对一些患者来说是相当必要的。并且治疗要持之以恒，直至骨成熟。

第五节　马蹄内翻足

【概述】

马蹄内翻足亦称为先天性马蹄内翻足畸形，是一种常见的儿童骨科先天畸形，其发病率为 1/1000，男孩为女孩的 2 倍，单侧稍多于双侧。其发病与骨骼、肌肉、神经及遗传等因素有关。出生后即出现单足或双足马蹄内翻畸形，即足跟小、足跟内翻、前足内收内翻，各足趾向内侧偏斜，此外常合并小腿内旋畸形。随着年龄的增大，畸形逐渐加重。尤其在负重行走后，由于足背外侧缘着地，常出现局部肿胀。

【康复要点】

1. 坚持适度负重行走锻炼。

2. “一路两线三平衡”的原则。“一路”，即走路，在走路中治疗，在治疗中走路；“两线”即是“下肢负重力线和髋膝踝的关节线”，其他局部畸形之划线和矫正最终必须满足下肢两条线的恢复；“三平衡”是肢体重建过程中的“静力平衡和动力平衡，固定器械刚度和骨愈合强度之间的平衡，身体与心态平衡”。

NOTE

【康复评定】

1. 中医辨证 气滞血瘀证：反应迟钝，精神呆滞，生长迟缓，舌有瘀点瘀斑，脉沉涩，指纹暗滞。肾精亏虚证：足部酸痛，腿膝无力，生长发育缓慢，筋骨痿弱，舌淡苔少，脉沉细无力。脾胃虚弱证：面色萎黄，精神倦怠，少气懒言，神情呆钝，发育迟缓，纳食欠佳，舌质色淡，脉细弱。

2. 疼痛评估 对于已经行走的患儿需要评估其足部疼痛的情况。

3. 功能康复评估 对于大龄儿童需要进行步态分析。

4. 心理评估 对患儿及家属进行心理评估，是否存在心理障碍、受歧视等问题，手术矫形欲望强烈与否。

5. 评估诊治指引 用 Dimeglio 马蹄足严重程度评分表（表 13–4）。Dimeglio 评分分级方法：正常足为 0 分，最高为 20 分，1 ～ 5 分为轻度畸形（仅为姿势性畸形，易于矫正）；5 ～ 10 分为中度畸形（大部分畸形可以矫正，但是有部分僵硬）；10 ～ 15 分为重度畸形（大部分比较僵硬，但是部分可以矫正）；15 ～ 20 分为极重度畸形（非常难于矫正）。

表 13–4 Dimeglio 马蹄足严重程度评分

测量参数	可复性	分数
矢状面上跖屈	90°～ 45°	4
冠状面上外翻	45°～ 20°	3
水平面上跟跖骨去旋转	20°～ 0°	2
水平面上前足相对于中足内收	0°～ –20°	1
＜ –20°		0
其他需考虑的因素		1
后方的明显皱褶		1
足跗中部明显皱褶		1
跖肌挛缩或弓形足		1
全身肌肉条件差		
可能的总分		20

【康复治疗】

1. 中药疗法 中药治疗应以中医理论为依据进行辨证论治，临床大多辅助手法治疗。

（1）气滞血瘀证 治宜行气活血，方用通窍活血汤加减。

（2）肾精亏虚证 治宜补肾精、强筋骨，方用左归丸加减。

（3）脾胃虚弱证 治宜益气补脾，方用补中益气汤合调元散加减。

2. 针灸治疗 针灸疗法以承山、飞扬、阳陵泉、足三里、涌泉、阿是穴为治疗主穴，每日治疗 1 次，每次治疗 30 分钟，具有改善肌肉功能、减轻疼痛、舒筋通络、调和气血的治疗作用。

3. 推拿疗法　手法能直接作用于足部不平衡之肌肉处，增加局部血运，加快代谢，使局部软组织得到松解，并通过手法的牵拉，延长韧带、肌腱，以矫正畸形。手法用点法、捏法、揉法、弹拨法、摇法、牵拉法等。

小儿取仰卧位，术者一手托扶患足底部并将患足轻度向上推动后着力固定，另一手于患足小腿内侧拘急的筋肉由轻而重地施以捏、揉手法，手法重点在短缩拘紧的跟腱部位，反复操作 5 分钟。然后术者一手掌心握住患足足跟，一手握住前半足，先施以摇法将踝关节做外旋绕（向外用力，向内顺势进行），反复操作 20 ～ 30 次，本法是矫正患足内收、内翻、下垂的主要手法，用力要稳妥，摇扳的幅度要在患足能动的限度内，循序渐进地进行直至最大活动度，当摇扳到最大活动度时，要稳稳地着力维持 15 ～ 30 秒，并反复操作 3 ～ 5 次，避免暴力动作，防止出现新的损伤。

矫治的效果与患儿的年龄，患儿父母的配合有直接关系，本方法一般适合于 1 周岁左右的小儿，因小儿肌腱弹性较好，而且大多数患儿只有软组织改变而骨关节正常，越早治疗，效果越好。

4. 固定方法

（1）支具固定　如不能坚持手法扳正者，可用科尼 - 布朗（Denis–Rrowne）架矫正，但须使用得当，足部应放置在合适的矫形位。要求在患足外侧用粘膏软垫垫起，用胶布将患足缠绕固定在架上。

穿用此矫形架期间，开始每 10 ～ 14 天用手法矫正一次。一旦达到完全的过度矫正之后，改为每 2 ～ 3 周检查治疗一次，至小儿约 4 个月时，可去除矫形架，换上矫形鞋（夜间穿用），直到小儿走路时再停用。在穿上矫形架后，要注意观察患足的血液循环，检查足趾如呈青白色，及时松开固定的胶布。穿用期间，随时注意患足固定的位置有无移动。

（2）石膏固定　1 ～ 3 岁，分期手法矫正，石膏固定。即先矫正内收，再纠正内翻，最后纠正下垂，石膏每 3 ～ 4 周更换 1 次，一般需 6 ～ 8 个月。石膏固定后应注意血循环和防止压疮的发生。畸形矫正后，应长期穿用矫正鞋，保持足于外翻外展位，以防畸形复发。

（3）胶布牵拉固定　小婴儿脚太小，用支具和石膏都不易固定时，可选用此法。方法：先用手法矫正畸形，然后用宽胶布从内侧足背开始，绕过足底，而后固定在小腿外侧中部，将足向外翻、外展、背屈等方向牵拉。胶布的宽度，约为足背长度的 1/2 即可。切忌环形粘贴，以免阻断血循环。密切注意小儿皮肤是否对胶布过敏，发现问题后立即将胶布取下。注意胶布固定时间不宜过长，以免损伤皮肤。

5. 功能锻炼　功能锻炼在足畸形的恢复过程中是一个很重要的环节，根据患儿年龄、病情、畸形程度及治疗进展，制订相应合理的锻炼计划。马蹄内翻足患儿的功能锻炼有徒手锻炼和器械锻炼两种形式。

（1）徒手锻炼　又分为主动功能锻炼和被动功能锻炼。

1）主动功能锻炼　在没有外力及辅助器械情况下，运用患足肌腱自身的主动屈曲力量进行背伸、行走、跑等功能锻炼。主动功能锻炼一般是在被动活动功能逐渐恢复的基础上进行。主要是锻炼患足趾背伸肌腱的主动收缩，恢复踝关节的主动背伸活动功能。

NOTE

2）被动功能锻炼　被动地进行患足外翻外展及背伸活动功能锻炼。逐步恢复患足被动外展、外翻及背伸活动功能，且患足能在正常位置承力负重、巩固疗效，利于主动功能的恢复。

（2）器械锻炼　主要是改善患足的内收内翻畸形，加强足部背伸功能，如站V形板、木斜坡、U形槽，还有专用楼梯等。

1）根据年龄阶段，使用不同的功能锻炼方法　0.5～2岁的患儿，待患足被动矫正时，功能锻炼主要通过蹲位强力外翻、背伸来改善内翻和背伸。大于2岁的患儿待患足被动矫正时，内收可通过站V形板，内翻站U形槽，背伸和肌张力高可通过站斜坡板来改善和松解挛缩的肌腱，通过蹲起，上、下楼梯，主动背伸训练等来改善患肢膝关节和踝关节的灵活度，使患儿逐步康复。

2）功能锻炼的注意事项　①忌过度强力锻炼，避免出现骨骼、肌腱、神经、血管的损伤。②站斜坡板时，双足跟应尽量靠住墙面，双膝后应加用棉垫，避免膝反张畸形。患足应正位站斜坡，不可在外八字形位置，以避免患足的内翻位置。③弓步压腿时，应保持后跟承力负重、不离开地面，患足在略外展位，膝关节也应略向外。④下蹲训练时，双足后跟距离与肩同宽，或可更近。双足呈外八字位置，下蹲时，双足跟不能离开地面，双膝屈曲尽量向内靠拢。⑤单侧内翻足患儿锻炼上、下楼梯时，应患足先上，健足先下。⑥锻炼时，总是应保持患足足底内侧及后跟受力，且前足不内收。

6. 手术治疗　1岁以上儿童，畸形多已僵硬，保守疗法难以奏效，需行手术治疗才能矫正畸形，但手术也要根据年龄及畸形程度分别采用不同的方法。骨性矫形手术一般要在11岁以后或骨骼发育成熟后施行，以减少影响足的发育。婴幼儿时期还是以软组织松解手术为主。

跟腱延长及跖筋膜松解是最常用的手术方法。跟腱延长可纠正后跟马蹄畸形，跖筋膜松解，可纠正前足内收及足弓畸形（高弓或摇篮形畸形），所以这两种手术是基本手术。

【注意事项】

1. 按摩及扳正　在治疗结束后，按摩和主动锻炼要坚持数年，每日坚持将患足外展、外翻和背伸，并对软组织和肌肉进行按摩，以防畸形复发。

2. 矫形鞋的穿用　任何治疗结束后均需穿用相当长时间的矫形鞋，使足部长期置于轻度外展外翻位。矫形鞋鞋底略向外侧偏斜，鞋跟外缘略高于内缘。也可将一般的鞋左右换穿，使前足和足趾向外侧偏斜。

第六节　肌性斜颈

【概述】

肌性斜颈（congenital muscular torticollis，CMT）是由于一侧胸锁乳突肌挛缩导致头部向患侧偏斜、颈部扭转、面部及下颌偏向健侧的疾病。病理特征是胸锁乳突肌间质增生及纤维化。本病是新生儿及婴幼儿最常见的肌肉骨骼系统先天性疾病之一，发病率为0.4%～1.9%，右侧受累多见。本病的直接原因是胸锁乳突肌的纤维化引起挛缩和变短，但引起此肌纤维化的真正原因尚不明晰。患者出生后 1 ～ 2 周，发现颈部一侧有肿块，或头向一侧歪斜。检查时，常可在胸锁乳突肌中下部看到或触摸到肿块，多为棱形，长 2 ～ 5cm，宽 1 ～ 2cm，肿块质硬，一般无压痛。肿块在出生 2 ～ 4 周内可逐渐增大，也可在 3 ～ 4 个月后逐渐缩小，以至消失，但胸锁乳突肌则变短挛缩，逐渐发展为斜颈。肌性斜颈若未及早治疗，18 个月后，可出现头颅及颜面不对称，两眼不在同一水平面上，测量双眼外眦至口角的距离不等，患侧缩短。检查时，若将头部摆正，患侧胸锁乳突肌更加紧张，在皮下呈一索条，绷得很紧，五官不对称的畸形更加明显。到成人期，患侧软组织挛缩更严重，畸形更明显。头向患侧歪，脸转向对侧，五官畸形严重，可有颅骨旋转畸形及同侧肩耸起。严重者导致颈椎侧凸畸形，即使手术矫正也难以完全恢复正常。

本病的病因有三种学说：产伤学说、宫内发育障碍学说、缺血性肌挛缩。但这三方面也不能完全解释本病，所以目前病因不明确。中医学认为小儿肌性斜颈属“痉证”范畴。《素问·至真要大论》云“诸暴强直，皆属于风”，而斜颈又以项僵为主要表现，故风邪乃斜颈的重要致病因素。

【康复要点】

1. 早期诊断及治疗对患儿正常生长发育有重要意义。
2. 多治疗方法联合，能取得较好治疗效果。
3. 注意患儿及家长心理问题，调动家长及患儿配合治疗积极性，加快患儿康复。

【康复评定】

1. 中医辨证 可分为风寒湿痹证、气滞血瘀证和肝肾阴虚证三型。

2. 疼痛评定 疼痛评定常用疼痛评定方法有视觉模拟评分法（VAS）、数字疼痛评法、麦吉尔（McGill）疼痛调查表等。

3. 颈关节活动度评定 正常颈关节活动度为前屈 35°～ 45°、后伸 35°～ 45°、侧屈左右各 45°、旋转左右各 60°～ 80°。

4. 肌力评定 通常采用徒手肌力评定法对颈关节前屈、后伸、旋转和左右侧屈肌群进行肌力评定。

5. 颈关节功能评价量表 痉挛性斜颈的分型分级评定标准根据患者颈部疼痛、关节活动度、日常生活活动能力及肌力 4 个方面进行综合评定，总分级为 4 型 3 级（表 13–5）。3 级为最严重，1 级为较轻。然后在治疗前后分别进行评测，评级越低，颈关节功能恢复越好。

表 13–5 痉挛性斜颈的分型分级评定标准

	旋转型	后仰型	前屈型	侧挛型
	责任肌肉为一侧的胸锁乳突肌，重者涉及旋转侧的头夹肌、斜方肌	责任肌肉为双侧头夹肌、斜方肌	责任肌肉为双侧胸锁乳突肌	责任肌肉为同侧的斜方肌、斜角肌
1 级	紧张时头偏痉挛侧胸锁乳突肌对侧。放松或者休息时恢复正常	头向后仰幅度不大，自觉颈部发紧	低头，用力时头可抬起，可向前注视	自然位头偏向患侧，但可正常工作

NOTE

续表

	旋转型	后仰型	前屈型	侧挛型
2 级	经常性头偏向痉挛肌对侧，紧张加剧，用意志不能改变姿势。但可校正	大部分时间头后仰，精神紧张加重。注意力集中时还可控制头到中立位	发作时多数时间低头，完成抬头向前注视不能持久，精神集中能保持中立位	发作性倾向，明显感觉有外力向一侧牵拉，影响工作，注意力集中方能中立
3 级	强烈地偏向一侧，用力扳回中立位；靠围领固定头位。无法睡眠和工作	持续发病状态头完全向后仰，无法前屈	大部分时间头前屈，抬起困难，无法完成正前方注视的工作	持久性偏向一侧，生活工作习惯发生改变，颈椎发生侧弯，久之不可逆

【康复治疗】

婴幼儿肌性斜颈，经认真实施保守治疗，如按摩、推拿、理疗、手法矫形等后是可以治愈的。对非手术疗法半年效果不佳或被延误治疗的 1 岁以上的病儿，则需手术治疗。手术切除或部分切除挛缩的胸锁乳突肌的胸骨头与锁骨头，严重者需加胸锁乳突肌的乳突头切除。

1. 非手术治疗 非手术疗法主要用于出生至半周岁的婴儿，对 2 岁以内的轻型患者亦可酌情选用。

（1）*手法按摩* 在新生儿，一旦发现本病应立即开始对肿块施以手法按摩，以增进局部血供而促使肿块软化与吸收。此对轻型者有效，甚至可免除以后的手术矫正。

（2）*徒手牵引* 于出生后半月左右开始施行，利用喂奶前时间，由母亲使患儿平卧于膝上，并用一手拇指轻轻按摩患部，数秒后再用另一手将头颈向患侧旋动，以达到对挛缩的胸锁乳突肌具有牵引作用的目的。如此每天 5 或 6 次徒手牵引，每次持续 0.5 ～ 1 分钟，轻症患儿多可在 3 ～ 4 个月内见效。

（3）*小针刀疗法* 小针刀松解患侧胸锁乳突肌直至肌张力消失，也可达到治疗目的，术后 2 天再对患儿进行手法推拿治疗。

（4）*其他* 包括局部热敷，睡眠时使患儿头颈尽量向背侧旋转，以及给予挛缩的胸锁乳突肌以牵拉力等。因患儿刚刚出生不久，所以各种操作均需小心、细心与耐心，切勿因操之过急而引起误伤。

2. 手术治疗 肌性斜颈的婴儿康复治疗，于诊断明确后依据患儿年龄及畸形情况给予及时的康复治疗措施，即手术前康复及术后预防复发的康复。

（1）*术前康复训练* ①手法牵引，患儿仰卧，家长将患儿头部缓慢旋转，使下颌朝向患侧，旋转角度逐渐加大，并使颈部向健侧偏斜，手法需轻柔，每次可持续 10 ～ 15 分钟。②按摩理疗，对肿块行手法按摩，红外线照射或局部热敷，使瘢痕软化，挛缩的胸锁乳突肌松弛，每天操作 3 ～ 6 次。训练结束后尽量置患儿头部于矫正位置。

（2）*术后康复训练* ①头颈胸支具外固定法：头颈胸支具将孩子的头颈部固定在中立位或者矫枉过正的位置，使患侧胸锁乳突肌紧张，防止胸锁乳突肌在斜颈位粘连而使斜颈复发。可以选择的支具较多。支具使用时主要是将小儿的头颈部固定于矫正位，防止复发。②手法牵伸法：手术后 3 天左右就要将头颈部向健侧转动，使下颌朝向患侧，每天 3 ～ 6 次，每次 10 ～ 20 下。③牵引治疗：年龄大一些的孩子，由于头颈部长时间的歪斜，手术后不会立刻改变过来，

NOTE

需要给予牵引治疗，让头颈部逐渐纠正至中立位。

【注意事项】

本病属先天获得，不可自行痊愈，需要及时治疗，但随着年龄增加，治疗效果逐渐下降，甚至手术后仍留下面部不对称等后遗症。故应早诊断、早发现、早治疗，可以避免面部发育畸形，患侧面部和颧骨均较健侧为小，双眼裂水平不对称，进而避免对患儿心理造成伤害。本病为自限性疾病，多数人常可以不治自愈，更不会发展为严重的残疾。因此，尽早发现此病，及时进行干预，中医治疗及康复对此病效果较好，加强自主练功活动，注意颈部保暖。而手术后强调牵引、颈托及功能锻炼的重要性，并督促患儿坚持，指导家长注意患儿的饮食营养，注意伤口的护理，注意恢复患儿自信心。

第七节　小儿扁平髋

【概述】

扁平髋，也称股骨头骨软骨炎（Perthes 病）或骨软骨病，是小儿股骨头骨骺坏死症。根据其症状可将其归属于中医学“骨痹”“骨蚀”“骨痿”等范畴。中医学认为其主要发病原因是暴力所伤、六淫所伤、毒邪所伤、先天禀赋不足、后天失养、劳伤过度。其病理特征是股骨头骺的骨化和缺血坏死。经过治疗或自愈后，股骨头变成扁平形状而称扁平髋。此时头臼已不相称，到了成年以后，继发骨性关节炎，股骨头再度受损，继而又发生股骨头坏死的现象。本病直接影响全身最重要的负重关节之一的完整性，致残严重，危害较大。

相比较于成人股骨头坏死症，其病理改变和治疗上有相似之处。本病多见于 3 ～ 9 岁男孩，男女之比约为 6 ∶ 1，以左侧发病多见，双侧发病仅为 10%。

该病的病因目前尚不十分清楚。多数学者认为是外伤和股骨头缺血所引起。持外伤致病观点的研究者认为，髋关节外伤损伤程度虽不足以引起骨折，但严重影响了股骨头骨骺的血液供应，从而继发股骨头缺血坏死。本病患者多有外伤史可以印证。另有研究认为，主要是由于骨膜炎性反应，血管增厚或栓塞以致继发股骨头发育障碍，解剖学研究证实小儿骨骺血运最差。

本病发病过程可以分为发病期、急性期、恢复期。

1. 发病期　中期症状为跛行，可有疼痛、肌肉紧张，髋关节活动受限，内收、外展受限明显，负重后加重，休息后减轻。

2. 急性期　疼痛，跛行，压痛，髋关节活动障碍，外展，负重痛，肌肉萎缩。X 线片可见明显骨性改变。此期较长。

3. 恢复期　股骨头修复好者，疼痛消失，患者功能正常。

【康复要点】

1. 卧床牵引，应注意防止并发症。

NOTE

2. 该病有自愈倾向，故应避免患肢负重，尽可能保持股骨头外观形态，以利于后期修复。

3. 该病病程较长，应树立信心，坚持治疗。

【康复评定】

1. 中医辨证　可将其分为肝肾阴虚证、气滞血瘀证、气虚血瘀证、肾阳虚损证、湿热内蕴证 5 型。

2. 疼痛评定　可以根据对其程度的描述（如轻度、中度、重度）来测定，或采用目测类比量表来测量。

3. 髋关节活动度评定　采用关节量角法测量髋关节活动范围。髋关节的活动方向有前屈、后伸、内收、外展、内旋、外旋 6 个。为了防止脊柱的代偿活动，查时一定要一腿屈曲，另一腿伸直，一腿外展，另一腿也外展，才能在做双腿反方向的动作时，防止骨盆代偿。髋关节的正常活动度分别为前屈：伸膝为 90°，屈膝为 120°；后伸 15°～ 30°；内收 45°；外展 45°；内旋 30°；外旋 60°。

4. 肌力评定　采用徒手肌力检查法检测臀大肌、臀中肌、臀小肌及股四头肌的肌力。

【康复治疗】

扁平髋临床有自愈趋势，故保守疗法有较好疗效。康复治疗能防治骨质疏松、废用性肌萎缩，增强肌力，促进心肺循环，改善关节活动度，减轻疼痛，预防关节内粘连，维持或恢复髋关节的功能水平，将髋关节的残疾发生率减少到最低数，将残疾的严重程度降到最轻度，最大限度地恢复生活能力和劳动能力，回归正常的社会生活。

1. 中药疗法

（1）中药内服　肝肾阴虚证治以滋补肝肾、强筋壮骨，方用六味地黄丸加川芎、丹参、牛膝、当归、龟甲胶；气滞血瘀证治以行气活血、祛瘀止痛，方用桃红四物汤加减，痛甚者加白芍、桂枝、姜黄等；气虚血瘀证治以补气活血、祛瘀生骨，方用补阳还五汤加续断、骨碎补、牛膝、熟地黄、山茱萸等；肾阳虚损证治以补肾壮阳、益精填髓，方用右归丸加减；湿热内蕴证治以清利湿热、强筋壮骨，方用四妙散加用栀子、黄芩、泽泻、茯苓、薏苡仁、续断、骨碎补、牛膝等。

（2）中药外用　根据股骨头坏死不同类型，应用不同药浴配方。通过熏洗熨搽的给药方法，药物能直接接触或接近病灶，起到活血化瘀、祛风除痹、通经活络、舒筋透骨之作用，对股骨头坏死的治疗，收到良好的治疗效果。

2. 针灸疗法　常用毫针刺法，配穴方法有本经配穴法、表里经配穴法、上下配穴法、前后配穴法、左右配穴法。对患者患部股骨头局部围刺，每次 5 ～ 6 针，1 ～ 1.5 寸深。配居髎穴、绝谷穴针刺，手法平补平泻，留针 25 ～ 30 分钟，加用远红外线，效果显著。亦可取大杼、肾俞、环跳、环中、冲门、气冲、府舍、急脉、承扶、委中、三阴交等穴交替针刺。

3. 推拿疗法

（1）推揉髋部　患者俯卧、仰卧、侧卧，术者用手掌推揉臀部、髋外侧、腹股沟至股前侧肌肉筋络约 3 分钟。

（2）揉拨肌肉肌腱　术者用拇指揉拨臀部，髋外侧、腹股沟肌肉韧带及内侧肌肉、肌腱约3分钟，重点在前、内侧。

（3）拿捏髋周　术者用手指捏拿臀部肌群，髋外侧肌肉肌腱、股内侧肌群约2分钟，重点在股内侧和外侧。

（4）弹筋　术者用手指弹髋外侧，股内侧即腹股沟内外侧肌肉、肌腱约1分钟。

（5）拔伸旋髋　患者仰卧，术者一手握住患肢踝部，一手扶住膝前，牵引下肢1分钟。内收内旋并屈膝屈髋患肢，到最大限度后伸直下肢，再外展外旋并屈膝屈髋，到最大限度后伸直下肢，反复2～3遍。动作应轻柔。

4. 传统运动疗法　根据个人情况选择练习五禽戏、八段锦等保健功法改善关节活动度，增加肌肉力量。

5. 运动疗法　目的是防止组织粘连、肌肉萎缩、关节僵直，改善患病关节的功能状态，重塑坏死的股骨头。

（1）对患侧肢体进行减重练习

①侧卧，可以使用悬吊带，做髋关节前屈、后伸动作，动作缓慢，每个动作20～30次为1组，2～4组连续练习。

②仰卧，可以使用悬吊带，做髋关节外展、内收动作，动作缓慢，每个动作20～30次为1组，2～4组连续练习。

（2）髋关节活动度训练

1）屈髋分合　仰卧位，双手置于体侧，双足不离床面，屈膝屈髋约成45°，以双足为轴心，以膝为主，带动大腿向两侧尽量分开，使髋关节充分舒展，然后回合，幅度逐渐增加，活动5～10分钟。

2）内外旋转法　取仰卧位，双腿伸直，双足分开约与肩等宽，双手置于体侧，以双足跟为轴心，双足尖及腿做内旋、外旋活动5～10分钟。

3）展髋开合法　仰卧位，双腿伸直并拢，做分腿尽量外展，再并拢。动作要慢，每次5～10分钟。

（3）肌力练习　肌力练习可以预防及治疗肌无力，避免肌肉萎缩，使关节肌力、稳定性增强，具有关节保护作用，防止向骨关节炎进展，同时还具有缓解疼痛及改善关节功能的作用。

①仰卧，屈膝屈髋20～30次为1组，以轻微疼痛为限，2～4组连续练习。

②仰卧，直腿抬高20～30次为1组，以轻微疼痛为限，2～4组连续练习。

③侧卧，大腿外展20～30次为1组，以轻微疼痛为限，2～4组连续练习。

④俯卧，大腿后伸20～30次为1组，以轻微疼痛为限，2～4组连续练习。

6. 其他疗法

（1）手术治疗　一般认为，年龄大于6～8岁，病变处于Catterall Ⅱ～Ⅲ期以上，髋关节半脱位、Hemin C型，有临床危象征（髋关节疼痛、功能受限）的患儿应该积极采取手术治疗。常用手术方法有包容手术疗法、滑膜切除术、血管植入术、开窗减压术、肌蒂带血管蒂骨瓣移植术和介入治疗术。

（2）物理治疗　物理治疗通过刺激局部，达到改善患部血液循环，防止软组织的萎缩和粘连，促进骨的重建与修复。有牵引制动法、外固定疗法、超短波疗法、磁疗、红外线及毫米波

NOTE

疗法等。

（3）高压氧疗法　是一种无创的物理治疗手段，高压氧疗法结合其他非手术治疗或手术治疗是治疗早期 ANFH 最佳选择之一。高压氧疗法能有效提高血液及股骨头内氧分压，促进股骨头的愈合。高压氧治疗可迅速提高血氧张力，增加弥散量和弥散距离，促进侧支循环的形成，所以对于新生血管的形成和成骨细胞的生长有促进作用。

【注意事项】

1. 早诊断、早发现、早治疗。儿童股骨头坏死，在早期时一般无疼痛症状，当发现跛行时才能诊断为股骨头坏死。儿童髋关节外伤，是一种常见病、多发病，儿童在玩耍时，不注意即会造成髋关节脱位，股骨头挫伤、骨骺滑脱，造成儿童股骨头周围的血管损伤，影响股骨头骨骺血运，造成股骨头骨骺缺血性骨坏死。儿童骨骺股骨头缺血坏死的发病特点是多数病例早期无疼痛，髋关节活动功能障碍，发病隐蔽，所以早期儿童股骨头坏死不容易发现，当儿童出现跛行时才被发现。
2. 该病病程较长，应树立信心，坚持治疗。
3. 卧床牵引，应注意防止并发症。
4. 该病治疗不当易引起畸形致残，故应高度重视采取综合治疗方法。
5. 该病有自愈倾向，故应避免患肢负重，尽可能保持股骨头外观形态，以利于后期修复。

复习思考题

1. 如何诊断膝骨关节炎？
2. 膝骨关节炎什么情况下需要手术治疗？
3. 日常生活中应怎样预防骨质疏松症？
4. 骨质疏松症的诊治要点是什么？
5. 试述股骨头坏死的病因病机。
6. 试述股骨头坏死的影像学表现。
7. 日常生活中如何预防股骨头坏死？
8. 试述脊柱侧弯的症状、体征。
9. 试述脊柱侧弯的手法治疗。
10. 马蹄内翻足的诊治要点是什么？
11. 试述马蹄内翻足不同年龄段功能锻炼方法及石膏固定方法。
12. 小儿斜颈的诊治要点是什么？
13. 试述颈关节活动度评定。
14. 小儿斜颈什么情况下保守治疗，什么情况下手术治疗？
15. 试述小儿扁平髋发病分期。
16. 小儿扁平髋手术治疗的适应证是什么？

第六篇　其他康复

第十四章　加速康复外科

【概述】

加速康复外科（enhanced recovery after surgery，ERAS），是指在循证医学证据的基础上，依托多学科协作，优化围手术期处理路径，减少手术患者生理及心理应激反应，从而降低术后并发症及缩短住院时间，达到快速康复目的。ERAS 主要包括以下内容：

1. 良好的麻醉、镇痛技术以减少术中及术后应激反应，减轻疼痛等不适，以利于早期活动。

2. 具有微创外科理念，尽量减少手术创伤，降低术后应激反应，有利于胃肠蠕动的恢复。

3. 强化术后康复治疗，包括术后早期下床活动。加速康复外科理念的实施需要外科医师、麻醉医师、康复医师和专科护士组成的团队的相互协作。

【康复要点】

1. 加速康复外科理念在骨科术前的应用

（1）患者入院基本流程　在完成术前初步健康评估之后，除了对骨科住院患者应当进行常规影像学、心电图检查之外，还要对患者的血糖控制情况、肝肾功能、凝血功能及感染性疾病情况进行全面评估。

（2）术前宣教　针对不同患者，采用卡片、多媒体、展板等形式重点介绍麻醉、手术、术后处理等围手术期诊疗过程，缓解其焦虑、恐惧及紧张情绪，使患者知晓自己在此计划中所发挥的重要作用，获得患者及其家属的理解、配合，包括术后早期进食、早期下床活动等。所有 ERAS 指南或共识均将“术前宣教”列于项目首位，循证医学证据等级不高，但均强烈推荐，体现出患者的理解配合即依从性对完成 ERAS 路径的重要意义。临床实践中应避免将术前宣教流于形式，特别是在患者多、医疗工作繁重的大医院，应根据患者的知识水平、理解能力采取多种形式的宣教模式，真正使患者理解其在完成 ERAS 项目中的重要地位。

（3）术前戒烟、戒酒　吸烟与术后并发症发生率和病死率的增加具有相关性，可致组织氧合降低，伤口感染、肺部并发症增加及血栓栓塞等。一项 Meta 分析发现，戒烟至少 2 周方可减少术后并发症的发生。戒酒可缩短住院时间，降低并发症发生率和病死率，改善预后。戒酒时间长短对器官功能的影响不同，戒酒 2 周即可明显改善血小板功能，缩短出血时间，一般推荐术前戒酒 4 周。

（4）术前禁食禁饮　传统理念下，在接受骨科手术前需要长时间的禁食禁饮，而加速康复外科理念则推荐在术前 2 小时前给予适量的碳水化合物饮品，包括清水、葡萄糖水等，但不包括含酒精的饮料。相关研究表明缩短术前禁食时间有利于减少患者术前饥饿、口渴、烦躁、紧张等不良反应，有助于减少胰岛素抵抗，减缓分解代谢。禁食时间延后至术前 6 小时，之前可进食淀粉类固体食物（牛奶等乳制品的胃排空时间与固体食物相当），但油炸、脂肪及肉类食物则需要更长的禁食时间。术前推荐口服含碳水化合物的饮品，通常是在术前 10 小时嘱患者饮用 12.5%的碳水化合物饮品 800mL，术前 2 小时饮用≤ 400mL。

（5）术前超前镇痛　大多数骨科患者，例如骨折、椎间盘突出、股骨头坏死、膝骨性关节炎患者，在术前即存在不同程度的疼痛，超前镇痛是在术前采用止痛药控制疼痛症状，可有效降低患者在术后对于镇痛药物的需求，并减轻患者应激反应，提高患者对于诊疗的满意度和配合程度。

2. 加速康复外科理念在骨科术中的应用

（1）预防性抗生素的使用　预防性应用抗生素有助于降低择期手术术后感染的发生率。使用原则：①预防用药应同时包括针对需氧菌及厌氧菌。②应在切开皮肤前 30 分钟至 1 小时输注完毕。③单一剂量与多剂量方案具有同样的效果，如果手术时间＞ 3 小时或术中出血量＞ 1000mL，可在术中重复使用 1 次。

（2）麻醉方法的选择　良好的麻醉可以减轻患者应激，促使患者开始早期活动及锻炼，是加速康复外科理念的重要组成环节。目前，已有越来越多研究提倡使用多模式麻醉方案，在该模式下可因协同效应而减少各种麻醉剂的使用剂量，同时有利于保护肺功能、减少心脏负担、减少术后肠麻痹发生风险等。

（3）术中保温　骨科手术患者在复温过程中易产生应激反应，可显著增加心血管负担，损伤机体功能，因此患者应当在术中维持正常体温，必要时应当对输注的液体进行加温，可减少心血管系统并发症，同时减少术中出血。目前，维持术中体温相对恒定主要依赖于保温毯等设备。

（4）手术方式与手术质量　根据患者、术者的技术等状况，合理选择手术方式。创伤是患者最为重要的应激因素，而术后并发症直接影响到术后康复的进程，提倡在精准、微创及损伤控制理念下完成手术，以减小创伤应激。术者尤应注意保障手术质量并通过减少术中出血、缩短手术时间、避免术后并发症等环节促进术后康复。

（5）术中输液及循环系统管理　目的在于维持血流动力学稳定以保障器官及组织灌注、维持电解质平衡、纠正液体失衡和异常分布等。研究表明，液体治疗能够影响外科患者的预后，既应避免因低血容量导致的组织灌注不足和器官功能损害，也应注意容量负荷过多所致的组织水肿。提倡以目标为导向的液体治疗理念（goal directed fluid therapy，GDFT），根据不同的治疗目的、疾病状态及阶段个体化制定并实施合理的液体治疗方案。

（6）导尿管的留置　一般 24 小时后应拔除导尿管。

3. 加速康复外科理念在骨科术后的应用

（1）术后疼痛管理　推荐采用多模式镇痛（multimodal analgesis，MMA）方案，目标：

①有效的运动痛控制［视觉模拟评分法（VAS）≤ 3 分］。②较低的镇痛相关不良反应发生率。③加速患者术后早期的肠功能恢复，确保术后早期经口摄食及早期下地活动。

（2）*术后补液及恢复饮食* 传统观念下，为了在术后维持患者的血压，往往在术后给予大量液体输入，这可能导致患者术后因补液过度，增强心脏前负荷，同时术后补液多为晶体液，会导致血浆胶体渗透压下降而导致组织间液集聚，术后肢体水肿甚至肺水肿，影响术后康复。故术后应当尽快让患者恢复经口进食、饮水可以促进肠道运动功能恢复，有助于维护肠黏膜功能，防止菌群失调和异位，还可以降低术后感染发生率及缩短术后住院时间。清醒状态下患者可逐步由饮水过渡至半流质饮食，并根据胃肠耐受量逐渐增加。

（3）*术后早期下床活动及康复锻炼* 早期下床活动可促进呼吸、胃肠、肌肉骨骼等多系统功能恢复，有利于预防肺部感染、压疮和下肢深静脉血栓形成。骨科手术后为患者制定周密的康复计划，确定并达成每天的康复目标。加速康复外科理念强调早期下床活动，因其可以增加肠蠕动和肺活量，加快体质恢复，预防坠积性肺炎及下肢深静脉血栓形成等并发症。

（4）*出院基本标准* 应制定以保障患者安全为基础，可量化、具有可操作性的出院标准，如口服镇痛药物可良好止痛；伤口愈合佳，无感染迹象；器官功能状态良好，可自由活动；患者同意出院。

（5）*随访及结果评估* 应加强患者出院后的随访，建立明确的再入院的“绿色通道”。在患者出院后 24 ～ 48 小时内应常规进行电话随访及指导；术后 7 ～ 10 天应至门诊进行回访。一般而言，ERAS 的临床随访至少应持续到术后 30 天。

【注意事项】

骨科手术 ERAS 是现代骨科发展的必然趋势，骨科 ERAS 的临床应用是与时俱进理念、精湛技术与人文关怀的结合体，缺一不可。ERAS 路径中包括对围手术期处理的一些基本原则，如术前宣教、营养评估及纠正、术中保温、限制性液体治疗、早期下床活动等，具有普适性，应予坚持，有助于患者的快速康复。骨科具其有特殊性，表现为标准术式少、手术复杂性高、术后并发症类型多、患者病情严重程度不一等特点。应充分认识到临床诊疗的复杂性、医疗行为与临床效果间存在的不确定性及患者的个体差异性。

复习思考题

1. 术后疼痛管理的目标是什么？
2. 加速康复外科的定义和具体内容是什么？

第十五章　关节置换康复

人工关节置换术（arthroplasty）是指用人工关节替代病变关节结构，以恢复关节功能。近年来，随着社会经济的发展，人口老龄化导致骨关节病的发病率增高，同时人们对生活质量的要求不断提高，接受人工关节置换手术的人数不断增长。关节置换术后的康复治疗是增强患者日常生活活动能力、减少术后并发症、提高手术疗效的关键所在。关节置换术主要包括人工全髋关节置换术、股骨头置换术、全膝关节置换、单髁膝关节置换、肩关节置换、肘关节置换和踝关节置换术。其中人工全髋关节置换和全膝关节置换最具代表性。关节置换的术后康复评定，可分别在术后 1 ～ 2 天，术后 1 周、2 周及术后 1 个月、3 个月和半年进行评测。

第一节　人工全髋关节置换术康复

【概述】

人工全髋关节置换（total hip replacement，THR）的定义是指应用人工材料制作的全髋关节结构植入人体以替代病损的自体关节，从而获得髋关节功能。髋关节置换术不仅可以矫正髋关节畸形、消除疼痛、改善关节功能，而且大大提高患者的生活质量。广泛应用于各种原因（严重的髋部骨折、髋关节骨关节炎、类风湿及强直性脊柱炎、股骨头无菌性坏死等）造成的髋关节疼痛及功能障碍。良好的手术效果不仅与疾病种类有关，而且与手术操作技术、患者的康复信心、精神状态、对康复治疗配合的密切程度有关。同时接受髋关节置换术的老龄患者越来越多，而老龄患者全身功能衰退，且常伴有重要脏器的功能损害或失代偿，手术耐受性差，增加了围手术期的风险和处理难度。因此，科学的术后康复指导有助于提高术后功能和减轻术后疼痛，促进全身尽快恢复健康。

术后早期多因手术创伤、血肿、组织反应和功能康复锻炼等引起疼痛；而术后疼痛、术中假体选择不当、安置位置有误、关节周围软组织紧张或松弛感染、假体周围松动、异位骨化、假体磨屑引起骨膜炎、腱鞘炎、关节纤维粘连、术后康复训练不够、对疼痛的耐受性不同等造成术后关节僵硬、功能受限；术前患者由于关节疼痛、水肿、活动受限，常导致关节周围肌肉不同程度的萎缩、肌力下降，加上手术损伤，进一步减弱关节周围肌肉力量，引起肌肉力量的低下。

【康复要点】

1. 训练和加强髋关节周围的肌肉，重建关节的稳定。
2. 改善置换后关节的活动范围，保证重建关节的良好功能。
3. 加强对置换关节的保护，延长关节的使用寿命。
4. 降低术后并发症。
5. 最大程度恢复运动功能和日常生活活动能力。

【康复评定】

1. 全身状况的评定　膝髋骨关节炎生活质量（OAKHQOL）评估量表、SF-36 量表及心理评估量表［汉密尔顿抑郁量表（hamilton depression scale，HAMD）、汉密尔顿焦虑量表（hamilton anxiety scale，HAMA）等］。

2. 术后疼痛　VAS 评分：采用视觉模拟量表 VAS（0 ～ 100mm）。

3. 关节肿胀情况　肿胀可以由于急性炎症导致的关节滑膜渗出，关节积液后滑膜组织变性增生，韧带附的处亦发生骨质增生，以轻度和中度肿胀较多见。评估患者的肿胀程度，可以通过测量双下肢的腿围：膝上 10cm 的腿围与膝下 15cm 的腿围，将患侧与健侧相比较。

4. 双下肢肌力　肌力检查是判定肌肉功能状态的重要指标，可反映患肢肌肉的状态。常用的测定方法为徒手肌力检查法、等长肌力测定法和等速肌力测试法。

5. 关节活动度　采用通用量角器或方盘量角器，进行主动活动度及被动活动度测量，内容包括屈、伸、内收、外展、内旋、外旋。

6. 步态分析　详见康复评定章节。

7. 功能性活动能力　可采用纽约特种外科医院（hospital for special surgery，HSS）人工全髋关节置换 Harris 评分表（表 15–1）。

表 15–1　人工全髋关节置换术 Harris 评分表

疼痛		
程度	表现	评分
无		44
弱	偶痛或稍痛，不影响功能	40
轻度	一般活动后不受影响，过量活动后偶有中度疼痛	30
中度	可忍受，日常活动受限，但能正常工作，偶服用比阿司匹林强大的镇痛药	20
剧烈	有时剧痛，但不必卧床；活动严重受限；经常使用比阿司匹林强大的镇痛药	10
病残	因疼痛被迫卧床；卧床也有剧痛；因疼痛跛行；病废	0
功能		

NOTE

续表

表现			评分
日常活动	上楼	正常	4
		需要扶手	2
		通过其他方式上楼	1
		不能上楼	0
	交通	可以乘坐公共交通工具	1
		不能乘坐公共交通工具	0
	坐	在各种椅子上，可持续坐 1 小时	5
		在高椅子上，可持续坐 1 小时	3
		在各种椅子上，因不适而不能坐	0
	穿脱鞋袜	穿袜、系鞋带方便	4
		穿袜、系鞋带困难	2
		不能穿袜、系鞋带	0
步态	无跛行		11
	轻度跛行		8
	中度跛行		5
	严重跛行，难以行走		0
行走辅助器	行走时不需辅助器		11
	长途行走时需单手杖		7
	行走时需单手杖		5
	行走时需单拐		4
	行走时需双手杖		2
	行走时需双侧腋拐或不能行走		0
距离	不受限		11
	6 个街区（约 600m）		8
	2 ～ 3 个街区		5
	室内活动		2
	卧床或坐椅（轮椅）		0
畸形	无明显畸形		4
	固定的屈曲挛缩畸形＜ 30°		1
	固定的内收畸形＜ 10°		1
	固定的伸展内收畸形＜ 10°		1
	肢体短缩＜ 3cm		1

NOTE

续表

活动范围 （指数值由活动度数与相应的指数相乘而得分，活动范围的总分为指数值的和乘 0.05）		
前屈	0°～ 45° ×1.0	5
	45°～ 90° ×0.6	
	90°～ 110° ×0.3	
外展	0°～ 15° ×0.8	
	15°～ 20° ×0.3	
	＞ 20° ×0	
伸展外旋	0°～ 15° ×0.4	
	＞ 15° ×0	
伸展内旋	任何活动 ×0	
内收	0°～ 15° ×0.2	

Harris 标准的内容分为疼痛、功能和活动范围，其主要强调疼痛和功能的重要性（满分 100 分，总分大于 90 分为优，80 ～ 89 分为较好，70 ～ 79 分为良，小于 70 分为差）。

8. 影像学分析　条件允许下应在术后即刻、下地前、术后 1 个月、术后 3 个月、术后 6 个月及术后 1 年行膝关节正侧位检查。评估内容：①髋臼假体：泪滴、沈通氏线、外展角、前倾角、髋臼旋转中心。②股骨假体：颈干角、前倾角、柄 - 髓腔比。③假体 - 骨界面、假体 - 骨水泥界面、骨水泥 - 骨界面。④双下肢等长。见图 15-1、图 15-2。

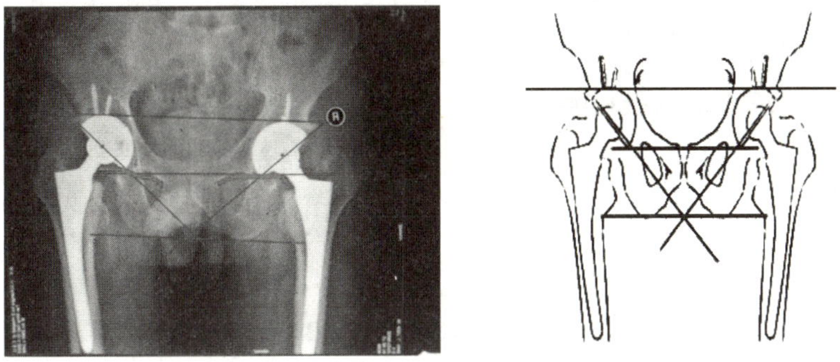

图 15-1　髋关节置换术后正位片及示意图

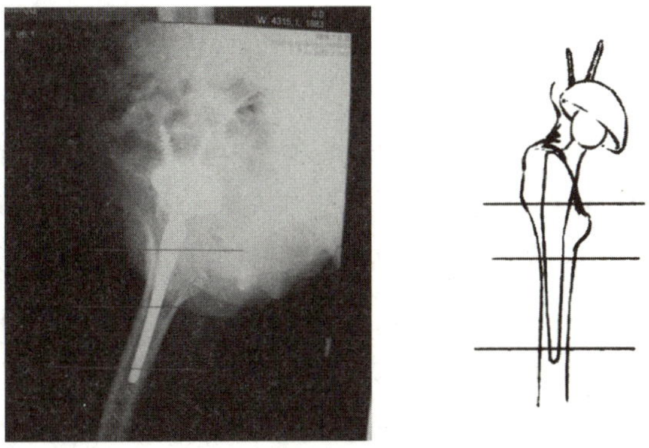

图 15-2　髋关节置换术后侧位片及示意图

NOTE

9. 股骨假体评定

1）柄－髓腔轴线夹角　通过正位 X 线片上测量假体柄长轴与股骨长轴间夹角来确定，夹角≤ 3°为中心固定，超出 3°为内翻或外翻固定。

2）柄－髓腔比　分别在正位和侧位 X 线片上，在三个水平（小转子上缘、柄的中部、柄尖端近侧 1cm）检测假体宽度与髓腔宽度之比（B/A×100%）来确定。正位片上＞ 80%，侧位片＞ 70% 为匹配满意。

3）前倾角 10°　必须由侧位片评估。

10. 髋臼假体评定

①外展角：45° ±10°。

②沈通氏线连续。

③髋臼窝应将假体包容（≥ 70%）。

④下肢实际长度最好维持 10mm 以内。

⑤前倾角：15° ±10°，正位片上不能区分出前倾或后倾，必须根据侧位片决定。

11. 骨水泥的评定　见图 15–3。

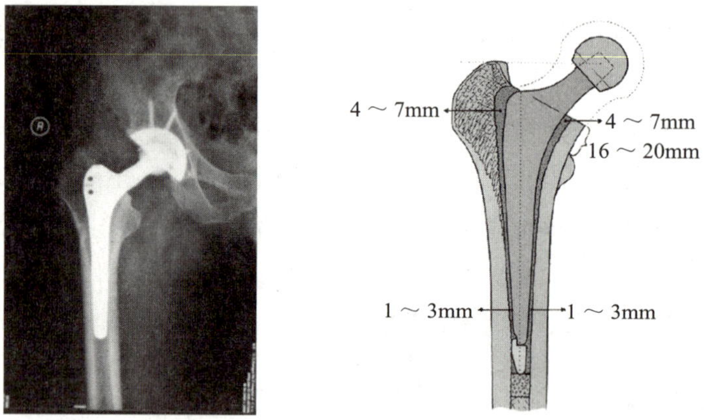

图 15–3　髋关节置换术后骨水泥评估及示意图

骨水泥分面：①应在骨床面上分布均匀，切忌骨水泥集中于一区，其他区骨水泥不足。②骨水泥应具有一定的厚度，一般为 3 ～ 4mm。③理想的骨水泥厚度：股骨近端 4 ～ 7 mm（此处应力高度集中），有利于吸收震荡，避免爆裂；远端 2 ～ 3mm，避免假体与骨的直接接触；骨水泥应均匀一致的涂布于假体四周。

【康复治疗】

1. 中药疗法　具体中药疗法可以参照骨折术后康复治疗。值得强调的是髋关节置换术以老年患者居多，在引流管拔除以前，应注意适当补气养血。针要对患者的寒、热、虚、实、表、里进行详细诊断，确诊患者病证类型，从而实现对患者的针对性治疗，最终提高患者治疗效果。

2. 针灸疗法　可以疏经通络、行气活血、消肿止痛。但应注意早期避开手术切口。也可以选择经皮穴位刺激仪治疗。穴位选择参照康复治疗章节。

3. 推拿疗法　置换术后运用适当的推拿疗法可以松解粘连、缓解疼痛、改善关节活动度等。早期可以使用轻柔的手法，顺经络方向或淋巴回流方向，可以缓解肢体肿胀；中后期可以使用

NOTE

按法、拿法、弹拨等手法松解粘连、缓解疼痛，并可用运动关节类手法改善关节活动度。推拿疗法切忌粗暴，谨防假体松动及置换处骨折、脱位。

4. 术前康复 术前功能康复锻炼与术后功能锻炼同样重要，通过术前功能锻炼，一则可以增强老龄患者的体质、增加关节周围肌肉的力量；二则可以帮助患者了解术后康复的一般程序，术后尽快适应功能锻炼，恢复关节功能。

（1）术前功能锻炼计划 主要包括肌力训练、关节活动度锻炼、负重和行走锻炼。锻炼方法以关节主动伸屈、展收、旋转为主（抗阻或不抗阻）。对于关节屈曲挛缩的患者，一般不主张进行术前牵引。术前皮肤牵引会干扰肌力锻炼和关节活动度锻炼的时间；术前骨牵引则存在潜在感染的风险，是关节置换手术的禁忌。

（2）心理护理 术前教育的关键在于建立医患之间的密切联系，加强与患者的交流和沟通，术前反复强调早期进行功能锻炼是决定手术成功的关键，并与患者、家属共同制定出实际而有效的康复目标与计划，增加患者对手术的认识和信心，争取患者的积极配合，使患者积极主动参与康复治疗。手术后如何防止脱位及加强指导下的功能锻炼作为术前谈话的内容，使患者对疾病和治疗有初步的认识，有利于术后功能锻炼的配合。

（3）围手术期体位指导 向患者说明术后为防止假体脱位应采取正确的体位。可平卧或半卧位，但患髋屈曲＜45°，不侧卧，患肢外展30°并保持中立，两腿间放置外展架或厚枕，必要时准备合适的防旋鞋，将患者安排至有床上拉手的病床。

（4）训练引体向上运动 平卧或半卧，患肢外展中立，健侧下肢屈膝支撑于床面，双手吊住拉环，使身体整个抬高，臀部离床，停顿5～10秒后放下。

（5）训练深呼吸及床上大小便 目的是避免术后坠积性肺炎、因体位不习惯而导致尿潴留及便秘等并发症的发生。注意放置便盆时，臀部抬起足够高度并避免患肢的外旋及内收动作。给女患者使用特制的女式尿壶以避免过多使用便盆，增加髋部运动。

（6）指导下肢肌锻炼方法 等长收缩训练：踝关节背伸，绷紧腿部10秒后放松，再绷紧放松，以此循环。等张收缩训练：做直腿抬高、小范围的屈膝屈髋活动、小腿下垂床边的踢腿练习。直腿抬高是要求足跟离床20cm、空中停顿5～10秒后放松。

（7）关节活动训练 指导其健肢的足趾及踝关节充分活动，患肢屈髋屈膝时，髋关节屈曲度＜45°，并避免患髋内收、内旋。

（8）指导正确使用拐杖 准备合适的双杖，使拐杖的高度及中部把手与患者的身高臂长相适宜，拐杖底端配橡胶装置（防滑），拐杖的顶端用软垫包裹（减少对腋窝的直接压力），对术前能行走者训练其掌握使用方法，练习利用双拐和健肢的支撑站立，以及在患肢不负重状态下的行走。

5. 术后康复 治疗目的是一则在于防止组织粘连与挛缩，最大限度恢复关节活动范围，增强关节周围肌群的力量，重建髋关节的稳定性，恢复体力和动作协调性；二则在于帮助患者早日下床，避免老龄患者长期卧床可能出现的并发症。在术后康复锻炼中，应遵循早期主动、因人施教、循序渐进和全面锻炼的四大原则。

（1）早期保护期训练阶段：术后0～2周

1）手术当天 应维持患肢的特殊体位：仰卧位双膝间垫枕、双膝及足尖向上，以防髋内收内旋。当患者生命体征稳定，应尽早采用半坐位；嘱患者开始进行股四头肌、小腿三头肌和胫前肌肌肉主动收缩，加速静脉回流，防止深静脉血栓形成。给予冰袋冷敷 24 小时以减轻疼痛，保持呼吸道通畅，鼓励患者进行深呼吸、咳嗽，预防肺部感染。

2）术后第 1 ～ 2 天　早上拔除血浆引流管和尿管，同时应给予患者心理支持。

①踝关节背屈：主动最大限度屈伸踝关节及抗阻训练。每个动作保持 5 秒，重复 20 次 / 组，每日 2 ～ 3 组。

②股四头肌训练：做股四头肌静力性收缩，每次保持 5 秒，每 20 次 / 组，2 ～ 3 组 / 日；同时患者可于床上做直腿抬高运动，不要求抬起的高度，但要有 5 秒左右的滞空时间；缓慢屈膝屈髋将患肢足跟向臀部滑动，足尖保持向上，防止髋内收内旋。

③抗阻肌力训练：可进行抗阻内收肌和抗阻外展等长肌力训练，每个动作保持 5 秒，重复 20 次 / 组，2 ～ 3 组 / 日。

3）术后第 2 ～ 3 天　患者应多活动，同时加强踝关节的背屈、跖屈和股四头肌训练。

4）术后第 4 ～ 7 天　此期应注意上下肢肌群的功能训练。主要包括患侧膝关节锻炼、上肢力量的训练、髋关节周围肌群肌力功能训练、床上平移训练和患侧悬小腿训练。

此时，患者饮食已经恢复正常，伤口疼痛、肿胀缓解，体力也在逐渐恢复。可将病床摇起 45°。

①床上平移训练：患者平卧于床上，患肢外展位。让患者屈曲健侧下肢，伸直患肢，用双手支撑半坐起。利用双手及健侧支撑力，将臀部向患侧移动，然后再移动健侧下肢及上身。重复以上动作，嘱患者双手及健肢同时用力撑床，以臀部为轴旋坐起。注意髋屈曲不能超过 90°。坐的时间不宜长，否则容易使髋关节疲劳，髋关节畸形也得不到矫正，每天 4 ～ 6 次，每次 20 分钟。患者也可以坐于床边，双手后撑，主动伸髋关节，充分伸展屈髋肌及关节囊前部，逐渐延长半卧位时间为离床做准备。

②在术后第 4 天，可在步行器或双拐帮助下地站立。方法是患者双手拉住床上支架，使患者移至健侧床边，重心在健侧，健腿屈曲用力蹬床，健肘撑床，同时保持患腿外展位，屈髋 45°，由他人协助抬上身使患侧腿离床并使脚着地，然后通过双侧腋杖支撑站起。上床时相反方向进行，即患肢先上床。离床活动第 1 天，上、下午各 1 次在床边拄双拐杖站立 5 ～ 10 分钟，无不适时在床周行走数步。

5）术后第 1 ～ 2 周康复　增加患肢非负重下的自主运动，改善关节的活动范围，提高肌肉力量，稳定关节，加强助行器或双拐辅助下的行走训练。

①下地站立、行走训练。利用拐杖行走方法：扶拐站立后，先将健肢与拐杖一起前移，然后把患肢前移。重复动作，注意身体平衡，防止跌倒，开始行走时最好有他人保护，适应后独自练习。利用助行器下地行走：利用双手将助行器前移，健侧肢体先前移，然后把患肢前移，双侧平齐，身体站稳后再往前行走。开始时在病室行走，步行距离逐渐延长，时间逐渐延长，时间逐渐增加但每次不超过 30 分钟，上、下午及睡前各 1 次，行走时始终保持外展 30°左右，患肢不负重。

②满 2 周，伤口愈合，考虑拆线。

（2）中期保护期阶段：术后 3 ～ 12 周　应进行股四头肌肌力训练、髋外展肌群肌力训练、改善髋关节活动范围、行走训练、日常生活功能训练，教会患者如何如厕、穿脱鞋袜、坐车、上下楼梯，没有做大转子切骨的患者应在 6 周左右弃拐行走。同时应嘱患者定期复查，为患者回归社会做好准备。使用助行器或拐杖上下楼梯练习时，应记住“好上坏下”，即上楼梯时健肢先上，下楼梯时患肢先下。上下楼梯对于锻炼肌力及耐力是一个非常好的方法。

（3）肌力强化训练阶段：术后 3 ～ 6 个月 继续功能锻炼，屈髋要超过 90°，逐渐达到 120°或 130°，伸直达 0°，过伸达 -10°及内外旋转活动。

（4）运动功能训练阶段：大于 3 ～ 6 个月 普通人群与运动员在各阶段的康复目标和训练进度有很大差别。

6. 物理治疗 可以根据不同时期选择超声波、红光、电磁疗等。关节松动治疗前后可以选择蜡疗和冰敷治疗。

7. 传统运动疗法 太极拳、八段锦等传统功法可以在患肢完全负重时适当选择锻炼，能够增加肌力、强化本体感觉和平衡协调功能。

【注意事项】

对于髋关节置换术，有以下 4 种危险而应避免的体位：①髋关节屈曲超过 90°。②下肢内收超过身体中线。③伸髋外旋。④屈髋内旋。

根据手术入路不同，体位有不同限制：后外侧入路手术后，应避免屈曲超过 90°，过度旋转和内收；前外侧入路手术后，应避免外旋。所有患者避免伸髋外旋。下肢间垫枕的目的是防止患肢的内收、内旋，应在患者术后休息或睡眠时使用。特别注意事项：新关节的活动范围有限。患者需要特别注意避免关节移位，包括：① 3 个月内卧位时，在双腿之间放一个枕垫，使关节保持在适当的位置。②在坐、站、躺时避免交叉腿和膝。③坐位时保持双足分开约 15mm。④保持双膝在髋以下水平，避免坐太矮的椅子；加高厕位，使如厕时膝盖保持在髋以下。⑤从坐位起立时，向椅子的边缘滑动，然后用助步架或拐杖支撑站起。⑥避免弯腰动作，患者可以考虑购买长柄鞋拔或软鞋，这样无需弯腰就可以穿脱鞋袜。⑦避免在双膝并拢双足分开的情况下，身体向术侧倾斜。

第二节 人工膝关节置换术

【概述】

人工膝关节置换（TKA）手术始于 20 世纪 60 年代，经过半个世纪的不断发展，现已成为治疗晚期关节病变的有效方法，被誉为“二十世纪骨科发展史上重要的里程碑”。人工膝关节置换手术目前已是一项十分成熟的技术，对于那些非手术治疗无效或效果不显著的晚期膝关节疾病，特别是对于老年人的膝关节骨关节炎，通过手术可以有效缓解疼痛，改善膝关节的功能，完全满足购物、散步、做家务等日常生活需要。人工关节置换术，已成为骨科常见的手术之一。膝关节置换的术后并发症主要包括术后疼痛、关节僵硬及肌力下降。以早期疼痛最常见，由多种原因引起，可因手术创伤、血肿、组织反应和功能康复锻炼引起；关节僵硬其主要表现为日常生活中膝关节活动功能受限，尤其表现在上下楼梯、坐下及起立困难；而患者术前由于关节疼痛、水肿、活动受限，常导致关节周围肌肉不同程度的萎缩、肌力下降，加上手术，进一步减弱关节周围肌肉力量。康复治疗的目的和原则是减少膝关节置换手术后的并发症，增加患者信心，达到早期功能康复。

【康复要点】

1. 训练和加强膝关节周围的肌肉，重建关节的稳定。
2. 改善置换后关节的活动范围，保证重建关节的良好功能。
3. 加强对置换关节的保护，延长关节的使用寿命。
4. 降低术后并发症。
5. 最大程度恢复运动功能和日常生活活动能力。
6. 分期康复。

【康复评定】

1. 全身状况的评定 膝髌骨关节炎生活质量（OAKHQOL）评估量表、SF-36 量表、心理评估量表［汉密尔顿抑郁量表（hamilton depression scale，HAMD）、汉密尔顿焦虑量表（hamilton anxiety scale，HAMA）等］。

2. 术后疼痛 VAS 评分：采用视觉模拟量表 VAS（0 ～ 100mm）。

3. 关节肿胀情况 肿胀可以由于急性炎症导致的关节滑膜渗出，关节积液、滑膜组织变性增生，韧带附的处亦发生骨质增生，以轻度和中度肿胀较多见。评估患者的肿胀程度，可以通过测量双下肢的腿围：膝上 10cm 的腿围与膝下 15cm 的腿围，将患侧与健侧相比较。

4. 双下肢肌力 肌力检查是判定肌肉功能状态的重要指标，可反映患肢肌肉的状态。 常用的测定方法为徒手肌力检查法、等长肌力测定法和等速肌力测试法。

5. 关节活动度 采用通用量角器或方盘量角器，进行主动活动度及被动活动度测量，内容包括屈、伸、内收、外展、内旋、外旋。

6. 步态分析 详见康复评定章节。

7. 功能性活动能力 可采用人工全膝关节置换（HSS）。内容分为疼痛、功能和活动范围，其主要强调疼痛和功能的重要性（满分 100 分，总分大于 90 分为优，80 ～ 89 分为较好，70 ～ 79 分为良，小于 70 分为差）。

8. 影像学分析 条件允许下应在术后即刻、下地前、术后 1 个月、术后 3 个月、术后 6 个月及术后 1 年行膝关节正侧位检查。尤以假体的松动与否，与康复密切相关。

【康复治疗】

1. 术前康复 术前功能康复锻炼与术后功能锻炼同样重要，通过术前功能锻炼，一则可以增强老龄患者的体质、增加关节周围肌肉的力量；二则可以帮助患者了解术后康复的一般程序，术后尽快适应功能锻炼，恢复关节功能。术前功能锻炼计划主要包括肌力训练、关节活动度锻炼、负重和行走锻炼。锻炼方法以关节主动伸屈、展收、旋转为主（抗阻或不抗阻）。对于关节屈曲挛缩的患者，一般不主张进行术前牵引。术前皮肤牵引会干扰肌力锻炼和关节活动度锻炼的时间；术前骨牵引则还存在真空潜在感染的风险，是关节置换手术的禁忌。

（1）心理护理 术前教育的关键在于建立医患之间的密切联系，加强与患者的交流和沟通，术前反复强调早期进行功能锻炼是决定手术成功的关键，并与患者、家属共同制定出实际而有效的康复目标与计划，增加患者对手术的认识和信心，争取患者的积极配合，使患者积极主动参与康复治疗。

（2）训练深呼吸及床上大小便 目的是避免术后坠积性肺炎、因体位不习惯而导致尿潴留及便秘等并发症的发生。注意放置便盆时，臀部抬起足够高度并避免患肢的外旋及内收动作。给女患者使用特制的女式尿壶以避免过多使用便盆，增加髋部运动。

（3）指导下肢肌锻炼方法 等长收缩训练：踝关节背伸，绷紧腿部 10 秒后放松，再绷紧后放松，以此循环。等张收缩训练：做直腿抬高、小范围的屈膝屈髋活动、小腿下垂床边的踢腿练习。直腿抬高是要求足跟离床 20cm、空中停顿 5 ～ 10 秒后放松。

（4）指导正确使用拐杖 准备合适的双杖，使拐杖的高度及中部把手与患者的身高臂长相适宜，拐杖底端配橡胶装置（防滑），拐杖的顶端用软垫包裹（减少对腋窝的直接压力），对术前能行走者训练其掌握使用方法，练习利用双拐和健肢的支撑站立，以及在患肢不负重状态下的行走。

2. 术后康复 术后康复治疗目的：预防长期卧床的并发症，如深静脉血栓、压疮、肺部感染、尿路感染等；改善和恢复膝关节活动范围，减轻膝部疼痛；通过步行训练，尽快恢复患者独立的日常生活活动能力，提高生活质量。应根据不同患者的具体情况进行调整，应以手术医师的指导为标准。

（1）手术当天 ①常规抗生素抗感染护理。②常规低分子肝素钠预防深静脉血栓形成。③患肢抬高，观察敷料渗血情况和引流情况。④行深呼吸练习。⑤麻醉恢复后，双下肢的主动肌肉收缩和放松练习应尽可能多的进行。

（2）术后第 1 ～ 2 天

1）继续抗生素抗感染处理。

2）继续控制水肿。

3）压腿练习：在踝关节处放一毛巾卷，保持膝关节处于伸直状态。因为严重骨关节炎患者一般有多年的伸膝受限，后关节囊及膝关节后方的肌肉和韧带组织多有短缩；刚开始练习脚后跟下垫毛巾卷伸膝时会感到被牵拉痛苦。

4）同时开展下列床上练习：①踝泵练习：患者在卧床伸直双下肢的情况下，双踝先自然放松，然后做背伸动作，背伸时一定要达到最大限度；然后从最大背伸状态开始做跖屈，跖屈也要达到最大限度。每个动作保持 5 秒，20 次 / 组，每日 2 ～ 3 组。对防止老年人术后腓肠肌静脉丛的静脉炎和下肢深静脉血栓形成非常重要。②股四头肌训练：做股四头收缩、放松练习。方法：患者卧在床上，双腿自然伸直，反复进行双下肢大腿肌肉收缩 5 秒，再放松 2 秒活动。50 次 / 组，2 ～ 3 组 / 日。③根据引流量情况拔除引流管；引流管拔掉后开始足跟滑移屈膝练习：仰卧，使足底在床上向臀部滑动，同时使膝关节屈曲到最大限度，并在此位置保持 5 ～ 10 秒，重复多次，直到腿部感到疲劳为止。④动静脉（A–V）泵治疗：从拔除引流管后开始使用，促进双下肢的静脉血循环，防止血栓形成并促进肿胀消退，可以一直使用到术后近 2 周。⑤术后第 2 天患者下地行走的时间和距离都可以长些。

（3）术后第 3 ～ 7 天 ①继续以上控制水肿、抗感染处理。②根据患者疼痛情况，开始进行 CPM（膝关节被动活动器）的练习，从屈膝 50°开始，每天增加 10°，即术后第 4 天 60°，术后第 5 天 CPM 练习到 70°，术后第 6 天达到 80°，第 7 天 90°；术后 1 周屈膝到 90°；上述 CPM 练习每天 3 次，每次 1 小时。考虑到 CPM 设定角度往往比实际膝关节屈膝角度少 10°～ 25°，可以由医师或康复治疗师在术后 1 周时，人工帮助患者练习屈曲到 90° 1 次。③在治疗师的帮助下扶双拐步行，1 次 / 天。步行时患肢负重体重的 1/3，不要多于 1/3 体重。如果患者不习惯扶双拐行走，也可以用助行器行走。第 1 天的行走不要求患者行走多长时间及多少距离，主要目的是锻炼患者术后第 1 次下床进行扶拐站立及在床边或病房内的几分钟的活动。逐渐增加行走的距离，行走时负重仍为体重的 1/3，术后 1 周，即术后第 7 天就可以完全负重。术后 1 周可以扶拐上厕所，然后自己回到病床上。

加强下肢肌肉收缩、放松练习，从术后第 3 天开始练习直抬腿。首次练习直抬腿，只要求患者能够忍痛将直抬腿动作完成即可。术后第 4 天，根据患者的体力和身体素质不同而完成直抬腿动作 2 ～ 4 次；术后第 5 天到术后第 7 天根据患者情况每天练习 4 ～ 6 次。

（4）术后第 8 ～ 14 天 ①患者继续每天 3 次，每次 1 小时的 CPM 练习，练习的角度根据患者忍受疼痛情况可以有所不同，但一定要屈膝 90°以上，最大角度也不要＞ 110°。这个时候如果屈曲角度＞ 110°，多数患者会感到疼痛，而且对部分伤口愈合能力差的患者还会有伤口撕裂、继发感染的风险。②此期还是血栓形成的高发期，所以不要放松踝泵练习。③继续使用 A–V 泵。术后 10 天，常规停用低分子肝素。④开始进行双上肢力量的练习。上肢力量的练习可以增加扶拐行走的能力和自由度。⑤开始腰背肌的力量训练。

（5）术后第 3 周 ①患者开始练习髌骨活动，方法是双手手指分别放于髌骨上下缘及两侧，用力将髌骨向上、向下、向两侧推动。②开始短时间不扶拐独立行走，每次 5 分钟，但要双手拿拐随时进行保护，不需要家人帮助。③练习完全负重上、下台阶。④膝关节伸直的练习。⑤膝关节屈曲度的练习：术后 2 周，屈膝已经能达到 110°；术后 3 周，不要求屈膝角度进展太快，在术后 2 周的基础上到达 115°即可；练习强度为每天 1 次，1 次练习总时间为 30 分钟。练习完屈膝后，也不要强行伸直膝关节，以让其顺其自然伸直为好。练习屈膝比练习伸膝的疼痛要重得多，屈膝角度每向前进展 1°，患者会感到剧烈疼痛。如果练习后关节肿胀明显增加，而且疼痛加剧，可以将练习改为每 2 天 1 次，到剧烈的反应结束后再改为每天 1 次。

（6）术后第 4 周 ①继续练习髌骨活动。②加强股四头肌的练习，但是强度和次数都要增加。③屈膝角度在术后 4 周要达到 120°。练习次数仍然是每天 1 次，每次 30 分钟；练习屈膝和练习伸膝之间要相隔半天。④练习伸膝的强度要根据术后前 3 周练习的情况而定；如果前期成绩良好，只需继续保持巩固即可；若伸膝还是比较僵硬，要同术后 3 周时一样继续练习伸膝。⑤增加爬楼梯的次数和时间，锻炼膝关节的灵活性。

（7）术后 5 周 ①继续练习加强股四头肌的练习，但是强度和次数都要增加。②屈膝角度要达到＞ 120°。③练习伸膝的强度要根据术后前 4 周练习的情况而定；如果前期成绩良好，只需继续保持巩固即可；若伸膝还是比较僵硬，要同术后 4 周时一样继续练习伸膝。④可以开始练习蹬自行车。常用的方法有两种：一种是蹬固定自行车；另一种是蹬三轮自行车练习。前者适合在医院或康复中心练习，而后者可以在家中练习。⑤开始练习膝关节的平衡功能和本体感觉。

（8）术后 6 ～ 8 周　①继续练习加强股四头肌的练习，但是强度和次数都要增加。②重点是巩固屈膝和伸膝角度练习。③增加上下楼梯、蹬自行车的锻炼。④增加膝关节的平衡功能和本体感觉的练习。⑤增加独立、自如行走的距离，应注意步态的纠正；如果行走锻炼后，膝关节明显肿胀和疼痛，应注意减少运动量。

（9）术后 9 ～ 12 周　①恢复日常生活活动。②对症处理。

（10）术后 3 个月以后　逐渐恢复体育活动，患者可以根据自身情况进行游泳、舞蹈及不剧烈的球类运动，但应注意避免剧烈运动及外伤，完全恢复可能需要 9 ～ 12 个月的适应。

【注意事项】

1. 人工膝关节有屈曲限值　目前各种假体设计基本在 110°～ 135°之间，一般经过康复锻炼能够达到 110°即可获得较为满意的日常活动需要。如存在手术安装问题等某些特殊情况应听取医生的建议。总之，康复训练中及康复后膝关节能够达到的屈曲度数以产品设计屈曲限值为准，不可超范围盲目追求更大的度数，否则可能造成关节损伤。

2. 生活起居指导　行走时患者应每天增加行走的次数，其次才是逐渐增加行走的距离。行走时患者应使用拐杖或习步架来保护膝关节，并应注意以小步走动来转身，避免扭转膝关节。在家中选择一个牢固、直背、有扶手的椅子，这有利于患者站起或坐下，不要坐在低软的沙发或躺椅上。在家洗浴时，避免滑倒，避免感冒，遵循小病大治的原则，以防置换关节远期感染。

复习思考题

1. 试述人工关节置换术后康复的目的与方法。
2. 人工膝关节置换术后康复的注意事项有哪些？

NOTE

第十六章　截肢康复

【概述】

截肢（amputation）是指肢体全部或部分切除。其中经关节的截肢称为关节离断。目的是将没有生机或没有生理功能、因局部疾病严重威胁生命的肢体截除，以挽救患者的生命。截肢后康复是指以假肢装备和使用为中心，重建丧失肢体的功能，减轻截肢对患者身心造成的不良影响，重建具有生理功能的残肢，使患者早日重返社会。创伤、肿瘤、周围血管疾病和感染是截肢的主要原因。

1. 创伤性截肢　创伤导致肢体无法修复、存活后肢体无功能或不可纠正的严重畸形，须尽早截肢。

2. 肿瘤截肢　肢体发生恶性肿瘤，须尽早截肢。少数良性肿瘤，侵犯范围较广，造成肢体无功能，例如骨肿瘤。

3. 血管病性截肢　血管病变使局部的血运障碍，例如血栓闭塞性脉管炎。

4. 糖尿病截肢　糖尿病足的神经营养和感觉障碍，最后导致足溃疡、感染、坏死。

5. 感染性截肢　肢体严重感染，威胁患者生命，如气性坏疽。

6. 神经性疾病截肢　如脊髓栓塞综合征，造成下肢神经部分麻痹，足逐渐发生马蹄内翻足畸形，足皮肤神经营养障碍，促使足外侧负重部位破溃形成溃疡，经久不愈，对行走功能造成严重影响。

【康复要点】

1. 帮助患者建立积极的心理态度，主动配合康复治疗。
2. 正确摆放残肢，保持残肢主动肌与拮抗肌的肌力平衡，预防关节畸形。
3. 维持残端良好的形态，改善静脉回流，减轻肿胀，使残肢皱缩及定型。
4. 尽早地进行关节活动范围的训练，防止关节挛缩，同时预防肌肉萎缩及肌力下降，恢复体力。

【康复评定】

1. 中医辨证

（1）瘀血阻络证　患肢发凉，酸楚作痛，痛有定处，痛处拒按，痛呈针刺状，夜间加重，患肢肌肤暗红或青紫；舌质紫暗或有瘀斑，脉涩。

NOTE

（2）热毒炽盛证　患肢剧痛，昼轻夜重，痛处伴热感，皮色暗红，渐变为黑色，伴口渴，发热，喜冷饮，便秘，尿黄赤；舌暗红或红绛，舌苔薄黄或灰黑，脉弦数或洪数。

（3）气血两虚证　患肢疼痛较轻，疮口愈合缓慢，终久不和，神情倦怠，面色苍白或微黄，心悸失眠，少气懒言；舌淡胖，苔薄白，脉细弱。

（4）寒湿阻络证　患肢喜暖怕冷，冷痛重着，遇阴雨天加重，肤色苍白冰凉，麻木疼痛，遇冷痛剧；舌苔白腻，脉沉细。

2. 全身状况的评定　此评定主要评价患者的年龄、性别、截肢原因、截肢日期、截肢部位、截肢水平、术后伤口处理、患者心理素质、患者精神状态、家庭、经济情况、是否患有其他疾病等。整体评价患者能否具备安装假肢及使用假肢的能力。

3. 残肢的评定　残肢状况对假肢的安装和假肢配戴后的代偿功能有着直接的影响。理想残肢应有一定的长度、无畸形，呈圆柱状外形，关节活动、肌力、软组织条件良好，无疼痛，残端可以负重。残肢的评定主要内容如下。

（1）残肢外形　残肢外形不良直接影响假肢接受腔的配戴，残肢形状以圆柱形为佳，而不是传统的圆锥形。

（2）关节活动度　关节活动度受限直接影响假肢的代偿功能，甚至不能安装和配戴假肢。

（3）残肢畸形　残端畸形直接影响假肢的穿戴。如膝上截肢伴有髋关节的屈曲外展畸形。

（4）皮肤情况　皮肤条件的好与坏，如瘢痕、溃疡、窦道等直接影响假肢的配戴。

（5）残肢长度　残肢长度影响假肢种类及残肢对假肢的控制能力，如假肢的悬吊能力、稳定性、步态和代偿功能等。理想的膝下截肢的长度为15cm左右，膝上截肢的长度为25cm左右。

（6）肌力　肌力的大小直接影响假肢配戴和功能发挥。上肢残存肌肉的多少及其产生的肌电信号，是判断能否配戴肌电假手的重要依据。下肢肌力不良，配戴假肢后会出现异常步态。

（7）残肢痛　明确疼痛程度、疼痛发生的时间及引起残肢痛的原因。

（8）幻肢痛　一部分患者截肢后有残端钳夹样、烧灼样或刺割样疼痛感觉，其原因尚不清楚，多在数周内自行消退。

4. 假肢装配后的整体功能评定　假肢装配后的整体功能：Ⅰ级为完全康复，仅略有不适感，能完全自理生活，恢复原工作，照常参加社会活动；Ⅱ级为部分康复，仅有轻微功能障碍，生活能自理，但不能恢复原工作，需改换工作；Ⅲ级为完全自理，生活完全自理，但不能参加正常工作；Ⅳ级为部分自理，生活仅能部分自理，相当部分需要依赖他人；Ⅴ级为仅外观、美容改善，功能无好转。

【康复治疗】

1. 术前康复　病情允许应尽早开始训练，如下肢截肢前应进行挂拐步行训练，练习使用拐杖的方法，如三点步、小摆步、大摆步、拖拉步行的方法。

2. 截肢术后康复

（1）中药疗法　中药治疗应以中医理论为依据进行辨证论治。

1）瘀血阻络证　治宜活血化瘀、温经通络、定痛生肌，方可用血府逐瘀汤加减。

2）热毒炽盛证　治宜清热解毒，控制邪势蔓延，方可用四妙勇安汤加减。

3）气血两虚证　治宜益气养血、脱毒生肌，方可用八珍汤加减。

4）寒湿阻络证　治宜温经散寒、祛湿通络，方可用甘姜苓术汤加减或独活寄生汤加减。

（2）耳针治疗　可根据患者口述疼痛的位置，选取患者截肢敏感位置在耳郭上的阳性反应点，以减轻肢体麻木、疼痛、肌力降低、感觉减退等症状，如觉得手腕疼，则选取腕等。根据闸门控制学说理论，选取神门、交感穴位。治疗手术后所产生的伤口痛；麻醉后的头痛、腰痛等手术后遗痛，多选取神门、皮质下等穴位，以不通则痛、不荣则痛为指导，根据患者的具体七情内伤、痰饮瘀血、虚实情况辨证论治。经验取穴与辨证取穴相结合。主穴；神门、皮质下、截肢阳性反应点（指、腕、肘、膝、踝等根据患者截肢情况选取）。

（3）运动训练　运动治疗主要包括改善关节活动度、增强肌力、预防肌肉萎缩、改善有氧运动能力及缓解疼痛等。一般术后第二天可给予运动训练，主要包括关节活动度训练、肌力训练、增强残肢皮肤强度的训练等。

1）关节活动度训练　上肢截肢早期训练肩关节活动可以防止肩关节挛缩。前臂截肢后加强肩、肘关节活动，以防止肘关节僵直。大腿截肢后早期一定要强调髋关节的内收和后伸运动训练，防止髋关节屈曲外展畸形的发生。小腿截肢时膝关节的屈曲运动训练是很重要的，尤其是伸直的运动训练更重要，一旦发生膝关节屈曲畸形，将严重影响假肢的穿戴。关节活动度训练时要以主动功能训练为主，兼顾被动关节活动度训练。当患者残端主动关节活动受限或发生关节挛缩时，重点进行被动关节活动度训练。

2）肌力训练　前臂截肢者应做抗阻力肘关节屈伸活动，来增强肘关节屈伸肌力，并要训练前臂截肢后前臂残留的肌肉，其方法是进行患手的用力握拳和手指伸直的活动。大腿截肢者主要训练髋关节的屈、伸、外展和内收肌肉，可以做抗阻力的外展、前屈、后伸活动。小腿截肢者主要训练股四头肌，可以做抗阻力的伸膝和屈膝活动，并要训练小腿残留的肌肉，避免残肢肌肉萎缩。残肢肌力良好才能更好带动和控制假肢。

3）增强残肢皮肤强度的训练　采用按摩的方法，对下肢截肢残肢端皮肤进行承重能力的训练；在安装假肢之前在垫子上进行站立负重训练，以强化残端皮肤功能。

（4）练功活动　此疗法主要是进行术后的日常生活活动能力指导。患者术后第一天即可在床头进行辅助移动训练，如翻身、坐起、上下轮椅、轮椅操作、如厕、洗漱等日常生活动作，应根据截肢的部位和患者的病情给予指导。

（5）物理治疗　针对患者的残肢采用声、光、电、热、磁等人工或自然物理因子治疗，例如超声波、音频治疗、红外线疗法等，主要作用包括消炎、镇痛、松解粘连、软化瘢痕、改善残端血液循环。

3. 假肢训练技术

（1）穿戴正式假肢的条件　残肢成熟定型是基本条件，即经过临时假肢的应用、残肢弹力绷带的缠绕，残肢已无肿胀，皮下脂肪减少，残肢肌肉不再萎缩，连续两周以上残肢无变化，接受腔良好。

（2）上肢假肢的训练　上肢假肢使用训练远比下肢训练复杂和困难，基本操作从训练截肢者熟悉假肢和假肢控制系统开始，然后训练手部开闭动作和抓握不同形状和大小的物体。在单侧上肢截肢的患者，首先要进行利手交换的训练，使原来不是利手的健肢变成功能性更强的手，

NOTE

而假手主要是起辅助手的作用。对双侧上肢截肢、安装假肢的患者来说，假肢的功能训练就要更加困难和复杂，训练要求所达到的标准也相对高得多。通常要为截肢者选用各种工具性手部装置，进行实际操作训练。

（3）下肢假肢训练　在训练初期，不能让截肢者过于着急，在平衡问题上，冠状面与矢状面相比，冠状面的平衡较难掌握。在指导截肢者使用臀中肌的方法时，让截肢者掌握只用假脚外侧站立的方法会收到较好的效果。让截肢者面对镜子观看自己用假肢行走的步态，对各种异常步态予以纠正。还要能在沙土地、石子路等不平整的路面上行走，要进行上下阶梯、迈步、跨过窄沟及障碍物的训练、灵活性训练，以及倒地后站立、搬运物体、对突然意外做出快速反应的训练等。

【注意事项】

截肢后患者的心理变化主要会经历抑郁或焦虑阶段、对抗的独立阶段和适应阶段。截肢后康复初期截肢者精神上所受的打击超过身体所受的打击，患者会有自杀的想法或者自杀的行为。针对患者对生活缺乏自信心产生的依赖性心理反应，应鼓励患者树立生活的信心，可通过展示过去成功患者的例子，助其重新认识自我的价值，帮助患者尽快在日常生活和训练中建立新的应对行为模式。

截肢后康复后期，由于生活方式的变化和由此产生的社会角色的转变，患者面对新生活、工作感到选择性困难，此时，要帮助患者进行求职咨询、职前培训等，帮助其看到自己的潜能，努力适应新环境，早日回到生活中并重返社会。

复习思考题

1. 如何调护截肢患者的心理变化？
2. 为什么上肢假肢使用训练远比下肢训练复杂和困难？
3. 截肢后的症状及并发症是什么？

NOTE

第十七章　断肢与断指再植康复

【概述】

断肢及断指再植的目的不单是把断离的肢体或手指接活，更重要的是使再植的肢体或手指恢复一定的功能和外观。这不但要求再植手术时要注意功能重建，还要求术后有良好的康复措施和适当的后期处理，以最大限度地发挥手术带来的功能潜力。

肢体断离主要是由机械损伤引起。在战争时期，枪伤、爆炸伤也是肢体断离的一个原因。在和平时期，由于误击、爆炸、交通事故等，也可使肢体发生不同程度的断离。由于致伤因素不同，病例的伤情各有特征，在治疗方法上也有所不同。根据创伤的原因进行细致的分类，大致可分为以下类型。

1. 切割性断离　由锐器如刀伤、切纸机、铣床、铡刀等造成。这类损伤大都是上肢断离，伤断面较整齐，是再植条件较好的病例。

2. 碾轧性断离　损伤多由火车轮、汽车轮或机器齿轮等钝器所致。这类损伤可发生于上肢、下肢，所有组织虽在同一平面上断离，表面看起来似乎仍相连，实际上皮肤已被严重挤压，而且很薄，失去活力，视为完全性肢体断离。

3. 挤压性断离　由于笨重的机器、搅拌机、石块、铁板及重物挤压所致。这类损伤在上肢与下肢均可发生，断离平面不规则，组织损伤严重，常有大量异物不易清除干净，静脉常发生血栓形成，再植难度较高。

4. 撕裂性断离　因肢体被连续高速转动的机器轴、滚筒、皮带、风扇等转轴旋转断离。一般以上肢较为常见。肢体不但要缩短，而且还必须将血管、神经等重要组织向两断端解剖分离一定长度，方能达到正常部位，才能进行吻合，再植难度很大。

5. 枪弹伤性断离　因枪伤或弹伤所致肢体断离。不论上肢或下肢，只要断离肢体两断端有一定长度较完好的肢体，就可以实行再植，但再植有一定困难。

【康复要点】

1. 术后重点抗血凝、防炎症、防痉挛，新植指的保暖，巩固近期手术效果。
2. 防范患者可能出现的关节僵化、肌腱粘连和水肿。
3. 手功能恢复的锻炼。

NOTE

【康复评定】

1. 中医辨证分型

根据断肢或断肢手术术后的发展过程，通常分初、中、后三期。三期分治方法是以调和疏通气血、生新续损、强筋壮骨为主要目的。临证时，必须结合患者体质及损伤情况辨证施治。

（1）*初期治法*　初期，一般在手术后 1 ～ 2 周内，由于气滞血瘀，需消肿止痛，以活血化瘀为主，即采用“下法”“消法”“清法”或“开法”。

（2）*中期治法*　中期在手术后 3 ～ 6 周期间，虽损伤症状改善，肿胀瘀阻渐趋消退、疼痛逐步减轻，但瘀阻去而未尽，疼痛减而未止，仍应以活血化瘀、和营生新、接骨续筋为主，故以“和”“续”两法为基础。

（3）*后期治法*　后期为损伤 7 ～ 8 周以后，瘀肿已消，但筋骨尚未坚实，功能尚未恢复，应以补气养血、补益肝肾、补养脾胃为主，称为“补法”，或视情况采用“舒法”。

2. 上肢或断肢的功能评定标准

Ⅰ级：应用再植肢体能恢复原工作，合计关节活动度（包括再植平面近侧的一个关节）到健侧的 60%，神经功能恢复良好，且能耐冷，肌力恢复达 4 ～ 5 级。

Ⅱ级：能恢复适当的工作，关节活动度超过健侧的 40%，正中神经和尺神经的恢复接近正常，并能耐受寒冷，肌力恢复达 3 ～ 4 级。

Ⅲ级：能满足日常生活需要，关节活动度超过健侧的 30%，感觉恢复不完全（如只有单的正中神经或尺神经恢复，或正中与尺神经只恢复保护性感觉），肌力恢复达 3 级。

Ⅳ级：肢体存活，但无实用功能。

临床也有不少采用国际手外科联合推荐的手指总屈伸度（TAM 及世界卫生组织采用的两点分辨率 2–PD）分别测定手指运动、感觉功能。

3. 下肢功能评定标准

Ⅰ级：恢复原工作，步态正常，感觉良好，膝踝关节活动度接近正常。

Ⅱ级：恢复适当工作，轻度跛行，感觉功能良好，关节活动度超过健侧的 40%。

Ⅲ级：能胜任日常生活，行走需穿矫形鞋，足底稍有感觉，但无营养性溃疡。

Ⅳ级：患者需借拐助行，足底无感觉，可能存在营养性溃疡。

【康复治疗】

康复治疗师在进行康复治疗前首先要熟悉患者的病史及手术方法、过程、日期等相应的资料，了解损伤性质（如碾轧伤、撕脱伤、切割伤等）、各种组织的损伤平面与骨骼的固定方法和牢度、肌腱缝接方法、伤口闭合情况等，这样能更好地恢复一个具有良好功能的手指或肢体。

1. 康复治疗分期

康复治疗必须尽早开始，并有计划地持续进行。断肢再植术后的康复大致分为早期、中期和后期三个阶段。

NOTE

2. 康复治疗方法

（1）早期康复治疗（0～4周）

1）术后0～1周　绝对卧床休息；为减轻肿胀，除抬高患肢外，还可以在离断处近端做轻柔地向心方向的按摩；为防止并发症，对非制动关节应进行适当的被动活动，如上臂离断再植可被动活动腕、手关节，大腿离断再植可被动活动踝、趾关节。

2）术后2～4周　指术后至肌腱等软组织愈合的时期。目的主要是保证再植术后的血液循环畅通，尽量减少肿胀，预防感染，保持患肢各关节或手指的功能位。可采取以下康复方法：超短波电疗法、紫外线照射、红外线照射、微波、运动疗法。

3）教育患者自我保护意识　指导患者对再植肢（指）进行保暖，以免受凉而引起血管痉挛。告诉患者不能食用含咖啡因的食物，以免血管收缩。

（2）中期康复治疗（5～8周）　手指或肢体的制动解除后开始，目的是控制水肿，防止关节僵硬和肌腱粘连。

1）主动运动练习手指或肢体的伸、屈等动作。动作要轻柔，以免损伤修复的组织。治疗师应正确指导患者进行练习。如关节被动活动、虎口开大训练、感觉训练等；感觉训练一般术后6～12小时进行，可通过针刺觉和冷热觉实施训练，要注意避免烫伤和冻伤。

2）指导患者掌握伤肢感觉丧失后的代偿技术，用视觉来代偿皮肤感觉的丧失。

（3）后期康复治疗（9～12周）　此期骨折已基本愈合，肌肉、神经和血管的愈合也已牢固，外固定支架已去除。目的主要是促进神经功能的恢复，软化瘢痕，减少粘连，加强运动和感觉训练。可采取功能训练并辅以必要的物理治疗。

1）物理治疗　超声波治疗、音频治疗，可使瘢痕软化。

2）关节活动度练习　包括主动运动、被动运动及夹板矫形。

3）肌力和耐力练习　可采用从轻至重的分级抗阻训练。

4）感觉再训练　位置觉的训练、定位觉的训练及形状觉的训练等。

5）渐进性作业治疗　训练手的灵活性、协调性，防止手内肌萎缩。在关节活动范围和肌力有一定恢复时，及时开始各种日常生活活动和功能活动练习，如刷牙、穿衣、洗脸等。

6）ADL（日常生活活动能力）训练。

7）功能训练　捏夹子、组装玩具等。

3. 中药疗法　术后早期多为气滞血瘀，应以活血化瘀为主，常用桃红四物汤、顺气活血散、金铃子散等加减进行治疗。术后中期虽损伤症状改善，肿胀瘀阻渐趋消退、疼痛逐步减轻，但瘀阻去而未尽，疼痛减而未止，仍应以活血化瘀、和营生新、接骨续筋为主，常用定痛和血汤、续骨活血汤等加减进行治疗。术后后期瘀肿已消，但筋骨尚未坚实，功能尚未恢复，应以补气养血、补益肝肾、补养脾胃为主。常用四物汤、左归丸、右归丸等加减治疗。

4. 断肢再植后期功能重建　由于肢体断离时创伤的复杂性，术中处理中不足或者是力不能及，以及患者所存在的个体差异，在后期功能恢复中可以出现效果不佳，未能达到预期的效果，需要再次手术治疗或康复医学工程治疗。

（1）手术方法　①屈指肌腱粘连松解术。②肌腱缺如或变性，采用同源肌腱移植。③感觉障碍行指神经探查松解或移植术。

（2）康复医学工程　①肌腱松解术后，应用指间或掌指关节伸展支具，防止关节挛缩。②

NOTE

断指再植后外形或长度欠佳者，可佩戴装饰指，对患者心理起安慰作用。

【注意事项】

虽然再植手术已获成功，但导致肢体断离的外伤，对患者是一个非常可怕的经历。此外，再植后肢体外形的不足和部分功能与美观丧失，不可避免地在患者心中留下阴影。由于外界环境因素和本身性格因素方面的原因，会产生抑郁、怨恨、自暴自弃等消极的心理反应，以致可产生不配合治疗或其他一些错误行为。因此，心理治疗对一些患者来说是相当必要的。并且治疗要持之以恒，直至断肢或断指功能恢复。

复习思考题

1. 断肢与断指再植康复的目标是什么？
2. 试述断肢与断指再植后期的康复治疗方法。

NOTE

主要参考书目

1. 施杞，王和鸣 . 骨伤科学 [M]. 北京：人民卫生出版社，2001.
2. 樊粤光 . 中医骨伤科学 [M]. 北京：高等教育出版社，2008.
3. 陆廷仁 . 骨科康复学 [M]. 北京：人民卫生出版社，2007.
4. 程少丹 . 骨伤科疼痛疾病术后康复咨询 [M]. 上海：上海交通大学出版社，2014.
5. 郑洁皎 . 老年康复学 [M]. 北京：人民卫生出版社，2018.
6. 陈启明，戴尅戎 . 骨关节医学与康复 [M]. 北京：人民卫生出版社，2015.
7. 刘昭纯，郭海英 . 中医康复学 [M]. 北京：中国中医药出版社，2009.
8. 金荣疆，张宏 . 物理治疗学 [M]. 北京：人民卫生出版社，2012.
9. 唐强 . 临床康复学 [M]. 北京：中国中医药出版社，2017.
10. 黄桂成，王拥军 . 中医骨伤科学 [M]. 4 版 . 北京：中国中医药出版社，2016.
11. 张泓 . 康复评定学 [M]. 北京：中国中医药出版社，2017.
12. 李小六 . 常见骨伤康复运动与评定 [M]. 北京：人民军医出版社，2011.
13. 张安桢 . 中医骨伤科学 [M]. 上海：上海科学技术出版社，1997.
14. 张兴琳，罗志强，杜静德，等 . 骨科手术学 [M]. 西安：西安交通大学出版社，2017.
15. 张宏 . 康复医学 [M]. 北京：中国中医药出版社，2017.

NOTE